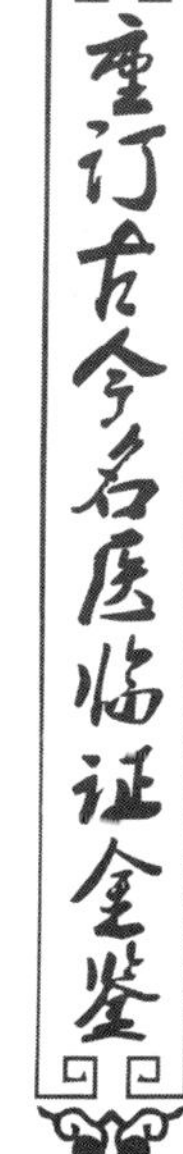

胃痛卷

单书健◎编著

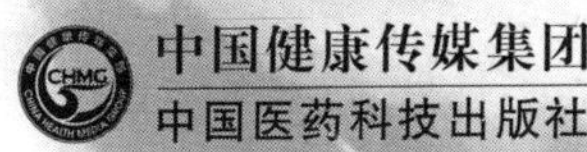

内 容 提 要

古今名医之临床实践经验，乃中医学术精华之最重要部分。本书主要选取了古今名医对胃痛的临床经验、医案、医论之精华，旨在为临床中医诊治以上疾病提供借鉴。全书内容丰富，资料翔实，具有极高的临床应用价值和文献参考价值，以帮助读者开阔视野，增进学识。

图书在版编目（CIP）数据

重订古今名医临证金鉴．胃痛卷 / 单书健编著．— 北京：中国医药科技出版社，2017.8

ISBN 978-7-5067-9306-3

Ⅰ．①重…　Ⅱ．①单…　Ⅲ．①胃脘痛－中医临床－经验－中国　Ⅳ．① R249.1

中国版本图书馆 CIP 数据核字（2017）第 100509 号

美术编辑　陈君杞

版式设计　也　在

出版　**中国健康传媒集团** | 中国医药科技出版社

地址　北京市海淀区文慧园北路甲 22 号

邮编　100082

电话　发行：010－62227427　邮购：010－62236938

网址　www.cmstp.com

规格　710×1000mm $^{1}/_{16}$

印张　28 $^{3}/_{4}$

字数　327 千字

版次　2017 年 8 月第 1 版

印次　2021 年 9 月第 2 次印刷

印刷　三河市万龙印装有限公司

经销　全国各地新华书店

书号　ISBN 978-7-5067-9306-3

定价　58.00 元

获取新书信息、投稿、为图书纠错，请扫码联系我们。

困惑与抉择

——代前言

单书健

从1979年当编辑起，我就开始并一直在思考中医学术该如何发展？总是处于被证明、被廓清、被拷问的中医学，在现代科学如此昌明的境遇下，还能不能独立发展？该以什么形态发展？

一、科学主义——中医西化百年之困

（一）浑沌之死

百年中医的历史，就是一部中医西化的历史……

百年来西医快速崛起，中医快速萎缩，临床范围窄化，临床阵地缩小，信仰人群迁移，有真才实学、经验丰富的中医寥若晨星……

科研指导思想的偏差。全部采用西医的思路、方法、评价标准。科研成果大部分脱离了中医药学的最基本特点，以药为主，医药背离，皮之不存，毛将焉附？

中医教育亦不尽人意。学生无法建立起中医的思维方式，不能掌握中医学的精髓，不能用中医的思维方式去认识疾病，这是中医教育亟待解决的问题。中医学术后继乏人，绝非危言耸听，而是严酷的现实。

傅景华先生认为，科学主义首先将科学等同于绝对真理，把近代以来形成的科学体系奉为不可动摇的真理，那么一切理论与实践都要

符合“科学”，并必须接受“科学”的验证。一个明显错误的观念，却变成不可抗衡的共识。事实上，这种认识一旦确立，中医已是死路一条。再用笼罩在现代科学光环之下的西医来检验中医则是顺理成章。“用现代科学方法研究中医，实现中医现代化”的方针应运而生，并通过行政手段，使之成为中医事业发展的惟一途径。中医走上了科学化、现代化、实证化、实验化、分析化、还原化、客观化、标准化、规范化、定量化的艰巨而漫长的征程，中医被验证、被曲解、被改造、被消化的命运已经注定。在“现代化”的迷途上，历尽艰辛而长途跋涉，费尽心机地寻找中医概念范畴和理论的“物质基础”与“科学内涵”，最高奢望不过是为了求人承认自己也有符合西医的“科学”成分。努力去其与西医学不相容的“糟粕”，取其西医学能够接受的“精华”，直至完全化入西医，以彻底消亡而告终。

中国科学院自然科学史研究所研究员宋正海先生认为科学是人类社会结构中的一个基本要素。从古至今，任何民族和国家，均存在科学这个要素，所不同的只是体系有类型不同、水平有高低之分。并非如科学主义者所认为的，只有西方体系的近代科学才算是“科学”。[1]

近代科学为西方科学体系所独霸，它的科学观、方法论所形成的科学主义，无限度发展，逐渐在全球形成强势文化，取得了话语权，致使各国民族的科学和文化越来越被扼杀乃至被完全取代。近百年来以科学主义评价中医科学性、以西医规范中医，正促使中医走上一条消亡之路。要真正振兴中医，首先要彻底批判科学主义，让中医先从束缚中走出来。

《庄子·应帝王》中浑沌之死十分深刻，发人深省……

南海之帝为倏，北海之帝为忽，中央之帝为浑沌。倏与忽时相与遇于浑沌之地，浑沌待之甚善。倏与忽谋报浑沌之德，曰：“人皆有七

[1] 宋正海．要振兴中医首先要彻底批判科学主义．中国中医药报社．哲眼看中医．北京科学技术出版社，2005，71-78.

窍以视听食息，此独无有，尝试凿之。”日凿一窍，七日浑沌死。

《经典释文》：“倏忽取神速之名，浑沌以合和为貌。”成玄英疏：“夫运四肢以滞境，凿七窍以染尘，乖浑沌之至淳，顺有无之取舍，是以不终天年，中途夭折。”“浑沌”象征本真的生命世界，他的一切原本如此，自然而然，无假安排，无须人为地给定它以任何秩序条理。道的根源性在于浑沌。在浩渺的时空中按人的模式去凿破天然，以分析去破毁混融，在自然主义的宇宙观看来，乃是对道的整体性和生命的整体性的斫丧。把自己的价值观强加给中医学，加给多样性的生命世界，中医西化无疑是重演“浑沌”的悲剧！

（二）中医是不为狭义科学见容的复杂性科学

2015 年 10 月 5 日，中国科学家屠呦呦凭发现青蒿素的治疟作用而获得 2015 年诺贝尔生理学与医学奖，这是中国科学家获得的第一个科学类诺贝尔奖。2011 年，屠呦呦获得拉斯克奖（Lasker Award）时曾表示，青蒿素的发现，是团队共同努力的成果，这也是中医走向世界的荣誉。

围绕屠呦呦的获奖，关于中医科学性的争论再次喧嚣一时。然而不管如何争议，中医跨越几千年历史为中华民族乃至全世界的生存做出了不可磨灭的贡献。

朱清时院士认为中医药是科学，是复杂性科学。只是当前流行的狭义的“科学”还不接受。

发源于西方的现代主流科学总是把复杂事物分解为基本组成单元来研究（即以还原论为基础）；以中医为代表的中国传统科学总是把复杂事物看作整体来研究，他们认为，若把事件简化成最基本的单元，就要把许多重要信息都去除掉，如单元之间的连接和组合方式等等，这样做就把复杂事物变样了。

朱清时院士指出，解剖学发现不了经络和气，气实际上是大量细胞和器官相互配合和集体组装形成的一种态势。这种态势正如战争中兵家的部署，士兵组织好了，战斗力就会大增，这种增量就是气。或者像放在山顶上蓄势待下的石头。总之，是一个复杂系统各个部分之间的关系、组装方式决定了它能产生巨大的作用。

英国《自然》杂志主编坎贝尔博士就世界科技发展趋势发表看法说：目前对生命科学的研究仍然局限在局部细节上，尚没有从整个生命系统角度去研究，未来对生命科学的研究应当上升到一个整体的、系统的高度，因为生命是一个整体。

著有《东方科学文化的复兴》的姜岩博士曾著文指出：混沌理论推动了复杂科学的诞生。而复杂科学的问世彻底动摇了还原论——能用还原论近似描述的仅仅是我们世界的很小的一部分。哥德尔不完备性定理断言，不仅仅是数学的全部，甚至任何一个系统，都不可能用类似哥德尔使用的能算术化的数学和逻辑公理系统加以概括。哥德尔的结果是对内涵公理化一个致命的打击。

著名生物学家、生命科学哲学家迈尔强调科学的多元性。他认为，由于近代物理学的进步，“仿佛世界上并没有活生生的有机世界。因此，必须建立一种新的哲学，这种哲学主要的任务是摆脱物理主义的影响”。他指出生物学中还原是徒劳的、没有意义的……生物学领域重要的不是本质而是个体。

诺贝尔奖获得者、杰出现代科学家普利高津说过：“物理学正处于结束现实世界简单性信念的阶段，人们应当在各个单元的相互作用中了解整体，要了解在相当长的时间内，在宏观的尺度上组成整体的小单元怎样表现出一致的运动。”而这些观念与中医的学术思想更为接近。美国物理学家卡普拉把现代物理学与中国传统思想作了对比，认为两者在许多地方极其一致。哈肯提出“协同学和中国古代思想在整体性观念上有深刻的联系”，他创立协同学是受到中医等东方思维的启发。以中国古代整体论思想为基础的中医将大大促进医学和科学的发展。

(三)哲学家的洞见

曾深入研究过中医的哲学家刘长林先生指出，当前困扰中医学的不是中医药学术本身，而是哲学。一些流行的认识论观念必须突破、更新，这样才能树立正确的科学观，破除对西方和现代科学的迷信，正确理解中医学的科学价值，划清中医与西医的界限，此乃发展中医学的关键。

刘先生认为：科学多元的客观依据是宇宙的无限性，宇宙和任一具体事物都具有无限多的方面和层面……任何认识方法都是对世界的一种选择，都是主客体的一种特殊的耦合关系。你的方法选择认识这一方面，就不能同时认识那一方面；你建立的耦合关系进入这一层面，就不能同时进入那一层面，因为世界是由各种对立互补的方面、层面所组成的。这就形成了不同的认识方法，而认识方法的不同，导致了认识的结果也就不同，所获规律的形态也不一样，从而形成不同的科学模型，但却都是对这一事物的正确认识。于是形成形态各异的科学体系，这就是科学的多元性。[1]

恩格斯说：一切存在的基本形式是空间和时间。孟庆云先生认为，《内经》的思想主旨是从时间结构的不同内容阐发有机论人体观，提出了关于阴阳始终、藏象经络、四时气化、诊法治则等学说中时间要素的生命特征，具有独特的科学价值。

刘先生指出：西方科学体系以空间为主。空间性实，其特性在于广延和并列。空间可以分割，可以占有。空间关系的特点是相互排斥，突显差别。对空间的深入认识以分解为条件。在空间中，人与物

[1] 刘长林. 关于中国象科学的思考——兼谈中医学的认识论实质. 杭州师范大学学报(社会科学版), 2009, 31(2): 4-11.

是不平等的，人居主位，对物持征服和主宰的态度。因此，主体与客体采取对立的形式……以空间为本位，就会着重研究事物的有形实体和物质构成，这与主客对立的认识方式是统一的。认识空间性质主要靠分析、抽象和有控制条件的实验。抽象的前提是在思维中将对象定格、与周围环境分割开，然后找出具有本质意义的共性。在控制的条件下做实验研究，是在有限的空间范围内（如实验室），在实际中将对象与周围环境分割开，然后寻找被分离出来的不同要素之间的规律性联系。

刘先生还认为：东方科学体系以时间为主。时间性虚，其特性在于持续和变异。时间不能分割，不能占有，只能共享。在时间里，人与人、人与万物是平等、共进的关系。主体与客体采取相融的方式……从时间的角度认识事物，着眼在自然的原本的整体，表现为现象和自然的流行。向宇宙彻底开放的状态，在“因”“顺”对象的自然存在和流行中，寻找其本质和规律。用老子的话说，就是“道法自然”，这是总的原则。

“现象联系的本质是‘气’，气是万物自然生化的根源。现象层面的规律体现为气的运动，通过气来实现。中医学研究的是现象层面的规律，在认识过程中，严格保持人和万物的自然整体状态，坚持整体决定和产生部分，部分受整体统摄，因而要从整体看部分，而不是从部分看整体。西医学研究的是现象背后的实体层面，把对象看作是合成的整体，因而认为部分决定整体，整体可以用部分来说明，故主要采取还原论的方法。”

“现象表达的是事物的波动性，是各种功能、信息的联系。现象论强调的是事物的运动变易，即时间方面。庄子说：‘与物委蛇，而同其波。’（《庄子·庚桑楚》）‘同其波’，就是因顺现象的自然流变，去发现并遵循其时间规律。所以中医学研究的是整体。而西医学以实体为支撑事物存在的本质，将生命活动归结为静态的物质形体元素，故西医学研究的是‘粒子’的整体。”

“中医学认为：‘器者，生化之宇。’（《素问·六微旨大论篇》）而生化之道，以气为本。‘气始而生化，气散而有形，气布而蕃育，气终而象变，其致一也。’（《素问·五常政大论篇》）可见，中医学以无形的人体为主要对象，着意关注的是气化，把人看作是气的整体。而西医学则以有形的人体为对象，研究器官、细胞和分子对生命的意义，把人看作是实体的整体。”

刘先生进而指出：时间与空间是共存关系，不是因果关系。人无论依靠何种手段都不可能将时空两个方面同时准确测定，也不可能从其中的一个方面过渡到另一方面。量子力学的不确定性原理告诉我们，微观粒子的波动特性的关系也是这样。它们既相互补充，又相互排斥。

部分决定整体和整体决定部分，这两个反向的关系和过程同时存在。但是，观测前者时就看不清后者，观测后者时又看不清前者，所以我们只能肯定二者必定相互衔接，畅然联通，但却永远不能弄清其如何衔接，如何联通。这是认识的盲区，是认识不可逾越的局限。要承认这类盲区的存在，因为世界上有些不可分割的事物只是共存关系，而没有因果联系。

刘先生从哲学的高度对中西医把握客观事物认识论原理，燃犀烛微，深刻剖析，充满了哲学家的洞见，觉闻清钟，发人深省。

李约瑟曾经指出：中西医结合在技术层面是可以探讨的，理论层面是不可能的。刘长林先生也认为：人的自然整体（中医）与合成的整体（西医），这两个层面之间尽管没有因果联系，但却有某种程度的概率性的对应关系。寻求这种对应关系，有利于临床。我们永远做不到将两者真正沟通，就是说，无论用中医研究西医，还是用西医研究中医，永远不可能从一方走到另一方。

早在20世纪80年代，傅景华先生就形成了中医过程论思想。傅先生认为：中医不仅包括对有形世界的认识，而且具有对自然和生命本源以及发生演化过程的认识。中医的认识领域主要在生命过程与枢机，而不仅是人体结构与功能，中医是“天地人和通、神气形和通”的大道。傅先生认为中医五脏属于五行序列，分别代表五类最基本的生命活动方式。《素问·灵兰秘典论篇》喻以君主、相傅、将军、仓廪、作强之官，形象地反映出五类生命运动方式的特征。在生命信息的运行机制中，心、肺、肝、脾、肾恰似驱动、传递、反馈、演化、发生机制一样，立足于生命的动态过程，而非实体器官。针对实体层面探求中医脏腑经络实质已走入死胡同，傅景华先生以“中医过程论”诠释中医实质，空谷足音，振聋发聩，惜了无唱和。笔者曾多次和傅景华讨论，好像那时他并不知道怀特海的过程哲学，只是基于对《周易》等典籍中过程思想的理解，能提出如此深刻的见解，笔者十分敬佩他深邃的洞见。十几年后，怀特海的过程哲学已在中国传播，渐至大行其道了。

怀特海明确地说过，他的过程哲学与东方思想更加接近！而不是更接近于西方哲学。杨富斌教授指出，怀特海过程哲学的“生成”和“过程”思想，与中国哲学关于生成和变易的思想相接近。

怀特海的有机体概念，通常是指无限“绵延”（持续）的宇宙运动过程的某一点上包含了与其他点上的事物的相互关系，因而获得自身的具体现实规定性的事物。意在取代以牛顿物理学绝对时空观为基础的机械唯物论宇宙观中的“物质”或“实在”观，即宇宙观问题。在他看来，传统的机械论宇宙观中所说的“物质”或“实在”实际上都是处于过程之中的存在物或实有（entity），都是与其他存在物相互作用、相互影响、相互依赖的，并在此过程中获得自身的规定性，不是单纯的、永恒的、具有绝对意义的东西，而是具有过程性、可变性和相对性的复杂有机体；认识过程中的主体和客体也是同一运动（认识）过程中彼此相关、相互渗透和相互依赖的两个有机体，因而并没有完全自主、自足的“主体”，也没有绝对不受主体影响的、具有绝对意义的客体，因此对于主体与客体的关系，也应当从二者的相互作用、相互影响和相互渗透及其与周围的关系等方面来考察。而中国古代哲学追求超现象的本质、超感觉的概念、超个体性的普遍性（同一性）为哲学的最高任务。在中国哲学家看来，天地人相通，自然与社会相通，阴阳相通相合。《黄帝内经》通过揭示自然变化对人体生理的影响，自然变化与疾病、自然环境与治疗的关系，认为“人与天地相参也，与日月相应也。”（《灵枢·岁露论》）怀特海的有机体思想与中国哲学的天人合一确有相通之处。

（四）医学不是纯粹的科学

除了极少数的哲学家、科学家认为中医是科学，而中医不是科学几乎成为世人之共识。但医学哲学家同样拷问：西医学是科学吗?

西医学之父威廉姆·奥斯勒说，“医疗行为是植根于科学的一种艺术”，进而他解释道，“如果人和人都一样，那医学或许能成为一门科学，而不是艺术。”

1981 年 6 月密苏里大学哲学系的罗纳尔德·穆森在《医学与哲学》（The Journal of Medicine and Philosophy）发表了 25 页的长文“为什么医学不可能是一门科学”，医学圈里为之哗然，因为文章发表在暑月，因此常常被称为“暑月暴动”。依照穆森的观点，“医学是科学”缺乏有说服力的论证；从历史和哲学上可以论证医学“不是”“不应该是”也“不可能是”（单一的、纯粹的）科学。在愿景、职业价值、终极关怀、职业目的与职业精神上，医学与科学之间是有冲突的；医学一旦成为科学，就会必然遮蔽偏离医学的职业愿景、价值、终极关怀、目的与精神。科学的基本目的是获得新知，以便理解这个世界和这个世界中的事物，医学的目的是通过预防或治疗疾病来增进人们的健康；科学的标准是获得真理，医学的标准是获得健康和疗效；科学的价值旨向为有知、有理（客观、实验、实证、还原）、有用、有利（效益最大化）；医学的价值旨向为有用、有理、有德、有情、有根、有灵，寻求科学性、人文性、社会性的统一。针对人的医学诉求和服务，科学存在严重的“缺损配置”。

穆森的结论是：尽管医学（知识）大部分是科学的，但它并不是、也不可能成为一门科学。

范瑞平先生指出，不能完全按照当代科学性与科学化的指标、方法与价值来衡量医学，裁判中西医之争，在当代科学万能和科学至上的意识形态中，技术乌托邦的期盼遮蔽了医学的独立价值，穆森的文章力矫时弊。

医学的原本是人学，这是众所周知的事实，其性质必须遵循人的属性而定。穆森和拥护者所做的，其实是站在我们所处的时代——医学有离科技更近、离人性更远，离具体更近、离整体更远的趋势——发出的“重拾医学人性”的呼吁。

我们还用为中医是不是科学而捶胸顿足地大声疾呼吗？

二、理论－实践脱节与“文字之医”

理论－实践脱节，即书本上的知识（包括教科书知识），并不能完全指导临床实践，这是中医学术发展未能解决的首要问题。形成理论－实践脱节的因素比较复杂，笔者认为欲分析解决这一问题，必须研究中医学术发展的历史，尤其是正确剖析文人治医对中医学术的影响。

迨医巫分野后，随着文人治医的不断增多，中医人员的素质不断提高，因为大量儒医的出现，极大地提高了医生的基础文化水平。文人治医，繁荣了中医学，增进了学术争鸣，促进了学术发展。通医文人增加，对医学发展的直接作用是形成了以整理编次医学文献为主的学派。由于儒家济世利天下的人生观，促使各阶层高度重视医籍的校勘整理、编撰刊行，使之广为流传。

文人治医对中医学术的消极影响约有以下诸端：

（一）尊经崇古阻碍了中医学的创新发展

两汉后，在儒生墨客中逐渐形成以研究经学、弘扬经书和从经探讨古代圣贤思想规范的风气，后人称之为“经学风气”。

儒家“信而好古”“述而不作”一直成为医学写作的指导思想，这种牢固的趋同心理，削磨、遏制了医家的进取和创新。尊经泥古带给医坛的是万马齐喑，见解深邃的医家亦不敢自标新见，极大地禁锢了人们的思想，导致了医学新思想的难以产生及产生后易受抑压，也导致了人们沿用陈旧的形式来容纳与之并不相称的新内容，从而限制了新内容的进一步发展，极大地延缓了中医学的发展。

（二）侈谈玄理，无谓争辩

一些医学家受理学方法影响，以思辨为主要方法，过分强调理性作用，心外无物，盲目夸大了尽心明性在医学研究中的地位，对医学事实进行随意的演绎推理，以至于在各家学说中掺杂了大量的主观臆测、似是而非的内容（宋代以前文献尚重实效，宋代以后则多矜夸偏颇、侈谈玄理、思辨攻讦之作）。

无谓争辩中的医家，所运用的思辨玄学的方法，使某些医学概念外延无限拓宽，无限循环，反而使内涵减少和贫乏，事实上思辨只是把人引入凝固的空洞理论之中。这种理论似乎能解释一切，实际上却一切都解释不清。它以自然哲学的普遍性和涵容性左右逢源，一切临床经验都可以成为它的诠注和衍化，阻碍和束缚了人们对问题继续深入的研究。理论僵化，学术惰于创新，通过思辨玄学方法构建的某些理论，不但没有激起后来医家的创新心理，反而把人们拉离临床实践的土壤。命门之争，玄而又玄，六味、八味何以包治百病？

（三）无病呻吟，附庸风雅的因袭之作

“立言”的观念在文人中根深蒂固，一些稍涉医籍的文人，也常附庸风雅，编撰方书，有的仅是零星经验，有的只是道听途说，因袭之作，俯拾皆是。

（四）重文献，轻实践

受经学的影响，中医学的研究方法大抵停留在医书的重新修订、编次、整理、汇纂，呈现出“滚雪球”的势态。文献虽多，而少科学含量。从传统意义上看，尚有可取之处，但在时间上付出的代价是沉重的，因为这样的思想延缓了中医学的发展。

伤寒系统，有人统计注释《伤寒》不下千余家，主要是编次、注释，但大都停留在理论上的发挥和争鸣，甚或在如何恢复仲景全书原貌等问题上大做文章，进而争论诋毁不休，站在临床角度上深入研究者太少了。马继兴先生对《伤寒论》版本的研究，证明“重订错简”几百年形成的流派竟属子虚乌有。

整个中医研究体系中重经典文献，轻临床实践是十分明显的。

一些医家先儒而后医，或弃仕途而业医，他们系统研究中医时多已年逾不惑，还要从事著述，真正从事临床的时间并不多，其著作之实践价值仍需推敲。

苏东坡曾荐圣散子方。某年大疫，苏轼用圣散子方而获效，逾时永嘉又逢大疫，又告知民众用圣散子方，而贻误病情者甚伙。陈无择《三因方》云：此药实治寒疫，因东坡作序，天下通行。辛未年，永嘉瘟疫，被害者不可胜数。盖当东坡时寒疫流行，其药偶中而便谓与三建散同类。一切不问，似太不近人情。夫寒疫亦自能发狂，盖阴能发燥，阳能发厥，物极则反，理之常然，不可不知。今录以备寒疫治疗用者，宜审究寒温二疫，无使偏奏也。

《冷庐医话》记载了苏东坡孟浪服药自误：士大夫不知医，遇疾每为庸工所误。又有喜谈医事，孟浪服药以自误。如苏文忠公事可惋叹焉……

文人治医，其写作素养，在其学问成就上起到举足轻重的作用。而不是其在临床上有多少真知灼见。在中医学发展史上占有重要地位的医学著作并非都是经验丰富的临床大家所为。

《温病条辨》全面总结了叶天士的卫气营血理论，成为温病学术发展的里程碑，至今仍有人奉为必读之经典著作。其实吴鞠通著《温病条辨》时，从事临床只有六年，还不能说是经验宏富的临床家。《温病条辨》确系演绎《临证指南》之作，对其纰谬，前哲今贤之驳辨批评，多为灼见。研究吴鞠通学术思想，必须研究其晚年之作《医医病书》及其晚年医案。因《温病条辨》成书于1798年，吴氏40岁，而《医医病书》成于道光辛卯（1831）年，吴氏时已73岁。仔细研究即可发现风格为之大变，如倡三元气候不同医要随时变化，斥用药轻描淡写，倡治温重用石膏，从主张扶正祛邪，到主张祛除邪气，从重养阴到重扶阳……

《证治准绳》全书总结了明代以前中医临床成就，临床医生多奉为圭臬，至今仍有十分重要的学术价值。但是王肯堂并不是职业医生、临床家。肯堂少因母病而读岐黄家言，曾起其妹于垂死，并为邻里治病。后为其父严戒，乃不复究。万历十七年进士，选翰林院庶吉士，三年后受翰林院检讨，后引疾归。家居十四年，僻居读书。丙午补南行人司副，迁南膳部郎，壬子转福建参政……独好著书，于经传多所发明，凡阴阳五行、历象……术数，无不造其精微。著《尚书要旨》《论语义府》《律例笺释》《郁冈斋笔尘》，雅工书法，又为藏书大家。曾辑《郁冈斋帖》数十卷，手自钩拓，为一时刻石冠。

林珮琴之《类证治裁》于叶天士内科心法多有总结，实为内科之集大成者，为不可不读之书，但林氏在自序中讲得清清楚楚：本不业医。

目尽数千年，学识渊博，两次应诏入京的徐灵胎，亦非以医为业，如《洄溪医案》多次提及：非行道之人。

王三尊曾提出“文字之医”的概念（《医权初编》上卷论石室秘录第二十八）：

夫《石室秘录》一书，乃从《医贯》中化出。观其专于补肾、补脾、疏肝，即《医贯》之好用地黄汤、补中益气汤、枳术丸、逍遥散之意也。彼则补脾肾而不杂，此又好脾肾兼补者也……此乃读书多而临证少，所谓文字之医是也。惟恐世人不信，枉以神道设教。吾惧其十中必杀人之二三也。何则？病之虚者，虽十中七八，而实者岂无二三，彼只有补无泻，虚者自可取效，实者即可立毙……医贵切中病情，最忌迂远牵扯。凡病毕竟直取者多，隔治者少，彼皆用隔治而弃直取，是以伐卫致楚为奇策，而仗义执言为无谋也……何舍近而求远，尚奇而弃正哉。予业医之初，亦执补正则邪去之理，与隔治玄妙之法，每多不应。后改为直治病本，但使无虚虚实实之误，标本缓急之差，则效如桴鼓矣……是书论理甚微，辨症辨脉则甚疏，是又不及《医贯》矣……终为纸上谈兵。

“文字之医”实际的临床实践比较少，偶而幸中，不足为凭。某些疾病属于自限性疾病，即使不治疗也会向愈康复。偶然取效，即以偏概全，实不足为法。

“文字之医”为数不少，他们的著作影响并左右着中医学术。

笔者认为理论与实践脱节，正是文人治医对中医学术负性影响的集中体现。

必须指出，古代医学文献临床实用价值的研究是十分艰巨的工作。笔者虽引用王三尊之论，却认为《石室秘录》《辨证录》诸书，独到之处颇多，同样对非以医为业的医家，如王肯堂、徐灵胎、林珮琴等之著作，亦推崇备至，以为不可不读。

三、辨病下的辨证论治

笔者师从洪哲明先生临诊时，先生已近八旬。尝见其恒用某方治某一病，而非分型辨治。小儿腹泻概以“治中散”（理中丸方以苍术易白术）治之，其效甚捷；产后缺乳概用双解散送服马钱子；疝气每用《金匮》蜘蛛散。辨病还是辨证？

中医是先辨病再辨证，即辨证居于第二层次。《伤寒论》“辨太阳病脉证并治”“辨阳明病脉症论治”……已甚明了。后世注家妄以己意，曲加发挥，才演绎出林林总总的“六经辨证”，已背离仲师原旨。

1985年，有一次拜谒张琪先生，以中医是辨病下的辨证论治为题就教，张老十分高兴地给我讲了一个多小时：同为中焦湿热，淋病、黄疸、湿温有何不同，先生毫分缕析，剀切详明。张老十分肯定中医是辨病下的辨证论治。

徐灵胎《兰台轨范》序：欲治病者，必先识病之名，能识病名，而后求其病之由生，知其所由生，又当辨其生之因各不同，而病状所由异，然后考其治之之法。一病必有主方，一方必有主药。或病名同而病因异，或病因同而病症异，则又各有主方，各有主药，千变万化之中，实有一定不移之法。

中医临床流派以经典杂病派为主流，张石顽、徐灵胎、尤在泾为其代表人物，《张氏医通》为其代表作。张石顽倡“一病有一病之祖方”，显系以辨病为纲领。细读《金匮要略》，自可发现仲景是努力建立辨病体系的，一如《伤寒论》。

外感热病中温病学派，临证每抓住疫疠之气外犯，热毒鸱盛这一基本病因病机，以祛邪为不易大法，一治到底，同样是以辨病为主导的。

《伤寒论》是由“三阴三阳”辨“病”与“八纲”辨“证”的两级构成诊断的。如“太阳病，桂枝证”（34条）、“太阳病……表证仍在”（128条）。首先是通过辨病，从整体上获得对该病的病性、病势、病位、发展变化规律以及转归预后等方面的全面了解，从而把握贯穿该病过程的始终，并明确其发生、发展的基本矛盾，然后才有可能对各个发展阶段和不同条件（如治疗、宿疾等）影响下所表现出来的症候现象做出正确的分析和估价，得出符合该阶段病理变化性质（即该阶段的主要矛盾）的“证”诊断，从而防止和克服单纯辨证的盲目性。只有首先明确“少阴病”的诊断，了解贯穿于少阴病整个发展过程中的主要矛盾是“心肾功能低下，水火阴阳俱不足”，才有可能在其“得之两三日”仅仅出现口燥咽干的情况下判断为“邪热亢盛，真阴被灼”，果断地用大承气汤急下存阴。正确的辨证分析，必须以明确的“病”诊断为前提，没有这个前提就难以对证候的表现意义做出应有的估价，势必影响辨证的准确性。

辨“病”诊断的意义在于揭示不同疾病的本质，掌握各病总体矛盾的特殊性；辨“证”诊断的意义在于认识每一疾病在不同阶段、不同条件下矛盾的个性和各病在一定时期内的共性矛盾，做到因时、因地、因人制宜。首先，辨病是准确诊断的基础和前提；结合辨证，则是对疾病认识的深入和补充。二者相辅相成，缺一不可。

“六经辨证”的说法之所以是错误的，就在于把仲景当时已经区分出的六个不同外感病种，看成了一种病的六个阶段，即所谓的太阳病是表证阶段，阳明病是里证阶段，少阳病是半表半里阶段等。这种认识混淆和抹杀了“病”与“证”概念区别，既与原文事实相违背，又与临床实际不相符合。按照这种说法去解释原文，就难免捉襟见肘，矛盾百出。“六经辨证”说认为太阳病即是表证，全不顾太阳病还有蓄血、蓄水的里证；认为阳明病是里证，却无视阳明病还有麻黄汤证和桂枝汤证。既为阳明病下了“里证”定义，却又有“阳明病兼表证”之说。试问阳明病既为里证，何以又能兼表证，则阳明病为里证之说又何以成立？

张正昭先生指出：“六经辨证”说无端地给三阴三阳的名称加上一个“经”字，无形中把“三阴三阳”这六个抽象概念所包括的诸多含义变成了单一的经络含义，使人误认为“三阴三阳”病就是六条经络之病，违背了《伤寒论》以“三阴三阳”病名的原义。可见，把“三阴三阳”病说成“六经病”固属不妥，而称其为“六经证”就更是错误的了。

李心机先生鉴于《伤寒论》研究史上“注不破经，疏不破注”的顽固“误读传统”，就鲜明地指出“让伤寒论自己诠释自己”。

四、亚健康不是“未病”是“已病”

近年来，较多的中医学者把亚健康与中医治未病、欲病等同起来，亚健康不是中医的未病，机械的对应、简单的比附，不仅仅犯了逻辑上的错误，于全面继承中医学术精华并发扬光大十分不利。

（一）中医“未病”不能等同于亚健康

《素问·四气调神大论篇》：“圣人不治已病，治未病，不治已乱，治未乱，此之谓也。夫病已成而后药之，乱已成而后治之，譬犹渴而穿井，斗而铸锥，不亦晚乎。”体现了治未病是中医对摄生保健的指导思想，强壮身体，防于未病之先。

“未病”是个体尚未患病，应注意未病先防。中医的“未病”和“已病”，是相对概念，健康属于未病，疾病属于已病。

《难经·七十七难》：“上工治未病，中工治已病者，何谓也？然所谓治未病者，见肝之病，则知肝当传之与脾，故先实其脾气，无令得受肝之邪，故曰治未病焉。”此时，未病是以已病之脏腑为前提，以已病脏腑之转变趋向为依据，务先安未受邪之地。

《灵枢·官能》中有“正邪之中人也微，先见于色，不知于其身。”指出病邪初袭机体，首先见体表某部位颜色的变化，而身体并未感到任何不适，然机体的气血阴阳已出现失衡，仅表现一些细微病前征象的状态便为未病状态。由健康到出现机体症状，发生疾病，并非是卒然出现的，而是逐渐形成，由量变到质变的过程。

《灵枢·顺逆》也指出，“上工刺其未生者也；其次，刺其未盛者也……上工治未病，不治已病，此之谓也”。

《素问·八正神明论篇》：“上工救其萌芽，必先见三部九候之气，尽调不败而救之，故曰上工。下工救其已成，救其已败。”显示早期诊断，把握时机，早期治疗，既病防变之意。

唐孙思邈的《千金方》中有“古之医者，上医治未病之病，中医治欲病之病，下医治已病之病”的论述，明确地将疾病分为“未病”“欲病”“已病”三个层次。未病指机体已有或无病理信息，未有任何临床表现的状态或不能明确诊断的一种状态，是病象未充分显露的隐潜阶段。

中医的治未病是一种原则和指导思想，既包涵未病先防的养生防病、预防保健思想，也包涵既病防变、早期治疗、控制病情的临床治疗原则。

亚健康无论如何都是有明显身体不适而又不能符合（西医的）某种疾病诊断标准的状态，把未病和亚健康等同起来，是毫无道理的。

（二）亚健康是中医的已病

作为“中间状态”的亚健康，应包括三条：首先，没有生物学意义上的疾病（尚未发现躯体构造方面的异常）及明确的精神心理障碍（属“疾病”）；其次，它涉及躯体上的不适（如虚弱、疲劳等非特异性的，尚无可明确躯体异常、却偏离健康的症状或体验，但还够不上西医的“疾病”）；再次，还可涉及精神心理上的不适（够不上精神医学诊断上的“障碍”)，以及社会生存上的适应不良。以亚健康状态常见的头痛、头晕、失眠等为例，均已构成中医“病”的诊断。多数亚健康个体，其体内的病机已启动，已经出现了阴阳偏盛偏衰，或气血亏损，或气血瘀滞，或有某些病理性产物积聚等病机变化。

“亚健康状态”指机体正气不足或邪气侵犯时机体已具备疾病的一些病理条件或过程，已有一些或部分病症（证）存在，但是未具备西医学疾病的诊断标准。我们不能采取把中医的“病”的概念与西医“疾病”的概念等同起来的思考和研究方式。

笔者认为全部中医的“病”只要还不具备西医学疾病诊断的证据，均属亚健康范畴。

中医生存和发展有一最关键的因素，就是临床范围日益窄化，中医文化基础日渐式微，信仰人群的迁移，观念的转变，后继乏人。很多研究都表明，人群中健康状态占 10%，疾病状态占 15%，75% 属于亚健康状态。西医还没有明确的方法和药物治疗亚健康。中医学在亚健康状态方面的潜在优势，不仅可拓展中医学术新的生存空间，而且必将促进整个世界医学的进化与发展，从而为全人类的健康做出新的贡献。

闫希军先生所著《大健康观》中提出了大健康医学模式。在大健康医学模式中，中医被赋予十分重要的地位，而拥有了更加广阔的空间。中医理论与系统生物学及大数据方法契合，并将与系统生物学和生态医学等领域取得的成果相互交通，水乳交融，这是未来西方医学和中医学发展必然的走向。

五、正本清源，重建中医范式

范式是某一科学共同体在某一专业或学科中所具有的共同信念，这种信念规定了它们的共同的基本观点、基本理论和基本方法，为它们提供了共同的理论模式和解决问题的框架，从而成为该学科的一种共同的传统，并为该学科的发展规定了共同的方向。

库恩认为“范式”是成熟科学的标志，由于“范式”的存在，科学家们一方面可以在特定领域里进行更有效率的研究，从而使他们的研究更加深入；而另一方面，“范式”也意味着该领域里“更严格的规定”，“如果有谁不肯或不能同它协调起来，就会陷于孤立，或者依附到别的集团那里去”。因此，同一范式内部，研究者拥有相同的世界观、研究方法、理论、仪器和交流方法，但在不同“范式”之间却是不可通约的。不同“范式”下的研究者对同一领域的看法就像是两个世界那样完全不同。这也是造成“一条定律对一组科学家甚至不能说明，而对另一组科学家有时好像直观那样显而易见”的原因。

李致重等学者从具体研究对象、研究方法及基础理论等方面论述了中西医范式的不可通约性。而且，中、西医关系的特殊之处还在于，它们不只是同一领域的两个不同“学派”，更是基于两种完全不同的文化而发展起来的，这也使得二者之间的不可通约性表现得尤其明显和强烈。正是由于这种不可通约性导致了中西医之争。屈于特定历史条件下“科学主义”的强势地位，中医最终被迫部分接受了西医“范式”。“范式丢失”是近现代中医举步维艰、发展停滞、甚至后退的根本原因。

任何一门科学的重大发展，都表现在基本概念的更新和范式的变革上……变革范式，是现时代中医理论发展的必经之路。

如何正本清源，重建范式？

正本清源是中医范式或重建的基础，这是一项十分艰巨浩大的工程。正本首先是建立传统范式。必须从经典著作入手，梳理还原，删汰芜杂，尽呈精华。

（一）解释学·语言能力与重建

东汉许慎在《说文解字·叙》中说：“盖文字者，经艺之本，王政之始，前人所以垂后，后人所以识古。故曰：本立而道生。”给予中国古典解释学以崇高的地位。

解释学把生命哲学、现象学、存在主义分析哲学、语言哲学、心理学、符号学等理论融合在一起，强调语言的本体论地位，认为我们所能认识的世界只能是语言的世界，人与世界的关系的本质是语言的关系，不仅把解释当作人文科学的方法论基础，而且是哲学的普遍方法。

狭义解释学特指现代西方哲学领域中的解释学理论，它经过狄尔泰、海德格尔、伽达默尔、利科、哈贝马斯等思想巨匠在理论上的构建和推动，形成了哲学释义学；广义解释学则不限于西方哲学领域，一切关于文本的说明、注解、解读、校勘、训诂、修订、引申及阐释的工作都属于解释活动，都要依靠相应的解释方法和解释理论来完成，因而都可以称作解释学。中医书籍中只有少部分是经典原著，而其余大部分都属于关于经典原著的解释性著作。

从当代解释学观点看，任何现代理论或现代文化都发轫于传统，传统文化的生命力则在于不断的解释和再解释之中。传统文化和现代文化并不是对立的，而是统一的，确切地说，是对立统一。人类文化是一条河流，它从传统走来，向未来走去，亦如黑格尔所说，离开其源头愈远，它就膨胀得愈大。

拉法格相信：《老子》在其产生之初，在它的著者与当时的读者之间存在着一种共识，这种共识便是《老子》的初始意义，《老子》著者传达的是它，当时的读者从中读懂的也是它。那么，这种共识又是从何而来的呢？拉法格认为：处于同一时代同一环境中的人可能会在词义的联想、语言结构的使用、社会问题的关注上具有共同之处，所以他们之间能够彼此理解。拉法格采用语言学家乔姆斯基的“语言能力”一词来指代这种基于共有的语言与社会背景的理解能力。在他看来，这种“语言能力”是历史解释学的关键，是发现历史文本原始意义的途径。他建议读者利用多种传统方法增强自己理解《老子》的语言能力，如古汉语字词含义的研究、历史事件与古代社会结构的分析，其他古代思想家思想的讨论等。也就是说，旨在发现《老子》原始意义的现代读者应尽可能地将自己置于《老子》所处的时代，将当时的社会背景、语言现象等历史的事物内化为自己的“语言能力”。

历史的解释者的任务是利用历史的证据重新将《道德经》与它产生的背景联结起来，在该背景下对其进行分析研究。解释者首先必须去掉成见，不可以将我们现代的思想强加于古人，或用现代思想批判古人。

历史解释学方法是中医经典著作、传统理论研究的基本方法。其要旨在于忠实细密地根据经典话语资料和现代方法对原典重新解读。旧有的词语和概念通过词语组合方式和语境组件方式的特殊安排，突显出原典文本固有的基本意义结构。通过意义结构分析，探询其原始涵义、历史作用和现代意义。

（二）解构与重建

理解分析就是“解构”，而“解构”旨在重建，使新的理论概念或理论结构因此建立。自然科学家就是依循这一程序不断地改弦更张，发展其理论系统的……解构和重建与科恩所说的“范式变革”有所类同。何裕民先生认为：对原有理论概念或规则的重新理解和分析，对传统中医理论体系进行解构和重建，是现阶段中医理论发展的切实可行的最佳选择。

事实的确认和概念的重建是重建的途径与环节。

严肃的科学研究应以经验事实为基础，而不仅仅是古书古人的描述，古人的认识充其量只是帮助人们寻找经验事实，并在研究中给予一定的启示。

概念的重建与事实的确认可以说是互为因果的两大环节。梳理每个名词术语的历史演变和沿革情况、分析它们眼下使用情况及混乱原因，这两者有助于旧术语的解构；组织专家集体研讨以期相对清晰、合理地约定每一概念（名词术语）的特征和实质。

阴阳五行学说对传统中医理论之建构，具有决定性的作用。它们作为主导性观念和认识方法渗入中医学，有的又与具体的学术内容融合成一体，衍生出众多层次低得多的理论概念。藏象、经络、气血津液等可视作中医理论体系的第二层次，第三层次的是众多较为具体的概念或术语，其大多与病因病机、治法及“证”相关联。最低层次的是一些带有经验陈述性质的论述。形成这些概念，司外揣内、援物比类等起着主要作用，不少是从表象信息直接跳跃到理论概念的，许多概念与实体并不存在明确的对应关系，其内涵和外延有时也颇难作出清晰的界定。

一些学者主张：与学术内容融合在一起的阴阳五行术语，应通过概念的清晰化、实体化和可经验化而清理出去。亦即使哲学的阴阳五行与具体（中医）的科学理论分离……愚意以为不可，以其广泛渗透而不可剥离，阴阳五行已成为不可或缺的纲领框架，当以中医学理视之，而不仅仅视为居于指导地位的古典哲学思想。

（三）方法

正本清源，重建范式，必须有良好的方法。我们反对科学主义，但我们崇尚科学精神，我们必须学习运用科学方法，尤其是科学思维方法，科学观察方法，科学实证方法（不仅仅是实验室方法）。

“医林改错，越改越错”,《医林改错》中提出的“心无血，脉藏气”之说，显然是错误的。为什么导致错误的结论？主要是他不知道，观察是有其一定条件，一定范围的。离开原来的条件、时间、地点，观察结果会有很大差异。运用观察结论做超出原条件、原范围的外推时，必须十分审慎。他所观察的都是尸体，由于动脉弹力大，把血驱入静脉系统。这是尸体的条件，不可外推到活着的人体。对观察结果进行理解和处理时，必须注意其条件性、相对性和可变性。

在广泛占有资料的基础上，还必须要有正确的思维方法。对于马王堆汉墓出土的缣帛及竹木简医书成书年代的推定和对该批资料的运用，我国的有关专家认为："如果从《黄帝内经》成书于战国时期来推定，那么两部灸经的成书年代至少可以上溯到春秋战国之际甚至更早。"而日本山田庆儿先生认为，这种"推论的方法是错误的。不管我们最后会达到什么样的结论，我都不应该根据所谓《黄帝内经》是战国时期的著作这个还没有确证的假定，去推断帛书医书的成书年代，而必须相反地从关于后者已经确证了的事实出发，来推断前者成书的过程和年代"。山田庆儿先生基于"借助马王堆医书之光，可以逐渐看清中国医学的起源及其形成过程"。

吴坤安认为：喻嘉言、吴又可、张景岳辈，治疫可谓论切治详，发前人所未发。但景岳宜于汗，又可宜于下，嘉言又宜于芳香逐秽，三子皆名家，其治法之所以悬绝若此，以其所治之疫各有不同。景岳所论之疫，即六淫之邪，非时之气，其感同于伤寒，故每以伤寒并提，而以汗为主，欲尽汗法之妙，景岳书精切无遗。又可所论之疫，是热淫之气，从口鼻吸入，伏于募原，募原为半表半里之界，其邪非汗所能达，故有不可强汗、峻汗之戒；附胃最近，入里尤速，故有急下、屡下之法。欲究疫邪传变之情，惟又可之论最为详尽，然又可所论之疫，即四时之常疫，即俗名时气症也。若嘉言所论之疫，乃由于兵荒之后，因病致病，病气、尸气混合天地不正之气，更兼春夏温热暑湿之邪交结互蒸，人在气交中，无隙可避，由是沿门阖境，传染无休，而为两间之大疫，其秽恶之气，都从口鼻吸入，直行中道，流布三焦，非表非里，汗之不解，下之仍留，故以芳香逐秽为主，而以解毒兼之。是三子之治，各合其宜，不得执此而议彼。

学术研究中，所设置的讨论的问题必须同一，必须是一个总体，这是比较研究的基本原则。执此而议彼，古代医家多有此弊，六经辨证与卫气营血辨证、三焦辨证之争论，概源于方法之偏颇。

六、提高疗效是中医学术发展的关键

中医药学历数千年而不衰，并不断发展，主要依靠历代医学家临床经验的积累、整理提高。历代名医辈出，多得自家传师授。《周礼》有“医不三世，不服其药”，可见在很早人们即已重视了老中医经验。

以文献形式保留在中医典籍之中的中医学术精华仅仅是中医学术精华的一部分。为什么这样说？这是因为中医学术精华更为宝贵的部分是以经验的形式保留在老中医手中的。这是必须予以充分肯定、高度重视的问题。临床家，尤其是临床经验丰富、疗效卓著者，每每忙于诊务，无暇著述，其临床宝贵经验，留下来甚少。叶天士是临床大家，《外感温热篇》乃于舟中口述，弟子记录整理而成。《临证指南医案》，亦弟子侍诊笔录而成，真正是叶天士自己写的东西又有什么？

老中医经验，或禀家学，或承师传，通过几代人，或十几代或数百年的长期临床实践，反复验证，不断发展补充，这种经验比一般书本中所记述的知识要宝贵得多。老中医经验是中医学术精华的重要组成部分，舍全面继承，无法提高疗效。

书中的知识要通过自己的实践，不断摸索不断体会，有了一些感受，才能真正为自己所利用。真正达到积累一些经验，不消说对某些疾病能形成一些真知灼见，就是能准确地把握一些疾病的转归，亦属相当困难，没有十年二十年的长期摸索，是不可能的。很显然，通过看书把老中医经验学到手，等于间接地积累了经验，很快增加了几十年的临床功力，这是中青年医生提高临床能力的必由之路。全面提高中医队伍的临床水平，必将对中医学术发展产生极大的推动作用。

老中医经验中不乏个人的真知灼见，尤其是独具特色的理论见解、自成体系的治疗规律都将为中医理论体系的发展提供重要的素材。尤其是传统的临床理论并不能完全满足临床需要时，理论与临床脱节时，老中医的自成规律的独特经验理论价值更大。

在强大的西医学冲击下，中医仍然能在某些领域卓然自立，是因为其临床实效，西医学尚不能取而代之。这是中医学赖以存在的基础，中医学的发展亦系之于此。无论如何，提高临床疗效都是中医学术发展的战略起点和关键所在。

中医以其疗效，被全世界越来越多的人认可，仅在英国就有3000多家中医诊所（这已是多年前的数字）。在美国有超过30%的人群，崇尚包括中医在内的替代医学自然疗法。在医学界也认为有一些疾病，西医学是束手无策的，应从中医学中寻求解决的办法。美国医学会在1997年出版的通用医疗程序编码中特别增加两个针灸专用编码，对没有解剖结构，没有物质基础的中医针灸学予以承认；在2015年实施的“国际疾病分类”ICD-11，辟专章将中医纳入其中。我们应客观地对待百年中医西化历史，襟怀大度地包容对中医的批评，矜平躁释，心态平和，目标清晰，化压力为动力，寓继承于创新，与时俱进。展望未来，我们对中医事业发展充满了信心。

单书健

2016年12月

序

十年前出版之《当代名医临证精华》丛书，由于素材搜罗之宏富，编辑剪裁之精当，一经问世，即纸贵洛阳，一版再版，被医林同仁赞为当代中医临床学最切实用、最为新颖之百科全书。一卷在手，得益匪浅，如名师之亲炙，若醍醐之灌顶，沁人心脾，开慧迪智，予人以钥，深入堂奥，提高辨治之水平，顿获解难之捷径，乃近世不可多得之巨著，振兴中医之辉煌乐章也，厥功伟矣，令人颂赞！

名老中医之实践经验，乃中医学术精华之最重要部分，系砺炼卓识，心传秘诀，可谓珍贵至极。今杏林耆宿贤达，破除“传子不传女，传内不传外”之旧规，以仁者之心，和盘托出；又经书健同志广为征集，精心编选，画龙点睛，引人入胜。熟谙某一专辑，即可成为某病专家，此绝非虚夸。愚在各地讲学，曾多次向同道推荐，读者咸谓得益极大。

由于本丛书问世迨已十载，近年来各地之新经验、新创获，如雨后春笋，需加补充；而各省市名老中医珍贵之实践经验，未能整理入编者，亦复不少，更应广搜博采，而有重订《当代名医临证精华》之议，以期进一步充实提高，为振兴中医学术，继承当代临床大家之实践经验，提高中青年中医辨治之水平，促进新一代名医更多涌现，发展中医学术，作出卓越贡献。

与书健同志神交多年，常有鱼雁往还，愚对其长期埋首发掘整理老中医学术经验，采撷精华，指点迷津，详析底蕴，精心编辑，一心为振兴中医事业而勤奋笔耕，其淡泊之心志，崇高之精神，实令人钦佩。所写《继承老中医经验是中医学术发展的关键》一文，可谓切中时弊，力挽狂澜，为抢救老中医经验而呼吁，为振兴中医事业而献策，愚完全赞同，愿有识之士，共襄盛举。

顷接书健来函，出版社嘱加古代医家经验，颜曰：古今名医临证金鉴。愚以为熔冶古今，荟为一帙，览一编于某病即无遗蕴，学术发展之脉络了然于胸，如此巨构，实令人兴奋不已。

书健为人谦诚，善读书，且有悟性，编辑工作之余，能选择系之于中医学术如何发展之研究方向，足证其识见与功力，治学已臻成熟，远非浅尝浮躁者可比。欣慰之余，聊弁数语以为序。

八二叟朱良春谨识

时在一九九八年夏月

凡　例

1.明清之季中医临床体系方臻于成熟，故古代文献之选辑，以明清文献为主。

2.文献来源及整理者，均列入文后。未列整理者，多为老先生自撰。或所寄资料未列，或转抄遗漏，间亦有之，于兹恳请见谅。

3.古代文献，间有体例欠明晰者，则略作条理，少数文献乃原著之删节摘录，皆着眼实用，意在避免重复，简而有要。

4.古代文献中计量单位，悉遵古制，当代医家文献则改为法定计量单位。一书两制，实有所因。药名多遵原貌，不予划一。

5.曾请一些老先生对文章进行修改或重新整理素材，使主旨鲜明，识邃意新；或理纷治乱，重新组构，俾叶剪花明，云净月出。

6.各文章之题目多为编纂者所拟，或对仗不工，或平仄欠谐，或失雅训，或难概全貌，实为避免文题重复，勉强而为之，敬请读者鉴谅。

7.凡入药成分涉及国家禁猎和保护动物的（如犀角、虎骨等），为保持方剂原貌，原则上不改。但在临床运用时，应使用相关的替代品。

8.因涉及中医辨证论治，故对于普通读者而言，请务必在医生的指导下使用，切不可盲目选方，自行使用。

目　录

李　杲　胃脘疼痛症，东垣试效方 …… 8
朱丹溪　胃痛心法 …… 13
虞　抟　痰瘀挟杂，枳术加味 …… 17
汪　机　因状多端，治难执一
斟酌寒热，大法求通 …… 19
秦昌遇　胃脘痛症因脉治 …… 23
龚廷贤　胃脘疼痛，保元有方 …… 27
陈文治　胃痛提纲 …… 31
王肯堂　心痛胃痛辨析 …… 37
张三锡　痰瘀为病，慎勿香燥 …… 38
张　璐　胃脘痛证治挈要 …… 39
叶天士　胃脘痛案绎 …… 41
华岫云　脾胃分析论 …… 53
吴　达　升脾健胃，疏木泄胆
治肝实脾，勿过香燥 …… 55
汪文琦　胃脘痛辨治发微 …… 57
邵新甫　治气治血因证而宜，辛香温燥不容漫施 …… 59
程文囿　参米水饮方愈胃痛呕吐不食案 …… 61
吴鞠通　阳微浊聚，肝厥犯胃胃痛案 …… 63

林珮琴　胃脘痛临证治裁……66
蒋宝素　胃痛痞满案……68
王旭高　虚寒挟积脘痛案……70
谢映庐　肝气横逆，郁火内燔……72
王孟英　清热养阴，展气涤痰，治疗胃痛案……74
费伯雄　胃痛五方，法取醇和……76
马培之　痰气蕴于胃府案……78
柳宝诒　肝木犯胃脘痛案……79
张聿青　两和肝胃，辛润通降，宣络化瘀治疗胃痛呕吐……80
余听鸿　中虚浊阴蟠踞胃痛案……84
郑钦安　胃痛治法圆通……85
费绳甫　胃痛两案……86
陈良夫　肝经气火，冲扰阳明……87
金子久　通腑通络，化滞化瘀……89
丁甘仁　疏通气机，以泄厥阴
宣化痰滞，而畅中都……91
胡秋帆　上寒下热，姜连调和，痛平呕止……94
张锡纯　脾胃失其升降，中焦气化凝郁案……96
曹颖甫　悬饮内痛案……98
王仲奇　苦降辛通，豁痰化湿治胃痛呕吐……99
张简斋　清热解毒治疗胃痛案……104
张泽生　燮理肝胃，权衡升降润燥收散
兼调气血，妥施甘温慎用开破……105
裘沛然　尚辛散苦泄，循甘缓酸收……112
李恩复　重瘀热伤阴，每标新见
主凉润通降，燮理五脏……115

王少华　实则阳明痛多热，治从祛邪药每凉 …………………… 128
陈慈煦　辨析入微，轻灵淳和 …………………………………… 135
薛　盟　治胃顾肝脾，著效仗芍甘 ……………………………… 138
姚奇蔚　建中养胃为要，舒肝达肺必循 ………………………… 145
胡翘武　醒脾悦胃，肃肺达肝 …………………………………… 149
戴　坚　效法前哲，泛应曲当 …………………………………… 153
张耀卿　首辨虚实寒热，更审在气在血 ………………………… 159
黄文东　证辨寒热虚实气血，药取流通轻灵活泼 ……………… 165
张镜人　平衡中焦寒温升降，虚实兼顾
　　　　调气清热和胃化瘀，谨守病机 ………………………… 173
王士福　缓中濡和疏导，妙用芍甘枳百 ………………………… 179
丁光迪　同中求异，脾胃兼论
　　　　斡旋升降，曲尽传变 …………………………………… 183
徐景藩　漫云下垂皆气陷，阴虚挟湿每細参 …………………… 190
步玉如　虚证唯求通补，实痛妥施开郁 ………………………… 206
朱良春　温中化湿，益气化瘀
　　　　清养胃阴，以制木横 …………………………………… 214
叶熙春　首辨体用太过不及，次别乘侮在气在血 ……………… 219
钟新渊　升降不及病痛胀，形质气血每推敲 …………………… 223
印会河　辨治据主症，疏方须应机 ……………………………… 227
朱希亨　血虚脾弱证，养血益胃方 ……………………………… 230
李浚川　脘痛虚寒或湿热，化裁香砂六君汤 …………………… 232
胡建华　治求证病同辨，药识灵通升降 ………………………… 235
章次公　制酸马勃五灵脂，护胃杏仁凤凰衣 …………………… 237
魏长春　论病识浅深，疏方求应机 ……………………………… 239
张　琪　胃痛十法 ………………………………………………… 245

李克绍　师承前哲窥精奥，治从六法体验多 …… 251
杨志一　溃疡肝胃多虚寒，吴萸温胆建中方 …… 256
顾丕荣　重调理，重祛邪 …… 259
胡希恕　溃疡病为里之阴疮 …… 264
吴少怀　治疗胃脘痛的经验 …… 267
任继学　阴伤津涸需细审，温经展气用每多 …… 269
曹鸣高　漫云萎胃液多涸枯，每需温振阳气鼓舞 …… 271
陈道隆　慢性胃炎体会 …… 273
周仲瑛　治需酸甘化阴，更酌温凉柔润 …… 275
李振华　斟酌脾胃阴液伤，芍药益胃自拟方 …… 281
路志正　慢性萎缩性胃炎的阴虚挟湿证 …… 284
夏奕钧　肝气犯胃，当审滞逆
胃病治肝，权衡虚实 …… 288
盛循卿　疏肝为主，法宗四逆 …… 292
王季儒　调气治肝，刚柔共济 …… 296
孟景春　调胃必先调肝，治痛必治兼症 …… 302
夏度衡　疏肝清胃活血法，化裁肝胃百合汤 …… 307
谢海洲　木旺有虚实之别，临证勿一味伐肝 …… 310
洪哲明　痼疾非尽虚羸，九补不如一消 …… 312
范中林　太阳阳明证结胸 …… 316
黄一峰　调肝宣肺运脾，斡旋气机升降 …… 317
顾兆农　肝郁血瘀 …… 320
李世平　察舌苔辨虚实，通壅塞理五脏 …… 327
刘润坡　胃痛多郁，以通为顺 …… 332
董晓初　脾胃即虚，难耐重剂
燮理升降，唯求清灵 …… 335

郭贞卿　湿热瘀血胶结，治仿又可三甲 …… 340
夏仲方　寒热互结，半夏泻心 …… 343
王任之　胃痛之通贵通阳，瓜蒌薤白半夏方 …… 345
刘志明　胃痛宜和法，半夏泻心方 …… 348
谢昌仁　苦辛通降，温运和中 …… 350
颜亦鲁　胃脘久痛，治从热瘀 …… 354
戚景如　治痛气为主，肝郁取阳明 …… 355
陈耀堂　慢性胃炎及溃疡病辨治琐谈 …… 360
何　任　治疗溃疡病，必先调肝胃 …… 362
焦树德　欲求脘痛瘥，三合共四合 …… 364
俞长荣　寒热虚实宜细审，温清消补用三方 …… 368
马云翔　寒痛三姜酒，热灼玉女煎 …… 372
程绍恩　胃痛效方百乌荔楝芍草麦芽汤 …… 374
张建夫　七种胃痛一方通治，保和化裁无需广求 …… 377
胡永盛　四君木香并红花，通治有方和胃汤 …… 381
杨友鹤　逍遥散治疗胃脘痛 …… 383
梁剑波　家传胃痛方，兰洱延馨饮 …… 385
吴怀棠　宁痛制酸并止血，胃病妙药赤石脂 …… 387
廖濬泉　脘痛效方 …… 389
姜春华　立定扶中益胃，化裁止痛良方 …… 391
张羹梅　久病多虚补为主，养胃随证任化裁 …… 394
江尔逊　归脾汤化裁治疗十二指肠溃疡疼痛 …… 397
俞尚德　自拟补中生肌汤，治疗消化性溃疡 …… 400
陈伯涛　厚朴生姜半夏甘草人参汤
加减治疗胃脘痛 …… 403
金乃时　东垣温胃汤化裁治疗胃脘痛 …… 406

钟一棠　多用甘药，注重整体 …… 409
卞嵩京　阴阳并伤，先复其阳
大剂温运，附子硫黄 …… 412
秦子安　痰热互结气血滞，瓜蒌薏苡乃良方 …… 414
陈亦人　胃脘膨胀隐隐痛，法当滋柔缓缓通 …… 417

述　要

胃痛之记载始于《内经》，如《素问·六元正纪大论》“木郁之发，民病胃脘当心而痛”，《素问·至真要大论》“厥阴司天，风淫所生，民病胃脘当心而痛。”《素问·至真要大论》还指出：“太阳之胜，凝溧且至，寒厥入胃，则内生心痛，复见厥气上行，心胃生寒，胸膈不利，心痛痞满。”《灵枢·邪气脏腑病形》指出：“胃病者，腹䐜胀，胃脘当心而痛。”《素问·六元正纪大论》说：《灵枢·经脉》说：“脾，足太阴之脉，……入腹属脾络胃，……是动则病舌本强，食则呕，胃脘痛，腹胀善噫，得后与气则快然如衰。”《内经》对胃痛病因病机之论述为后世医家所研究和治疗胃痛奠定了基础。

《金匮要略·腹满寒疝宿食病脉证并治》也涉及到胃痛的辨治。仲景之大小建中、黄芪建中、附子粳米、芍药甘草、吴茱萸诸方，现仍为临床常用之效方。

唐·孙思邈《备急千金要方·卷十三·心腹痛》载有：“九痛丸。治九种心痛，一曰虫心痛，二曰注心痛，三曰风心痛，四曰悸心痛，五曰食心痛，六曰饮心痛，七曰冷心痛，八曰热心痛，九曰去来心痛。”孙思邈虽未明确描述九种心痛的症状，但从名称分析，有属心痛者，大部分指胃痛。而南宋·严用和《济生方·心腹痛门·心痛证治》曰：“夫心痛之病，医经所载凡有五种……其名虽有不同，而其所致皆因外感六淫，内伤七情，或饮食生冷果食之类，使邪气搏于正气，邪正交击，气逆闭塞，郁于中焦，遂成心痛。”唐宋时期文献多把属于胃脘痛的心痛和属于心经本身病变的心痛混为一谈。

《局方》《太平圣惠方》《圣济总录》所集医方颇多，多用辛燥耗气之品。

东垣《兰室秘藏·卷二》胃脘痛一门大旨益气温中，理气和胃。

丹溪比较细致地分作寒、热、气、湿、痰积、死血、虚、虫八类。论胃痛亦有因热而致，始于丹溪。其从痰瘀论治，实开后世之先河。

《证治准绳·杂病·心痛胃脘痛》曰：“或问丹溪言心痛即胃脘痛然乎？曰心与胃各一脏，其病形不同，因胃脘痛处在心下，故有当心而痛之名，岂胃脘痛即心痛者哉？”《医学正传·胃脘痛》也说：“古方九种心痛，…详其所由。皆在胃脘，而实不在于心也。”澄清了心痛与胃痛相互混淆之论，使胃痛成为独立的病证。说明古之所论心痛其实属胃痛者不少。后世医家根据各自的实践经验，对胃痛与心痛有了明确的区分。

《医宗必读》则辨析尤详，心在胸中，胸痛位置在心之上，胃脘痛则在心之下；胃脘痛还兼有“或满或胀，或不能食，或吞酸，或大便难，或泻利，面浮而黄，本病与客邪必参夹而见”，不难与心痛鉴别。并对痛无补法、通则不痛（诸痛不可补气源于丹溪）进行纠正：愚再按近世治痛，有以诸痛属实，痛无补法者，有以通则不痛，痛则不通者；有以痛随利减者，互相传授，以为不易之法。不知形实病实，便闭不通者乃为相宜；或形虚脉弱，食即便泄者，岂容混治。

龚廷贤《寿世保元·心胃痛》说：“胃脘痛者，多是纵恣口腹，喜好辛酸，恣饮热酒煎煿，复食寒凉生冷，朝伤暮损，日积月深，自郁成积，自积成痰，痰火煎熬，血亦妄行，痰血相杂，妨碍升降，故胃脘疼痛，吞酸嗳气，嘈杂恶心。”阐明其发病机理。

《景岳全书·杂证谟·心腹痛》有：“胃脘痛证，多有因食、因寒、因气不顺者，然因食因寒，亦无不皆关于气，盖食停则气滞，寒留则气凝。所以治痛之要，但察其果属实邪，当以理气为主。强调“气滞”，并主张以“理气为主”,《明医指掌·心痛》提出“胃脘湿热痛”。

胃痛不可不读《临证指南医案》，其中辨证治疗颇多独到之处：“夫痛则不通，通字须究气血阴阳，便是看诊要旨矣”，“胃痛久而屡发，必有凝痰聚瘀”，先倡“久痛入络”之说，邵新甫在其按语中进行了较全面的总结：习俗辛温香燥之治，断不容一例而漫施，……初病在经，久痛入络，以经主气，络主血，则辛香理气，辛柔和血之法，实为对待必然之理。饱食痛患，得食痛缓。……有宜补不宜补之分焉；若素体之虚，时就烦劳，水谷之精微，不足以供其消磨，而营气日虚，脉络枯涩，求助于食者，甘温填补之法所宜频进也。若有形之滞，堵塞其中，容纳早已无权，得助而为实实，攻之、逐之等剂，又不可缓也。寒温两法，从乎喜暖、喜凉；滋、燥之殊，询其便涩、便滑。主于饮停必吞酸；食滞当嗳腐；厥气乃散漫之形；瘀伤则定而有象；蛔虫动扰，当频痛而吐沫；痰湿壅塞，必喜吐而脉滑；营气两虚者，不离乎嘈辣动悸；肝阳冲克者，定然烦渴而呕逆；阴邪之势，其来必速；郁火之患，由渐而剧也。”

沈金鳌在《杂病源流犀烛·胃病》说：“胃痛，邪干胃脘病也。胃禀冲和之气，多气多血，壮者邪不能干，虚则着而为病，偏寒偏热，水停食积，皆真气相搏而痛，惟肝气相乘为尤甚，以木性暴，且正克也。”

林珮琴《类证治裁·胃脘痛》指出：“因其肠胃衰而脘痛者，吐沫呕涎，当辛甘阳……因肝乘胃而脘痛者，气冲胁胀，当辛酸制木……因肾寒厥逆而脘痛者，吐沫口涎，当辛温泄浊……因烦劳伤气而脘痛者，得食稍缓，当甘温和中……因客寒犯膈而痛者，呕逆不食，当温中散寒……积寒致痛，绵绵不绝，无增无减，当辛温通畅…郁致痛，发则连日，脉必弦数，当苦辛泄热……食滞脘痛必嗳腐……气郁脘痛，必攻刺胀满……伤久脘痛，必瘀血停留。”胃痛之寒、热、虚、实及在气、在血的病机、主症、治法，郎若眉列，要言不繁。

《医述·心胃痛》曰：“胃痛有食、痰、死血、气、寒、火、中气虚之别，方书所载甚明。独有一种肝胆之火，移入于胃。”（此语转引自《医宗已任编》）

东垣之论脾胃，重在阳气升发，而未及脾胃之阴；丹溪始及脾土之阴，但似脾胃合一而论；王纶、周慎斋、吴澄对脾阴有所论述，但尚未论及胃阴。

胃阴之说，首创于康、乾间。叶天士《临证指南医案》，阐发脾胃升降，于胃阴论治尤为丰富详细。薛雪亦提出胃阴之说，扫叶庄医案亦有载“辛燥劫动胃络，只宜薄味清养胃阴……。”华岫云在《临证指南医案》按语中，对叶氏脾胃学说，加以剖析阐扬。

东垣之法，不过详于治脾，而略于治胃也耳！……即以治脾之药笼统治胃，举世皆然，合观叶氏之书，始知脾胃，当分析而论。盖胃属戊土，脾属己土，戊阳己阴，阴阳之性有别也。脏宜藏，腑宜通，脏腑之体用各殊也。若脾阳不足，胃有寒湿，皆宜于温燥升运者，自当恪遵东垣之法；若脾阳不亏，胃有燥火，则当遵叶氏养胃阴之法。……故凡遇禀质木火之体，患燥热之症，或病后热伤脾胃津液，以致虚痞不食，舌绛咽干，烦渴不寐，肌燥熇热，便不通爽，此九窍不和，都属胃病也，岂可以芪术升柴治之乎……

罗浩之《医经余论·续脾胃论》发挥颇多：

东垣作《脾胃论》，以此乃人生后天之根本，脾胃一伤，饮食不进，生机自绝。伏读其论，多用升阳一法，此盖为脾升下陷，土为湿困者所宜耳。予历览古人之书，加以十余年阅历，而知东垣所论未尽然也。

夫脾为己土，其体常湿，故其用阳，譬之湿土之地，非阳光照之，无以生万物也；胃为戊土，其体常燥，故其用阴，譬之燥土之地，非雨露滋之，无以生万物也。况脾之湿，每赖胃阳以运之，胃之燥，又借脾阴以和之，是二者有相需之用。但胃主收纳，脾主消化，食而不化，责在脾；不能食，责在胃。脾以健而运，胃以通为补。健脾宜升，通胃宜降。故治脾以燥药升之，所谓阳光照之也；治胃以润药降之，所谓雨露滋之也，此其不同也。

然而不特此也，脾与胃二脏之中，又各有阴阳偏胜之别。胃为燥土，有时为水湿所伤，则阳气不振；脾为湿土，有时为燥火所烁，则津液大伤。治法又不可拘泥矣。今人知白术、二陈为扶土之品，岂知熟地、麦冬亦培土之药耶！

他若木来克土，犯胃则不能食，犯脾则不能化，人所共知。

肺气郁滞，上下不和，不能饮食，人多不识耳！更有釜底添薪，子令母实，上取下取，隔二隔三，均宜参以治法。大抵脉之浮洪而硬，或细数不静，皆精液内伤，忌用刚剂，惟脉缓不涩，乃细弱无力，阴阳气衰弱，可用补阳法也。用舍得宜，存乎人之审症耳！

叶氏之后，医家于脾胃分治，脾升胃降，论述日丰，虽未越叶氏之框架，但也使叶氏胃阴之说更为明晰。

胃脘痛之辨证，似易而实难，疑似错杂，每每辨之非易。

李恩复教授体会，喜热怕冷，非尽寒证，此证气机阻滞，阳郁不达者居多，舌质坚敛苍老，紫暗或暗红，苔黄或腻，脉见弦象，均为郁热之证。黄文东、张耀卿先生主张首辨虚实寒热，更审在气在血；叶熙春先生，临证首辨体用之太过不及，次别乘侮在气在血；钟新渊先生认为痛胀之作乃升降不及，然其形质气血，每需推敲。

丁光迪教授探讨胃痛之病理，认为胃痛病关脾胃，脾乃胃之柔，胃乃脾之刚，阴阳虚实，或逆或从，必同中求异，脾胃兼论。能擅通补者，必先识升降之机，生克制化，唯需曲尽传变之理，庶几方能泛应曲当。

李恩复先生亦主张通调五脏以治胃痛，论治每及心、肺、脾、肾，曲尽病机而主次分明，通常达变以活法圆机。

姚奇蔚先生主张建中养胃为要，疏肝达肺必循；胡翘武先生则倡言：醒脾悦胃，肃肺达肝；黄一蜂先生调肝益肺运脾；均注意肺主一身之气而行治节。

于疏肝，较多医家均予以重视，然角度方法各异，又不可不知，试看：张泽生先生燮理肝胃且兼调气血，妥施甘温而慎开破；薛盟先生治胃每顾肝脾，恒以芍药甘草汤化裁；王士福先生每用芍甘枳百，疏导缓中；盛循卿则法宗四逆；王季儒调气治肝，刚柔共济；杨友鹤先生治胃脘痛，每用逍遥，意在扶正疏木。谢海洲先生则体验：木旺有虚实不同之症见。

夏奕钧先生体验，肝气犯胃有滞有逆，滞而不行，任以柴胡、香附、郁金、枳壳；气逆不顺，则不可恣用疏肝开郁之剂。肝火内郁，宜清宜泻；阴虚又可致气逆，其间虚实又不可不察，非造诣精深者，易克臻此。

于通畅气机，王任之先生体会：重在通阳，每用瓜蒌薤白半夏汤；谢昌仁先生主以苦辛通降，每用黄连温胆化裁；曲尽病机，细致入微，足资师法。

洪哲明先生认为痼疾非尽虚羸，九补不如一消，主张祛邪以扶正，每用控涎丹、备急丸、下瘀血汤攻逐，俟病邪得逐，再酌予调补。

于阴伤胃痛，周仲瑛教授论之最详，酸甘化阴，当酌温凉柔润，法度森然，而又精切不浮，非学养深厚者，不克臻此化境。李振华先生则又探析，脾胃阴伤之不同；阴虚挟湿，每属棘手。路志正、徐景藩两先生之治，平实妥贴，示来者以准绳。

胃脘热痛，虽见诸于先贤遗论，然当代医家于此尚少建树。胃病大家李恩复先生论重瘀热，治主凉润通降，如前述之辨证特色。王少华先生在进行系统的研究萎缩型胃炎中医治疗后，注意到：实则阳明，其痛多热，治从祛邪，药每用凉，进而析为：百合汤证，金铃子散证，左金丸证，黄连温胆汤证，一贯煎证；而擅用芩连、公英。颜亦鲁先生（颜德馨先生之家严）亦主张：胃脘久痛，治从热瘀。提示我侪，于胃脘热痛之辨，当三致意也。

卞嵩京先生体验，胃痛阴阳俱伤，当先复其阳，主以大剂温运，重用附子、硫黄，有胆有识。

津门名医董晓初治胃痛主以轻灵，如治一40余岁胃气虚弱，胃痛呃逆之患者，某医以四君子汤加赭石15g治之，药进五剂，胃痛略减而呃逆仍作，董氏将赭石改为4.5g，一剂即中。董氏体会，脾胃即虚，运化力弱，投重剂必有碍脾胃之运化，适得其反。寒热互存，虚实异见，选方用药，孰轻孰重，最为关键。效与不效，常在一二味药之取舍，一二钱之增减。

李　杲

胃脘疼痛症，东垣试效方

李杲（1180~1251），字东垣，金元医家

夫心胃痛及腹中诸痛，皆因劳役过甚，饮食失节，中气不足，寒邪乘虚而入客之，故卒然而作大痛。经言得炅则止，炅者热也，以热治寒，治之正也。然腹痛有部分，脏位有高下，治之者也宜分之。如厥心痛者，乃寒邪客于心包络也……脘痛者，太阳也，理中、建中、草豆蔻丸之类主之。

草豆蔻丸

治劳役致脾胃虚弱而心火乘之，不能滋荣心肺，上焦元气衰败，因遇冬天，肾与膀胱，寒水大旺，子能令母实，助肺金大旺，相辅而来克心乘肺，故胃脘当心而痛，此复其仇。故经云，大胜必大复，理之常也……为寒水反乘脾土，痰唾沃沫，饮食反出，腹中常痛，心胃痛，胁下急缩，有时而痛，腹不能便，大便多泻而少秘，下气不绝或腹中鸣……此脾虚之至极也。

草豆蔻面煨烧热，去皮秤用，一钱四分　益智八分　吴茱萸汤洗去苦，焙干秤，八分　陈皮八分　僵蚕八分　熟甘草三分　生甘草三分　桃仁去皮尖，七分　青皮六分　泽泻一分　黄芪八分　半夏汤洗七次，一钱　大麦芽炒黄，一钱半　曲末四分　姜黄四分　当归身六分　人参四分　柴胡（去苗）四分或二分（详胁下痛多少加之）。

上十八味，除桃仁另研如泥外，为极细末同研，汤浸，蒸饼为丸如桐子大。每服二十丸，热白汤送下，旋斟酌多少服之。

麻黄豆蔻丸

治客寒犯胃，心胃大痛不可忍。

麻黄不去节，三钱　草豆蔻五钱　益智仁八分　炒曲二钱　升麻半钱　半夏汤洗，半钱　麦芽面半钱　缩砂仁半钱　黄芪半钱　白术半钱　橘皮　柴胡　炙甘草　吴茱萸　当归身各五分　青皮　木香二分　厚朴二分　荜澄茄四分　红花三分　苏木二分

上为细末，汤浸蒸饼为丸如桐子大。每服三二丸，细嚼，温水送下。如寒腹痛，不嚼，白汤送下。

益智和中丸

治心胃腹中大痛，烦躁冷汗自出。

草豆蔻四钱　益智仁二钱二分　缩砂仁七分　甘草炙，二钱半　黄芪　人参　当归身　干生姜　麦门冬末　橘皮各半钱　桂枝一钱半　桂花一钱　麦芽面炒，三钱　黄连二分　生地黄二分　姜黄五分　木香二分

上杵同为细末，汤浸蒸饼为丸如桐子大。每服三十丸，温水送下，细嚼亦得。

益智调中汤

治因服寒药过多，致脾胃虚弱胃脘痛。

白豆蔻三分　益智仁三分　缩砂仁　甘草各二分　姜黄三分　厚朴三分　陈皮三分　泽泻三分　黄芪七分　干姜三分　人参二分

上杵为粗末，都作一服。水一盏半，煎至一盏，去滓。温服，食前。如胃脘当心而痛，气欲绝者，胃中虚之至极，俗呼为心痛，草豆蔻丸二三十丸。若痛频作，胃中元气虚，甚则将理二三日，不得食热，当食温烂，细嚼细咽，痛必不作，一二日自和矣。若食热稠粥，其痛必几死。言毕不得食，食后不得言，欲食时口鼻不得当风，食罢

亦然，忌生冷硬物果木之类及麸粉曲食，须忌常远，免致后患。

辨外感八风之邪

有时胃脘当心而痛，上支两胁，痛必脐下。相火之势如巨川之水，不可遏而上行，使阳明之经逆行，乱于胸中，其气无止息，甚则高喘，热伤元气，令四肢不收，无气以动，而懒倦嗜卧。以其外感风寒俱无此证，故易为分辨耳。

肺之脾胃虚方

厚朴温中汤

治脾胃虚寒，心腹胀满及秋冬客寒犯胃，时作疼痛。

厚朴姜制　橘皮去白，以上各一两　甘草炙　草豆蔻仁　茯苓去皮　木香以上各五钱　干姜七分

戊火已衰，不能运化，又加客寒，聚为满痛。散以辛热，佐以苦甘，以淡泄之，气温胃和，痛自止矣。

上为粗散。每服五钱匕，水二盏，生姜三片，煎至一盏，去渣温服，食前，忌一切冷物。

肾之脾胃虚方

沉香温胃丸

治中焦气弱，脾胃受寒，饮食不美，气不调和，脏腑积冷，心腹疼痛，大便滑泄，腹中雷鸣，霍乱吐泻，手足厥逆，便利无度。又治下焦阳虚，脐腹冷痛，及疗伤寒阴湿，形气沉困，自汗。

附子炮，去皮脐　巴戟酒浸去心　干姜炮　茴香炮，以上各一两　官桂七钱　沉香　甘草炙　当归　吴茱萸洗，炒去苦　人参　白术　白芍药　白茯苓去皮　良姜　木香各五钱　丁香三钱

上为细末，用好醋打面糊为丸如梧桐子大。每服五七十丸，热米饮送下，空心，食前，日进三服，忌一切生冷物。

凡脾胃之证，调治差误，或妄下之，末传寒中，复遇时寒，则四肢厥逆，而心胃绞痛，冷汗出。《举痛论》云：寒气客于五脏，厥逆上泄，阴气竭，阳气未入，故卒然痛死不知人，气复则生矣。夫六气之胜，皆能为病，惟寒毒最重，阴主杀故也。圣人以辛热散之，复其阳气，故曰寒邪客之，得炅则痛立止，此之谓也。

辨内伤饮食用药所宜所禁

丁香烂饭丸

治饮食所伤。

丁香　京三棱　广茂炮　木香以上各一钱　甘草炙　甘松去土　缩砂仁　丁香皮　益智仁以上各三钱　香附子五钱

上为细末，汤浸蒸饼为丸如绿豆大。每服三十丸，白汤送下，或细嚼亦可，不拘时候。治卒心胃痛甚效。

草豆蔻丸

治秋冬伤寒冷物，胃脘当心而痛，上支两胁，膈咽不通。

草豆蔻面裹煨，去皮取仁　枳实麸炒黄色　白术以上各一两　大麦蘖面炒黄色　半夏汤洗七次，日干　黄芩刮去皮，生　神曲炒黄色，以上各五钱　干生姜　橘皮　青皮以上各二钱　炒盐五分

上为极细末，汤浸蒸饼为丸如绿豆大。每服五十丸，白汤下，量所伤多少，加减服之。如冬月用，别作一药，不用黄芩。岁火不及，

又伤冷物，加以温剂，是其治也。然有热物伤者，从权以寒药治之，随时之宜，不可不知也。

木香见晛丸

治伤生冷硬物，心腹满闷疼痛。

神曲炒黄色　京三棱煨，以上各一两　石三棱去皮煨　草豆蔻面裹煨熟，取仁　香附子炒香，以上各五钱　升麻　柴胡以上各三钱　木香二钱　巴豆霜五分

上为细末，汤浸蒸饼为丸如绿豆一倍大。每服三十丸，温白汤下，量所伤多少，服之。

益胃散

治服寒药过多，或脾胃虚弱，胃脘痛。

陈皮　黄芪以上各七钱　益智仁六钱　白豆蔻仁　泽泻　干生姜　姜黄以上各三钱　缩砂仁　甘草　厚朴　人参以上各二钱

上为细末。每服三钱，水一盏，煎至七分，温服，食前。如脉弦恶寒腹痛，乃中气弱也，以仲景小建中汤加黄芪，钱氏异功散加芍药，选而用之。如渴甚者，以白术散加葛根倍之。

（《东垣医集》）

朱丹溪

胃痛心法

朱丹溪（1281~1358），名震亨，字彦修，元代医家

心痛即胃脘痛，虽日数多不吃食，不死。若痛方止便吃物，还痛，必须三五服药后方吃物。痛甚者，脉必伏，用温药附子之类，不可用参术。诸痛不可补气。

大凡心膈之痛，须分新久。若明知身受寒气，口吃寒物而得病者，于初得之时当予温散或温利之药。若曰病得之稍久则成郁，久郁则蒸热，热久必生火,《原病式》中备言之矣。若欲行温散、温利，宁无助火添病耶。古方中多以山栀子为热药之向导，则邪易伏，病易退，正易复而病安。然病安之后，若纵恣口味，不改前非，病复作时，反咎医之失，良可叹哉！方用山栀子炒去皮，每服十五枚，浓煎汤一呷，入生姜汁令辣，再煎小沸。又入川芎一钱尤妙。山栀子大者，或七枚或九枚，须黑。

大概胃口有热而作痛者，非山栀子不可，须佐以姜汁，多用台芎开之。

病发者，或用二陈汤加川芎、苍术，倍加炒栀子。痛甚者，加炒干姜从之，反治之法也。

轻者，川芎一两，苍术一两，山栀子（炒去皮）二两，姜汁蒸饼糊丸梧桐子大。服七八十丸，热辣姜汤下。重者，桂枝、麻黄、石碱

各等份。姜汁和蒸饼丸桐子大。服五十丸，热辣姜汤下。一本轻者散之，麻黄、桂枝之类，重者加石碱、川芎、苍术、炒山栀子（去皮），作丸服。

凡治此证，必要先问平日起居何如。假如心痛有因平日喜食热物，以致死血留于胃口作痛，用桃仁承气汤下之，切记。轻者用韭汁、桔梗，能开提其气，血药中兼用之。

以物拄按痛处则止者，挟虚，以二陈汤加炒干姜和之。有虫痛者，面上白斑、唇红、能食，属虫。治以苦楝根、锡灰之类。痛定便能食，时作时止者，是虫，上半月虫头向上，易治；下半月虫头向下，难治。先以肉汁及糖蜜食下，则引虫头向上，然后用药打出。楝树根皮、槟榔、鹤虱，夏取汁饮，冬浓煎汤下万应丸最好。

脉坚实，不大便者下之。

心痛，用山栀并劫药止之。若又复发，前药必不效，可用玄明粉一服，立止。

左手脉数，热多；脉涩，有死血。

右手脉紧实，痰积；弦大必是久病。

胃脘有湿而痛者，宜小胃丹下之。

又方

黄连炒　山栀炒　吴茱萸汤洗，各五钱　荔枝核烧存性，三钱　滑石五钱

上为末，姜汁和丸服。

又方

山栀子仁炒黄色

上为末，姜汤调粥丸亦得。冷痛者加草豆蔻仁炒末，姜汁炊饼丸服。

又方

白术五钱　白芍　砂仁　半夏　当归各三钱　桃仁　黄连　神曲炒　陈皮各二钱　吴茱萸一钱半　僵蚕　人参　甘草各一钱

上为末，蒸饼丸服。

又方

白术三钱半　白芍炒　陈皮　归尾各二钱半　人参　黄连炒，一钱半　吴茱萸半钱

上为末，蒸饼丸。

又方　治气实心痛者。

山栀子炒焦，六钱　香附一钱　吴茱萸一钱

上为末，蒸饼丸如花椒大。以生地黄酒洗净，同生姜，汤煎送下二十丸。

又方

胡椒　荜茇各半两

上为末，以醋调，捏作团子吞之。

又方　治心痛，亦治哮喘。

半夏切碎，香油炒

上为末，姜汁炊饼丸，姜汤下二三十丸。

一人脉涩，心脾常痛。

白术一两　半夏一两　苍术　枳实　神曲　香附　茯苓　台芎各半两

上为末，神曲糊丸。

治死血留胃脘作痛者。

玄胡一两半　桂　滑石　红花　红曲各五钱　桃仁三十个

上为末，汤浸蒸饼和丸。

治痰饮积胃脘痛。

螺蛳壳墙上年久者，烧　滑石炒　苍术　山栀　香附　南星各二两

枳壳　青皮　木香　半夏　砂仁各半两

上为末，生姜汁浸蒸饼为丸绿豆大。每服三四十丸，姜汤下。春加川芎、夏加黄连、冬加吴茱萸半两，有痰者用明矾溶开，就丸如鸡头大，热姜汤吞下一丸。

治脾痛，用海粉佐以香附末，用川芎、山栀、生姜汁煎辣汤调服为佳。又方治脾痛气实者，可用牡蛎煅为粉，用酒调一二钱服。

有脾痛，大小便不通者，此是痰隔中焦，气聚下焦。

草豆蔻丸　治客寒犯胃痛者，宜此丸；热亦可服，止可一二服。

扶阳助胃汤　治寒气客于肠胃，胃脘当心而痛，得热则已。

干姜炮，一钱半　拣参　草豆蔻　甘草炙　官桂　白芍各一钱　陈皮　白术　吴茱萸各五分　附子炮，二钱　益智五分

上锉作一服。水煎，生姜三片、枣二枚。有积聚，备急丹良。

（《丹溪医集》）

虞抟

痰瘀挟杂，枳术加味

虞抟（1438~1517），字天民，明代医家

《内经》曰：木郁之发，民病胃脘当心而痛，上支两胁痛，膈噎不通，食饮不下。盖木气被郁，发则太过，故民病有土败木贼之候也。夫胃为脾之腑，阳先于阴，故脏未病而腑先病也。甚而至于胁下如刀刺之痛者，已连及于脏矣，古方名为脾疼者是也。胃之上口名为贲门，贲门与心相连，故经所谓胃脘当心而痛，今俗呼为心痛者，未达此义耳。虽曰运气之胜复，未有不由清痰食积郁于中，七情九气触于内之所致焉。是以清阳不升，浊阴不降，而肝木之邪得以乘机侵侮而为病矣。更原厥初致病之由，多因纵恣口腹，喜好辛酸，恣饮热酒煎煿，复食寒凉生冷，朝伤暮损，日积月深，自郁成积，自积成痰，痰火煎熬，血亦妄行，痰血相杂，妨碍升降，故胃脘疼痛，吞酸嗳气，嘈杂恶心，皆噎膈反胃之渐者也。俗医不究其源，例以辛香燥热之剂治之，以火济火，遂成危剧，良可痛哉。

古方九种心痛：曰饮，曰食，曰风，曰冷，曰热，曰悸，曰虫，曰疰，曰来去痛。夫所谓冷者惟一耳，岂可例以热药治之乎。详其所由，皆在胃脘，而实不在于心也。有真心痛者，大寒触犯心君，又曰污血冲心，手足青过节者，旦发夕死，夕发旦死。医者宜区别诸证而治之，无有不安之理也。

加味枳术丸

治清痰、食积、酒积、茶积、肉积，在胃脘当心而痛，及痞满恶心，嘈杂嗳气，吞酸呕吐，脾疼等症，其效如神。

白术三两　枳实麸炒黄色　苍术米泔浸二宿，焙　猪苓去黑皮　麦蘖面炒黄色　神曲微炒黄色　半夏汤泡透，各一两　泽泻去毛　赤茯苓去皮　川芎　黄连陈壁土炒，去土　白螺蛳壳煅，各七钱　缩砂仁　草豆蔻　黄芩陈壁土同炒　青皮去白　莱菔子炒　干生姜各五钱　陈皮去白　香附米童便浸　瓜蒌子　厚朴姜汁制炒　槟榔各三钱　木香　甘草各二钱

吞酸加吴茱萸汤泡，寒月五钱，热月二钱半，久病挟虚，加人参、白扁豆、石莲肉各五钱。时常口吐清水，加炒滑石一两，煅牡蛎五钱。

上为细末，用青荷叶泡汤，浸晚粳米，研粉，作糊为丸如梧桐子大。每服七十丸，多至一百丸，清米饮送下。

（《医学正传》）

汪　机

因状多端，治难执一
斟酌寒热，大法求通

汪机（1463~1539），号石山，明代医家

心痛之症，因状多端，治难执一。有因心事郁结，致血不生而痛者；有因饮食失节，致伤胃脘而痛者；有因清痰稠饮，与血相染，妨碍升降而痛者；又有丹溪言人饮食热物以致血流于胃口而作痛者；有因七情内郁，以致清阳不升，浊阴不降，清浊混淆而痛者。故治法宜乎分因而疗：是以因心事郁结，致血不生而痛者，治宜开郁养心血，兼以生血之剂；如伤食致伤胃痛者，法当涤荡，兼以消导之剂；如因清痰稠饮，杂血妨碍升降者，法当驱逐；如因七情内郁，以致清浊不分者，先当分提清浊；如因热食致使胃脘停留死血者，法当驱行瘀血。数症之外，先哲又有饮食风悸寒热虫疰火九种之分，兹不及述，学者并观本论。虽然种种不同，未有不由气滞而致，古方皆用行气散气之剂治而愈之。若气得通而痛则愈。经云痛则不通，通则不痛是也。

木香散气饮

治一切气郁湿壅以致胃脘作痛，心腹痞硬，治宜疏壅滞，清湿热可也，故用木香、陈皮、生姜、半夏、厚朴、青皮等苦辛疏壅散郁，吴萸、益智、茯苓、草蔻、苍术、泽泻等，以消痞满，升麻、柴胡清

热，人参养气，当归调血。

木香苦辛温，另研末，临时入药，一钱　陈皮苦辛温，去白，八分　生姜辛温，三片　半夏苦辛温，六分　厚朴辛温，七分　青皮苦辛温，七分　吴萸辛温，七分　益智辛温，七分　茯苓甘平，一分　草蔻辛温，七分　苍术辛温，七分　泽泻咸寒，一钱　升麻苦寒，七分　柴胡苦寒，七分　人参甘温，一钱　当归辛甘温，一钱

水煎。食后热服。

白螺丸

治痰积郁于胃脘作痛。法当疏郁，豁痰行滞导积，是以用枳壳、香附等以疏郁；南星、半夏等以豁痰；用青皮、木香、砂仁等以行滞；白螺壳、莪术等以导滞积；用栀子以清热，滑石以利湿。或问，治心气之病何多佐以分利小水之剂？盖心与小肠乃相为表里，若是小肠气通则心气自然畅矣。

枳壳苦辛温，七钱　香附辛温，一两　南星苦辛温，八钱　半夏辛温，一两　青皮苦辛温，一两　木香苦辛温，五钱　砂仁辛甘温，一两　螺壳火煅，一两　莪术苦辛温，五钱　栀子苦寒炒褐色，一两　滑石甘寒，一两

共为末，用姜汁浸，蒸饼为丸如绿豆大。每食后以姜白汤送下三、五十丸。

连附六一丸

治胃脘久痛，乃湿热为害，法当疏郁清热可也，故用黄连之苦寒清热佐附子之热，散郁用黄连之寒不为郁热所忤，乃从治之法也。

黄连苦寒，炒焦，褐色，六钱　附子辛热，童便煮，一钱

为一剂，加姜三片，大枣三枚，水煎热服。

扶阳益胃汤

治寒气客于肠胃，以致胃脘当心作痛。法当温胃散寒，故用草豆蔻、吴茱萸、益智仁等以温胃，干姜、附子、肉桂等以散寒，佐白芍

以收阴，人参、白术、陈皮、炙草等以益阳气。

草蔻辛温，一钱　吴萸苦辛热，一钱　白芍苦酸寒，一钱　干姜辛热，钱半　肉桂辛温，一钱　附子辛热，钱半　炙草甘温，五分　人参甘温，二钱　白术苦甘温，一钱　陈皮苦辛温，六分　益智仁辛温，六分　生姜辛温，三片　大枣甘温，二枚

水煎温服。

二陈汤

治湿热痰郁，胃脘作痛，用此加药。二陈半夏橘皮停，甘草相兼白茯苓，痰在一身都总理，须凭引药始通行。

桃仁承气汤

治瘀血留于胃脘作痛。桃仁承气五般奇，甘草硝黄与桂枝，血证发黄并血竭，狂言乱语总相宜。

落盏汤

治诸般心痛用此。如有蛔虫泛吐黄水者，加使君子、乌梅；如痛连胸胁，四肢拘挛，加苏梗、青木香，如两胁痛加枳壳；如痛连后心，痛不能呼吸者，加沉香。落盏汤中九品奇，青陈藿朴五灵脂，良姜白蔻玄胡索，石菖加用合其宜。

蟠葱散

治脾胃虚冷，气滞不行，攻刺心腹，痛连两胁。蟠葱散内桂干姜，棱术青丁胡藿香，苍草宿砂槟茯佐，诸经寒气最宜尝。

控涎丹

治痰饮攻注作痛。甘遂（去心）、紫大戟（去皮）、白芥子各等份。上为末，粥丸。食后、临卧，淡姜汤下五七丸至十丸。

舟车神佑丸

治湿痰攻注，及气血壅滞，心胁走痛不忍者。

大黄　大戟　芫花　青皮　陈皮　黄柏　槟榔各一两　甘遂　木

香各五钱　轻粉五分　牵牛（头末）

上为末，水丸梧桐子大，每服五十丸，白汤下。

加味枳术丸

治清痰食积、酒积、茶积、肉积，在胃脘当心而痛，及痞闷、恶心、嘈杂嗳气。

白术炒，三两　枳实炒　苍术制　猪苓　川芎　半夏制　麦芽炒　神曲炒　黄连土炒　赤茯苓　白螺丝壳煅　缩砂各七钱　草豆蔻　黄芩土炒　萝卜子炒　青皮去白　干生姜各五钱　陈皮去白　香附子醋炒　瓜蒌仁　厚朴制　槟榔各三钱　木香　甘草各二钱

上为末，汤浸蒸饼丸。每服三五十丸，白汤下。

（《医学原理》）

秦昌遇

胃脘痛症因脉治

秦昌遇（约 1547~1629），字景明，明代医家

秦子曰：胃脘痛在胸之下，脐之上，两胁中间。但心胞络痛，同在心下脐上，极难分别。大抵痛而能饮食者，心胞络痛也；痛而不能饮食者，胃脘痛也。二经之痛，俗名心头痛。此症内伤者多，外感者间或有之。今列外感二条，内伤七条，即古名九种心痛也。

外感胃脘痛（风寒、暑热）

外感胃脘痛之症：向无此症，偶值时令暴寒，心下闷痛，恶寒厥冷，二便清利，口吐冷沫，此寒邪入胃，凝结痰饮食积，卒然暴痛之症也。若时令暴热，心下忽绞痛，手足虽冷，头额多汗，身虽恶寒，口燥舌干，大便虽泻，溺色黄赤，此湿热所伤之症也。

外感胃脘痛之因：其人中气向寒，偶触时令之寒，则寒凝胃口而痛。若内有积热，外遇湿热，二热蒸酿则热壅胃口，亦成胃痛之症。

外感胃脘痛之脉：或见浮紧，寒邪在表。或见沉弦，寒邪入里。或见浮数，表有热邪。或见沉数，里有热结。

外感胃脘痛之治：宜分寒热二条。寒痛者，先用五积散兼散外寒，后用温胃汤以温内寒。热痛者，先用神术平胃散以清外热，后用

清中汤以清里热。言寒则风亦在焉，言热则暑湿燥火皆在焉。

五积散

白茯苓　陈皮　半夏　甘草　川芎　白芷　枳壳　厚朴　苍术　麻黄　干姜　肉桂　桔梗

温胃汤

厚朴　砂仁　甘草　陈皮　干姜　白豆蔻　黄芪　人参　姜黄　益智仁

神术平胃散

苍术　防风　甘草　石膏　知母　厚朴　广皮

清中汤

黄连　山栀　草豆蔻　半夏　陈皮　白茯苓　甘草

内伤胃脘痛

内伤胃脘痛之症：不因外感六淫，偶或伤于饮食，填塞太仓，胸前闷痛，此食积症也。痛极应背，背心亦痛。三棱丸治之。痰饮痛者，二陈汤、导痰汤，痛甚滚痰丸。积热作痛者，栀连清胃汤，有下症，神芎丸。积冷作痛者，豆蔻丸。气滞而痛者，苏子降气汤。死血遇气即发，或攻注作痛，或凝结作胀，此气滞症也，日轻夜重，或唧唧作声，得寒则痛，得热暂缓，此死血痛也。呕吐清水，面上白斑，唇红能食，时或吐蛔，此虫积症也。故云内伤之痛有七。

内伤胃脘痛之因：饮食不节，伤其胃口，太阴升降之令凝结壅闭，则食积之痛作矣。脾胃素弱，日饮水谷，不能消受，停积中脘，则成痰饮而痛。七情六欲之火，时动于中，膏粱炙煿之热，日积于内，热久成燥，积热之痛作矣。胃阳不足，冷饮内伤，阴寒凝结，则积冷之痛作矣。怒则气上，思则气结，忧思日积，气不宣行，则气滞而成痛。血分素热，又喜辛辣之物，以伤其阴血，则停积于中，而成死血之痛。湿土主生生之令，饮食不慎，湿热内生，则虫积而成痛矣。

内伤胃脘痛之脉：沉实有食，沉滑多痰，数大为热，迟缓主寒，气滞脉沉，死血涩结，乍大乍小，虫积使然。

内伤胃脘痛之治：宜用平胃散出入主治。若食即痛，背如冰，恶心呕吐，吐出涎痰稍缓，此痰饮证也。时作时止，口渴唇燥，痛则多汗，此积热证也。二便清利，手足逆冷，口吐涎沫，得寒饮则甚，此积冷证也。作痛，红花桃仁汤，有下证，桃仁承气汤。虫积痛，用万应丸治之。

平胃散

苍术　厚朴　广皮　甘草

三棱丸

京三棱　枳壳　厚朴　广皮　甘草

神芎汤

大黄　黄芩　黑牵牛　滑石　薄荷　川芎

豆蔻丸

草豆蔻　吴茱萸　益智仁　青皮　姜黄　麦糵　神曲　半夏　甘草

红花桃仁汤

红花　桃仁　当归尾　赤芍药　泽兰叶　楂肉　丹皮　山栀

万应丸

麦糵　神曲　雷丸　陈皮　甘草　京三棱　莪术　槟榔　芜荑　鹤虱　使君子

家秘保和散

苍术　厚朴　半夏　广皮　枳壳　鲜麦芽　楂肉　香附　槟榔　干葛　莱菔子

共为细末，多冲萝卜汁，竹沥拌湿，晒干研细末，白汤调服。

胃痛要分别常痛、不常痛二条，又要细详若何痛重，若何痛缓。若饮食即痛，时常嗳气，此伤饮食也，用家秘保和散。若痛而呕恶，吐出痰涎稍减，此痰饮痛也，平胃导痰汤。胃脘有块，常痛不休，癖积痛也，家秘消坚散（三棱、莪术、槟榔、枳实、香附、海石，治上部癖积，加苍术、厚朴；治下部癖积，加青皮、枳壳）。时作时止，痛而汗出者火也，热而无滞者，清火为急，清胃汤；热而有滞者，消滞为先，栀连保和散。遇夜痛甚，逢冷即痛，按之有形，或饮食入胃从半边而下，此瘀血痛也，先用三棱丸，后用桃仁承气汤。痛而能食，得食痛减，常下虫积者，平胃散加使君子。胃中有形，按之痛极，每夜发热者，此胃痈痛也，瓜蒌四圣散。

凡见痛症，预防发毒。无论胸胁腰背，皆要按其痛处，若按之愈痛，每夜发热，要防内痈。

（《症因脉治》）

龚廷贤

胃脘疼痛，保元有方

龚廷贤（1538~1635），字子才，江西金溪人，明代名医

胃脘痛者，多是纵恣口腹，喜好辛酸，恣饮热酒煎煿，复食寒凉生冷，朝伤暮损，日积月深，自郁成积，自积成痰，痰火煎熬，血亦妄行，痰血相杂，妨碍升降，故胃脘疼痛，吞酸嗳气，嘈杂恶心，皆膈噎反胃之渐者也。俗医从燥热之药治之，以火济火，误矣。

胃脘积有郁热，刺痛不可忍者，此方治心胃痛之主方也。

清热解郁汤

山栀仁炒黑，二钱　干姜炒黑，五分　川芎一钱　黄连炒，一钱　香附炒，一钱　枳壳去穰、麸炒，一钱五分　苍术米泔浸，七分　陈皮五分　甘草三分

上锉一剂，生姜三片，水煎热服。服后戒饮食大半日，再服一剂，神效。如痛甚，加姜汁二三匙，入药同煎。

治心胃刺痛，并两胁肋痛，呕吐胸痞大便坚，六脉数，或发热口干。

清上饮

柴胡　黄芩　厚朴　枳实　栀子　郁金　赤芍　黄连　半夏　青皮　大黄　芒硝　甘草

上锉，生姜三片，水煎，热服。

心气及胃脘诸痛，郁火所致者。

肥栀子去壳，姜汁炒黑，十五枚　抚芎一钱　香附童便炒，一钱

上锉，水煎三滚，入姜汁三四匙，再煎一滚，去渣，入百草霜二匙，调和服之。

心胃痛不可忍者，或心神恍惚。栀子（炒）、黄连（炒）二味等份，用茯苓、茯神减半，水煎服，立止。

因多食煎炒烧饼米拌熟面之类，以致热郁胃脘，当心而痛，或呕吐不已，渐成翻胃。黄连六钱，甘草一钱。上锉，水煎温服，立止。

胃脘心气作痛、有热者。

酒饼炒　栀子炒　石膏煅，各三钱

上锉，水煎一服，立止。

男妇小儿，惯常心腹作痛，宜服此一料，以拔病根，永不再发。此药能清痰涎，消食积、酒积、肉积、茶积，一切诸积在胃脘当心而痛，及痞满恶心、嘈杂、呕吐、嗳气吞酸、脾痛诸痛神效。

无价金丹

白术去芦，炒，三两　枳实麸炒，一两　苍术米泔浸，炒　猪苓各一两　麦芽炒　神曲炒　半夏汤泡，各二两　泽泻　赤猪苓去皮　川芎　黄连陈土炒　白螺蛳煅，各七钱　砂仁　草豆蔻　黄芩陈土炒　青皮去穰　莱菔子炒　生姜各五钱　陈皮去净白　香附子童便炒　瓜蒌仁　槟榔各三钱　川厚朴去皮、姜炒，二钱　木香二钱　甘草二钱

上为细末，青荷叶泡汤，浸晚粳米，研粉作糊为丸如梧子大。每服七十丸，多至百丸，米汤送下。吞酸加吴茱萸汤泡，寒月用五钱，热月用二钱半。久病挟虚，加人参、扁豆、石莲肉各五钱。时常口吐清水加炒滑石一两，牡蛎（煅）五钱。

胃脘痛属寒者。

丁香三建汤

丁香　良姜　官桂各一钱五分

上锉一剂，水一碗，煎七分，用胡椒五十粒，炒为末，调入药内，顿服。一方，用良姜末三分，米汤调下，立止。

治心胃刺痛不可忍者，胃口冷气所致者。

干姜炒　官桂　苍术米泔浸炒　半夏姜汁炒

上锉，生姜煎服。

一切气痛心痛，肚疼及冷气痛。

良姜一两五钱　吴茱萸炒，四两　胡椒一两

上为末，每服五分，轻者三分，用飞过朱砂三分，酒调服。

气自腰腹间攻心，痛不可忍，腹中冰冷，自汗如洗，手足挛急厥冷。

山栀子连皮捣碎，炒黑，四十九个　大附子炮，去皮脐，一枚

上为粗末，每服二三钱，酒煎八分，入盐一捻，温服。

诸般心腹气痛，或瘀血作痛。

桃灵丹

桃仁五钱　五灵脂火煨制，五钱

上为末，醋糊为丸如梧子大。每服二十丸，酒下或醋汤下。

妇人胃脘当心而痛甚，右寸关俱无，左虽有微而似绝，手足厥冷，病势已笃，察其色，眼胞上下青黯，此脾虚肝木所胜。用参、术、茯苓、陈皮、甘草，补其中气；用木香和胃，以行肝气；用吴茱萸散脾胃之寒，止心腹之痛。急予一剂，俟滚先服，煎好再进，诸病悉愈。何可泥其痛无补法，而反用攻伐之药，祸不旋踵。

妇人怀抱郁结，不时心腹作痛，年久不愈，诸药不应，余用归脾加炒山栀而愈。

唐仪部胸内作痛，月余腹亦痛，左关弦长，右关弦紧，此脾虚肝木所乘，以补中益气加半夏、木香二剂而愈。又用六君子汤二剂而安，此面色黄中见青。

治胃脘痛甚，诸药不效者。

黄连六钱　大附子去皮脐，炮，一钱

上锉一剂，生姜三片，枣一枚，水煎，稍热服。

《寿世保元》）

陈文治

胃痛提纲

陈文治，号岳黟，明代医家

凡胃脘当心而痛者，世皆呼之为心痛，病家固不知医而昧此，宁不大误乎？夫心痛者，寒邪触犯心君也，手足青至节，甚则旦发夕死，各集俱无治法，惟东垣有麻黄豆蔻丸，庶几可治，然亦九死一生也。

仲景云：按之心下满痛者，此为实也，当下之，宜大柴胡汤。古方心痛有九种，斯三者冷、热、食也，其六曰饮、曰风、曰悸、曰虫、曰疰、曰去来痛。所谓饮者，痰饮也，因老痰粘于胃口而痛，宜二陈汤为主，寒加草豆蔻，湿加苍术、川芎，热加山栀、锅煤、童便，冷加丁香、良姜。若伤水饮，聚涎心痛如刺者，温胆汤加白术。风者，肝邪乘心也，痛则两胁引小腹阴股，桂枝汤加附子，便闭入蜜一匙同煎，或分心气饮加厚朴、枳壳、萝卜子、木香，或阿魏撞气丸。悸则内因七情，怔忡惊悸，似痛非痛，妙香散、四七汤、小草丸，热则连附六一汤，重则两目黄赤，手足青至节，为真心痛矣。虫因湿热生，攻脾入胃或上攻于心，痛发难当，必面上有白斑，唇红能食，饥则呕沫，宜二陈汤加苦楝根或灵槟散、乌梅丸、化虫丸……。痛引背偻者，沉香降气汤或五苓散倍桂，韭汁为丸，小茴香煎汤下。去来痛，肺郁痰火，劳心则发，热者栀姜饮，蜡矾丸；痰积，白螺壳丸，痰火坠痰丸。此九种之名也。九种外，复有瘀血心痛，但饮汤水，咽下作呃，乃素食热物，死血胶于胃脘，宜桃仁承气汤，轻者四物汤加桃仁、红花，或玄胡索丸、失笑散。妇人瘀血入心脾痛甚者，五积散加三棱、莪术；经行未尽，血冲心痛，加桃仁、红花；经行已住作痛者，七气汤加当归；血崩而心痛甚者，由于心脾血虚所致，名曰杀血心痛，小产去血过多者亦然，用乌贼鱼骨炒为末，醋汤调下，失笑散亦效。产后痛者，桂心汤、木槟汤；痛之甚者，用劫痛药；寒者，九痛丸、却痛散；热者，散痛丸、通灵散；有积，神保丸；瘀血，单干漆丸、通用手拈散、如意丹、神圣代针散劫之而止。再发者不可仍服前药，用玄明粉一服立止，此治心痛之大法。而病情不一，活泼在人，未可以此拘泥也。……若至相兼各证，以九种之名而意悟之，自是得病之情矣，非惟用药之当合证也。如饮食之类，亦宜戒慎。丹溪曰：中宫有食积与痰而致疼痛者，胃气亦赖所养，卒不便攻尽，为日虽多，不食不死，若痛止即食，病必复作，故须稍停饮食，然后渐渐而食，方获全安。至于食积痛，必宜断食三四日，《医学纲目》所载治验甚明。丹溪曰：痛甚者，脉必伏，用温药附子之类，不可用参术，是不惟生冷之当忌，饮食亦所当忌，其用药不惟寒热剂之当别，补剂亦当别也。

麻黄豆蔻丸（东垣）

客寒犯胃，心头大痛不可忍。

草豆蔻仁五钱　麻黄不去节，三钱　神曲炒，二钱　益智仁八分　当归身　吴茱萸　炙甘草　柴胡　橘红　升麻　半夏　麦蘖面　缩砂仁　黄芪　白术各五分　荜澄茄四分　苏木三分　厚朴　木香　青皮　红花各二分

上为细末，汤浸蒸饼丸梧子大。每服五十丸，白汤送下，细嚼亦可。

分心气饮

肝邪乘心而痛。

木通　官桂　赤芍药　赤茯苓　半夏　甘草　羌活　桑白皮　大腹皮　青皮　陈皮各五分　紫苏二分

上加姜枣灯芯，水煎服。

阿魏撞气丸

治噎疾及九种心痛，痃癖气块，冷气攻刺，腹痛肠鸣，呕吐酸水及疝气等证。

小茴香　青皮　甘草　陈皮　莪术　川芎各一两　生姜用盐五钱腌一宿，四两　胡椒　白芷　肉桂　砂仁　丁香皮炒，各五钱

上为末，用阿魏一钱五分，和面糊丸芡实大，每药一斤用朱砂七钱为衣。每服三五丸，炒盐姜汤送下，女人血气痛，醋汤下。

小草丸

胸痹心痛逆气，膈中饮食不下。

小草　桂心　川椒　干姜　细辛各三两　附子

上为末，蜜丸梧子大。每服三丸，米饮下。

沉香降气汤

气不升降而心痛，谓之疰痛。

沉香二钱　砂仁五钱　甘草一两二钱　香附四两

上为末，每服二钱，入盐少许，白汤调服。

栀姜饮

胃热作痛。山栀十五枚（取仁炒焦），川芎一钱。上水煎去滓，入生姜自然汁三匙，再煎少沸，热服。痛不止者，服玄明粉一钱。

坠痰丸

治心腹走注刺痛等证。

皂角醋浸一宿炒　黑牵牛各四两　白矾（玛瑙二钱五分同枯，去玛

瑙） 萝卜矛各二两　青木香一两

上为末，姜汁糊丸绿豆大。每服四五十丸，量人虚实加减，五更白汤或姜汤下。

玄胡索丸

死血在胃口作痛神效。

玄胡索一两五钱　桂心　红花　滑石　红曲各五钱　桃仁去皮尖，三十粒。

上为末，蒸饼为丸梧子大。每服五十丸，淡醋汤下。

七气汤

治女人经行已尽而心胃作痛。

半夏一钱　厚朴　桂心各六分　白茯苓　白芍药各八分　橘皮四分　人参二分　紫苏三分

上姜枣水煎。

桂心汤

女人素有宿寒，因产大虚，寒搏于血，血凝不散，上冲心之络脉，故作心痛。

桂心　小草　吴茱萸　干姜　独活　熟地黄　当归　白芍药各一钱　甘草　细辛各三分

上水煎服。

木槟汤　产后七情感伤，血与气并，心痛。

木香　槟榔　玄胡索　金铃子　三棱　莪术　厚朴　桔梗　川芎　当归　白芍药　黄芩　甘草等份

上水煎服。

九痛丸

治九种心痛兼卒中恶、腹胀痛。

附子泡，三钱　人参　干姜　吴茱萸　生狼牙　巴豆去皮心熬，研如

脂，各一钱

上为末，蜜丸梧子大。人强者初服三丸，弱者量减。温酒下。

通灵散

治九种心痛。蒲黄、五灵脂等份，木通、赤芍药减半。上为末，每用四钱，水煎，入盐少许，通口服。

手拈散

治心脾气痛。草果、玄胡索、五灵脂、没药、乳香等份。上为细末，每服三钱。空心温酒下。

乌梅丸

乌梅十个　干姜一钱　黄连一钱五分　细辛　附子　桂枝　人参　黄柏　当归　川芎各四分

上为末，醋浸乌梅，蒸烂去核，和诸药捣丸梧子大。每服十丸，米饮下。日用三服，病甚多服，取效为度。

化虫丸

鹤虱草　槟榔　胡粉炒　苦楝树皮（向东行不出土者）各一两　明白矾烧，二钱二分

上为细末，米糊为丸梧子大。一岁儿服五丸。不能吞者，以米饮化开，入生麻油三四点服，其虫细小者化水，大者自下。

愈痛散

治心胃急痛。五灵脂、玄胡索（炒去皮），蓬术、当归、良姜（炒）、莪术等份。

上为末，每服二钱，热醋汤调服。

槟榔桂心散

心胃痛诸药不效者，此药甚效。

槟榔　桂心　葛根　甘草减半　细辛　半夏　桔梗　枳壳　川芎　防风等份

上，水煎服。

加味开郁调气汤

治胃脘有痰，当心作痛，苦楚难当。

陈皮一钱五分　青木香二钱　槟榔二钱　枳壳一钱　茯苓　半夏各一钱五分　南星一钱　甘草三分

六脉俱数加黄连、山栀子、黄芩，生姜引。

（《诸证提纲》）

王肯堂

心痛胃痛辨析

王肯堂（1549~1613），学宇泰，明代医家

或问丹溪言心痛即胃脘痛，然乎？曰：心与胃各一藏，其病形不同，因胃脘痛处在心下，故有当心而痛之名，岂胃脘痛即心痛者哉！

历代方论将二者混，同叙于一门，误自此始。……胃脘痛亦如心痛，有不一之因。盖胃之真湿土也，位居中焦，禀冲和之气，多气多血，是水谷之海，为三阳之总司，五脏六腑、十二经脉，皆受气于此，是以足之六经自下而上，凡壮则气行而已，胃脘弱则着而成病，其冲和之气变至偏寒偏热，因之水谷不消、停留水饮食积，真气相搏为痛。惟肝木之相乘者尤甚，胃脘当心而痛，上支两胁，里急，饮食不下，膈咽不通，食则为食痹者，谓食已心下痛，吐出乃止。又肾气上逆者次之，逆则寒厥入胃亦痛。

夫如是，胃脘之受邪非止其自病者多。然胃脘逼近于心，移其邪上攻于心，为心痛者亦多。若夫心痛之病形，如前所云者则详矣。今欲分胃脘不一病因之状当何如？曰：胃之湿土主乎痞，故胃病者，或满，或胀，或食不下，或呕吐，或吞酸，或大便难，或泻利，面色浮而黄者，皆是胃之本病也。其有六淫五邪相乘于胃者，大率与前所列心痛之形状相类，但其间必与胃本病参杂而见之也。

（《证治准绳》）

张三锡

痰瘀为病，慎勿香燥

张三锡，字叔承，号嗣泉，明代医家

三锡曰：宿食挟痰，阻滞胃脘，气不流通，则奔迫大痛，俗谓心气痛是也。疏气为急，消化次之，必兼辛散。虽有虫积死血之分，未必不由于气逆。《内经》曰：木郁之发，民病胃脘当心而痛，上支两胁，隔噎不通，饮食不下。盖木气被郁，发则太过，故民病土败木贼之候也。夫胃为脾之腑，阳先于阴，故脏未病而腑先病，甚而至于胁下如刀刮之状者，已连及于脏矣，古人名为脾疼是也。胃之上口为贲门，贲门与心相连，故云胃脘当心而痛。今俗呼为心痛者，未达此义尔。虽曰运气之胜负，未有不由清痰食积郁于中，七情九气触于内之所致焉。是以清阳升而不升，浊阴降而不降，肝木之邪，得以乘机侵侮而为病。更原厥初致病之由，多因纵恣口腹，喜好辛酸，恣饮热酒煎煿，复飧寒凉生冷，朝伤暮损，日积月深，自郁成积，自积成痰，痰火煎熬，血亦妄行，痰血相杂，妨碍升降，故胃脘疼痛，吞酸嗳气，嘈杂恶心，皆膈噎翻胃之渐也。医犹不究其原，例以辛香燥热之剂治之，以火济火，遂成危剧，良可叹哉！古方九种心痛：曰饮、曰食、曰风、曰悸、曰冷、曰热、曰虫、曰疰、曰来去痛。夫所谓冷者，惟一尔，岂可例以辛香燥热治之乎！详其所由，皆在胃脘而实不在心。

（《医学六要》）

张　璐

胃脘痛证治挈要

张璐（1617~1699），字路玉，号石顽，清代医家

凡言心痛，都属胃脘。丹溪云：外受寒者，当温散；内受寒者，当温利。病久属郁，郁则热，用山栀为热药之向导，必佐以生姜汁，多用台芎开之，或二陈加川芎、苍术，倍加姜汁炒山栀，如痛甚者，加炮姜，为从治之法也。外吸凉风，内伤冷物，寒客于胃，则卒然而痛，二陈加草豆蔻、干姜、吴茱萸。日久发热，加姜汁炒川连、山栀。心腹绞痛如刺，两胁胀满，《千金》高良姜汤。脉实坚，按之心下满痛者为实，大柴胡汤。脉弦数者，是木克土也，治之以小建中汤，取芍药味酸，于土中泻木，如脉沉细，是水来侮土，治以理中汤，取干姜味辛，于土中泻水。大寒客于心胸作痛，则呕逆不能食，腹中寒气上冲，痛不可按者，金匮三物大建中汤，上散浊饮寒气，下安太阴。寒气作痛，绵绵不绝，无增无减，术附汤加草豆蔻、厚朴。……因冷积痰气而痛者，理中汤去人参，加苓、半、丁香、木香、白豆蔻，或四七汤加木香、肉桂。痛而气上急者，苏子降气汤去前胡加木香。痰涎壅盛而痛，小半夏茯苓汤加枳实，间进半硫丸。郁痰作痛，或因恚怒劳力酒食而发。发则自下逆冲而上，后必作寒热，以郁必从少阳而发出于外，其脉必数，其热与痛忽重忽轻，其证多渴而大便秘，治宜清中蠲痛汤。痰积作痛，脉滑而实，恶心烦满，时吐酸水，此因气

滞，碍其道路，不得运行而作痛，清中汤加香附、苍术、南星、滑石、木香、海石之类。如痰甚者，导痰汤加白螺蛳壳煅过一钱。停饮恶心烦闷，时吐黄水，腹中辘辘有声而痛，胃苓汤。……中气虚，按之则痛定，二陈加炮姜，不应，理中汤。病久服耗气药太过，脉大或数无力，亦为中气虚，六君子加炮姜。……凡按之痛减者为虚，宜酸收，不宜辛散。心痛属火，不时举发者，山栀姜汁炒黑，少加炮姜、甘草，一服立止。平日好饮热酒，致死血留于胃口作痛，脉必涩或芤，饮下作呃，口中作血腥气，手拈散加桔梗开提其气，胃气虚人，不能行其药力者，加人参二三钱，用相反之味，激其性以搜血也；壮盛者，代抵当丸加干漆灰；虚弱人，四物汤加桃仁、穿山甲、桂心、蓬术、赤降香煎服。卒中恶心痛，用苦参一两，酢煮顿服。老弱者，分二三服。……胃脘痛吐虫，曾服打积药不愈，是中气伤，当调中气为主。……因蛔作痛，痛有休止，令人吐蛔，蛔动故也，用川椒、乌梅、黄连、槟榔煎服。膈上隐隐作痛，坐不得卧，而吐臭秽痰涎，当作肺痈治之。膈间肿痛，不能进食，但喜饮水，或咽肿，人迎盛而气口紧者，当作胃痈治之。

（《张氏医通》）

叶天士

胃脘痛案绎

叶天士（1667~1746），名桂，清代医家

叶氏治疗胃脘痛，首先以“夫痛则不通，通字须究气血阴阳，便是看诊要旨矣”为纲要。理气解郁，常用金铃子散为主，宣达气机如杏仁、蔻仁、瓜蒌皮、香附、桔梗、枳壳、枇杷叶、苏梗、陈皮、厚朴、降香、乌药、檀香等，降逆和胃如半夏、茯苓、生干姜、枳壳、竹茹等，气郁化火如黄连、山栀、香豉、丹皮、桑叶、柴胡、钩藤等，痰饮阻滞如薤白、瓜蒌、半夏、茯苓、桂枝、生姜汁、苡仁、吴萸、枳实等。活血化瘀，常用桃仁、归须、桂枝、郁金、苏木、琥珀、茺蔚子、蒲黄、五灵脂、薤白汁，甚则蜣螂、䗪虫、蜀漆等。养阴熄风，如人参、麦冬、粳米、生地、枸杞、阿胶、石决明、柏子仁、桂圆、归身、黑芝麻、白芍、炙草、大枣等。温阳散寒，如桂枝、附子、干姜、吴萸、荜茇、草果、川椒、川乌等。

其次，他强调以通为要。他说：“胃痛久而屡发，必有凝痰聚瘀，”“气阻凝痰聚膈，当以泄降宣剂”，“病经数载，已入胃络，姑予辛通法“久病胃痛，瘀血积于胃络，议辛通瘀滞法”。即使是虚证胃痛，他仍主张通补，他说：“始于伤阴，继则阳损……当理中焦健运二阳，通补为宜，守补则谬”；“病属厥阴顺乘阳明，胃土久伤，肝木愈横，法当辛酸两和厥阴体用，仍参通补阳明之阳，俾浊少上僭，痛

有缓期。”他常用的通补药有：半夏、茯苓、生姜或姜汁、人参、柏子仁、黑芝麻、桃仁等。一般用大半夏汤为主，并忌用白术，慎用甘草，防其壅滞。叶氏在《临证指南》中说：“胃虚益气而用人参，非半夏之辛，茯苓之淡，非通剂矣。”所谓通补法，即以降胃和胃为主，胃得降则和。他对于土虚木贼的胃痛，运用通补法之时，还辅以泄木。如郁伤脾胃之阳，胃痛因情志不适即发者，以参、苓、夏、陈与丹、栀、桑、橘同用；又如中州阳失健运，脘痛食物不化者，以夏、陈、苓、草与益智仁、檀香汁等同用，始终不离通胃泄肝，但又不用过于苦泄沉降之品以伤胃。用药极有分寸，确有独到之处。

第三，叶氏注重络病。络病分为虚实两类。对实证，他说：“久病胃痛，瘀血积于胃络，议辛通瘀滞法”；“数年痛必入络，治在血中之气”；“病经数载，已入胃络，姑与辛通法”；“络中血瘀……用缓逐其瘀一法。”常用有当归、桃仁、桂枝、蒲黄、五灵脂、郁金、柏子仁、苏木、蜣螂、䗪虫、薤白根、生鹿角等。谢谦惠氏说：“在治疗疼痛性疾病时，每因他法不效而改投辛润通络法则得心应手，其中以胃脘痛、胁痛、癥瘕积聚等证效果尤佳。”对虚证，他说“初病气伤，久泄不止，营络亦伤，古谓络虚则痛也，攻痰破气不去病……当以辛甘温方”；“营虚胃痛，进以辛甘”“怀抱抑郁，营血受伤，入暮脘痛喜按，乃伤阴络，非实痛也；”“心痛得食而缓，是积劳营虚，大忌辛通破气”，常用当归桂枝汤去芍加茯苓，以和营卫，或用归身、柏仁、桂圆、茯神、远志、广皮、黑芝麻、大枣、人参等。

第四，叶氏在辨证上也有一定规律可循，邵新甫在总结时说：“饱食痛甚、得食痛缓之类，于此有宜补、不宜补之分……寒温两法，从乎喜暖、喜凉；滋燥之殊，询其便涩、便滑；至于饮停必吞酸，食滞当嗳腐，厥气乃散漫无形，瘀伤则定而有象，蛔虫动扰当频痛而吐沫，痰湿壅塞必善吐而脉滑，营气两虚者不离乎嘈辣动悸，肝阳冲克者定然烦渴而呕逆，阴邪之势其来必速，郁火之患由渐而剧也。”可谓要言不烦，深得叶氏心法，可以作为临证参考。

辨治规律

一、气郁

1. 气逆不降

症见食已脘痞痛胀，浆凝为腐，宛如呆滞食物，舌白黏滞，脉小涩，治宜理气降逆宽中，用杏仁苏梗方（杏仁、厚朴、苏梗、广皮白、白蔻仁、枳壳汁、桔梗汁），气逆不降可去苏梗，加枇杷叶、香附、降香。如脐间冲气上逆，垒攻及脘中痛胀，下行痛胀始缓，嗳多呕沫，大便艰涩，治宜通降，用桃仁郁李仁方（桃仁、延胡索、郁李仁、川楝、麻仁、冬葵子）。如肝气太甚，肺气不及，气冲脘痛，用杷叶降香方（杷叶、黑山栀、川贝、苏子、降香、新会红、桃仁）。

2. 肝气犯胃

症见饱食动怒则痛发，胃痛，干呕或呕吐，冲气上攻成形，舌白，脉细弦，治宜疏肝和胃，用金铃子散加味（川楝子、延胡索、炒半夏、乌药、橘红、生香附汁）。兼有胃寒，症见食后痛发，呕水涎沫，大便忽闭忽溏，患处漉漉有声，汗出形寒，治宜通胃阳，兼制木侮，用吴萸川乌方（吴萸、良姜、半夏、延胡索、炮川乌、茯苓、蒲黄），或去川乌、蒲黄，加人参、白芍。兼有痰凝，症见胸痞，脘痛如束，干呕便难，舌白，治宜泄降宣利，用金铃子散加味（醋炒半夏、川楝子、延胡索、橘红、杏仁、厚朴），或去厚朴、橘红，加姜汁、蒌皮、香豉、白蔻。兼有厥象，症见胀痛呕吐、先寒后热、烦躁面赤汗泄，治宜泻心汤法（干姜、川连、人参、枳实、半夏、姜汁）。兼有肝厥犯胃，症见脘痛腹鸣、气撑至咽，或胃脘久痛、心饥不能食，欲呕，口吐涎沫，用乌梅丸加减（川楝、桂枝、干姜、川椒、白芍、吴萸、乌梅、茯苓，或川连、川楝、川椒、白芍、乌梅、姜渣、归须、橘红）。叶氏说："今胃被肝乘，法当补胃，但胃属腑阳，凡六腑以通为补……有姜、椒、归须气味之辛，得黄连、川楝之苦，仿《内经》苦与辛合，能降能通。"如动怒脘痛、不饮食，宜制肝益胃法，用人参伽南香方（人参、白芍、伽南香、炒乌梅、茯苓、橘红）。

3. 气郁化火

症见胃痛，痛结痞胀，痛引胁肋，治宜苦寒辛通，用金铃子散加味（金铃子、延胡索、川连、黑山栀、橘红、半夏），胁痛加柴胡、钩藤、郁金、香附，兼痰加瓜蒌皮、白芥子、茯苓、竹茹、姜汁，郁勃气结者合用栀豉汤。如肝火郁于中焦，脘痛嘈杂，治用越鞠丸。如气火独炽，症见面长身瘦，食少碍痛，胸闷，胃口为逆，用降香山栀方（降香、郁金、山栀、橘红、枇杷叶、苏子、川贝、姜皮）。如郁勃气逆，粒米入脘即痛，用夏枯草香附方，夏枯草、香附、川贝、瓜蒌、栀皮、橘红）。

4. 寒气厥逆

症见中焦痛起，四末逆冷，汗出呕涎及食物，治宜散寒温脾，用附子草果方（附子、桂枝、草果、延胡索、姜黄）。如食物失宜，冷着于中，胃痛，用半夏苏梗方（半夏、茯苓、麦芽、煨姜、橘红、苏梗），或荜茇豆蔻方（荜茇、红豆蔻、乌药、苏梗、良姜、延胡索、香附）。

二、痰饮

1. 痰饮凝聚

症见胃痛久而屡发，纳物呕吐甚多，味带酸苦，完谷而出，不嗜汤饮，脉左大右小，治宜先开上关，用紫金丹（牛黄、冰片、狗宝、鸦片、木香）含化；续予辛润苦滑、开涤浊涎，用瓜蒌薤白汤加味（薤白、瓜蒌实、熟半夏、茯苓、川桂枝、生姜汁）。叶氏自注："古有薤露之歌，谓薤最滑，露不能留，其气辛则通，其体滑则降，仲景用以主胸痹不舒之痛，瓜蒌苦润豁痰，陷胸汤以之开结，半夏自阳以和阴，茯苓淡渗，桂枝辛甘轻扬，载之不急下走，以攻病所，姜汁生用，能通胸中痰沫，兼以通神明、去秽恶也。"

2. 阳虚浊阻

浊阴内盛，阳困不宣，症见食下䐜胀、中脘胀痛，治宜通阳，用外台茯苓丸（茯苓、人参、白术、枳实、橘皮、生姜）。如症见每食过不肯运化，食冷物则脐上即痛，肌柔色黯，脉小濡涩，治宜通阳，用良附丸加味，良姜、草果、红豆蔻、厚朴、香附、乌药）。如症见胃酸痛胀，治宜消痰安胃，用阿魏丸（阿魏、连翘、胡黄连、山楂、青皮、三棱、莪术、陈皮、半夏、麦芽、厚朴、莱菔子、甘草）。如阳虚兼痰，症见脘痛，吐痰，泄气稍缓，或汤饮下咽吐出酸水，不饥，纳谷不运，脉右弦，治宜通阳彻饮，用大半夏汤加减（人参、半夏、姜汁、淡附子、茯苓、干姜），或用半夏桂枝方（半夏、良姜、桂枝、茯苓、延胡索、干姜、枳实）。如浊痰上逆，用代赭石半夏方（代赭石、炒半夏、淡吴萸、淡干姜、茯苓、广皮、荜茇、益智仁）。如阳微寒甚，用川椒川乌方（川椒、川乌、川附、干姜）。如胃阳受戕，脘痛暮盛，吐食食物未化，脉细，用人参吴萸方（人参、吴萸、附子、茯苓、川椒、干姜）。

3. 痰热恋胃

症见酒客纳谷脘中微痛，治宜辛苦清降、平肝和胃，用左金丸加味（川连、吴萸、半夏、姜汁、茯苓、橘红、竹沥）。

4. 痰瘀阻滞

痰饮和瘀血阻滞，症见努力、饥饱失时，好饮冷酒等而痛发，脘痛，脉弦硬，治宜两调气血，用延胡索半夏方（延胡索、半夏、厚朴、橘红、桂枝、良姜、瓜蒌皮、茯苓），或半夏桃仁方（半夏、茯苓、桃仁、良姜、延胡索、红豆蔻）。如气逆血郁致痛，痞胀便溏，风木侮土，可用大半夏汤去蜜，加桃仁、柏子仁、当归、姜、枣汤泛丸。

三、血瘀

病久瘀血积于胃络，症见胃痛已久，胃痛拒格，呕恶不纳，大便反秘，或胃痛喜得暖食，肠中泄气则安，经事不至，脉弦涩，治宜辛通瘀滞法，用金铃子散合失笑散加味(川楝子、延胡索、桂枝、灵脂、蒲黄、香附)，或用桂枝桃仁方（桂枝、桃仁、韭白汁、归须、茯苓块），或用桃仁延胡索方（桃仁、延胡索、柏子仁、归尾、丹皮、漏芦），或用苏木人参方（苏木、人参、郁金、桃仁、归尾、柏子仁、琥珀、茺蔚、红枣肉丸），或旋覆花汤加味（旋覆花、柏子、新绛、元胡、桃仁、青葱、麦芽）。如血瘀甚，用蜣螂䗪虫丸（蜣螂、䗪虫、五灵脂、桃仁、桂枝、蜀漆、老韭白捣汁泛丸）。如喜饮热酒，胃络积热血瘀，症见中脘痹痛，谷食渐减，脉来弦涩，治用半夏、延胡索，酒泛丸。如血瘀在胃肠，症见脘中时痛，纳食渐减，不易运化，肌色变黄，黑粪自下，治宜先予温下逐瘀，用大黄桃仁方（桂心、木香、桃仁、制大黄），下后再予温补醒阳。如血瘀入络，兼阳明虚馁，虚实夹杂，症见脘痛引及背胁，经年延绵，肩臂不举，脉小涩，治宜通血络与润补并用，用归须鹿角方（归须、柏子仁、桂枝、桃仁、生鹿角、姜黄）。

四、胃液不足

胃液素衰，肝风旋动，袭震阳明，症见头晕麻木，情志郁勃怫逆，胃痛若嘈，痛引背胁，呕逆不能进食，治宜养胃以息风，用石决明阿胶方（石决明、阿胶、生地、枸杞、茯苓、桑寄生、川石斛）。如兼有痰饮，症见呕吐黄浊水液，用麦门冬汤加减（人参、茯苓、半夏、广皮白、麦冬、白粳米）。

五、脾胃阳虚

症见脘中疼痛，味淡短气，谷食渐减，饮食不化，前后心冷，脉弦涩，或胃痛仅发于冬寒，治宜护阳辛通并用，仅守补则谬，用吴萸毕茇方（吴萸、半夏、荜茇、干姜、草果仁、厚朴、广皮、桂枝木），或用益智半夏方（益智、谷芽、广皮、炙草、茯苓、檀香汁、半夏曲、炒荷叶）。如冷物伤中，脘痛呕恶，大便如油，用丁香半夏方（丁香、半夏、吴萸、附子、茯苓、干姜）。如胃阳困，脘痛得热饮则止，用高良姜、延胡索、红枣皮煎汤丸。如脾阳已衰，症见食腥油浊物后胃脘必痛，用参附汤加味（人参、熟附、生姜、白蜜、桂枝、茯苓）。如阳虚甚，则用桂枝附子汤（桂枝、附子、炙草、煨姜、南枣）。如病久入胃络，则用桂枝延胡索方（桂枝、延胡索、半夏、茯苓、良姜、生姜），可加胡芦巴。如郁伤脾胃阳虚，症见胃脘常痛，情志不适即发，或饮暖酒暂解，食物不易消化，面色萎黄，脉濡小无力，治宜通补胃阳、清解郁热，用人参桔梗方（人参、广皮、半夏、茯苓、苡仁、桑叶、丹皮、桔梗、姜汁炒山栀，水泛丸）。

六、气营两虚

症见胸脘痛发，得食自缓，纳食不甘，嗳噫欲呕，背寒，脉软，治宜辛甘培中，辅以理营，用当归桂枝汤加减当归、桂枝、茯苓、炙草、煨姜、南枣），或当归建中汤，或用异功散加味（人参、茯苓、当归、白芍、陈皮、炙草、煨姜，南枣汤泛丸）。如营血受伤，症见口味甜则血随溢，稍过饥则脘中痛，治宜归脾丸加减（人参、大枣、远志、茯神、甘草、归身、白芍、桂圆）。如营血受伤，症见入暮脘痛喜按，治宜润燥行滞，用柏仁桂圆方（柏仁、桂圆、茯神、远志、广皮）。如积劳营虚，症见心痛得食而缓，治疗忌用辛通破气，宜养营润燥法，用归身柏子仁方（桃仁、归身、柏子仁、桂圆肉、炒黑芝麻）。如阴血虚，症见脘痛半月一至，夜嘈痛，用生地阿胶方（生地、阿胶、天冬、茯神、白芍、丹参）。

七、肾虚阳浮

症见气动嘈杂，中脘刺痛，耳鸣，治宜摄阴和阳，用熟地川斛方（熟地、苁蓉、茯神、萸肉、川斛、枸杞、巴戟、牛膝）。

八、虫痛

蛔虫上扰，症见冲气上攻成形，痛呕，痛后则散，治宜安蛔和中，用椒梅汤送吞安蛔丸（人参、白术、干姜、茯苓、川椒、乌梅、安蛔丸）。

方案选析

一、杏仁苏梗方

范，诸豆皆能闭气，浆凝为腐，宛是呆滞食物，食已脘痞痛胀，乃清气之阻，诊脉小涩，舌白黏腻，当理气以开旷胸中。

杏仁　厚朴　老苏梗　广皮白　白蔻仁　枳壳汁　桔梗汁（《临证指南医案·胃脘痛》）

主治气郁阻滞胸脘，食已脘痞痛胀，食物浆凝为腐，宛如呆滞食物，舌白黏滞，脉小涩。

方中以苏梗、厚朴、陈皮理气宽胸化滞，杏仁、蔻仁、枳壳、桔梗开肺调气。此方有宣理上中两焦气滞之功。

加减：气逆不降，可去苏梗、广皮白、枳壳，加枇杷叶、香附、降香。

二、金铃子散加味方

某，劳力，气阻胃痛。

川楝子　延胡索　炒半夏　乌药　橘红　生香附汁（《临证指南医案·胃脘痛》）

主治气阻胃痛。

本方由金铃子散加味而成。方中以金铃子、乌药、橘红、香附理气止痛，半夏降逆和胃，延胡索理气活血止痛。叶氏治胃脘痛案中，用金铃子散加味治疗者最多。

加减：兼痰凝者，常加半夏、姜汁。兼郁火者，常加川连、山栀、豆豉。兼胁痛者，加柴胡、钩藤。兼血瘀者，加失笑散（蒲黄、五灵脂）、桃仁。

三、延胡索半夏方

蒋，阳微气阻，右脘痛痹。据云努力痛起，当两调气血。

延胡索　半夏　厚朴　橘红　桂枝木　良姜　瓜蒌皮　茯苓（《临证指南医案·胃脘痛》）

主治阳微气阻，痰瘀交滞，脘痛，脉弦。

方中以半夏、瓜蒌皮、厚朴、茯苓、橘红化痰理气，桂枝、良姜温胃化饮，延胡索调气化瘀。全方由二陈汤加减而成，对痰瘀交阻而阳微者有效。

加减：努力血瘀，可加桃仁。如饮冷酒者，可用红豆蔻代良姜，更宜。

四、加味大半夏汤

周，脉缓弱，脘中痛胀，呕涌清涎，是脾胃阳微，得之积劳，午后病甚，阳不用事也。大凡脾阳宜动则运，温补极是，而守中及腻滞皆非，其通腑阳间佐用之。

人参　半夏　茯苓　生益智　生姜汁　淡干姜　大便不爽，间用半硫丸。(《临证指南医案·脾胃》)

主治脾胃阳衰，脘中痛胀，呕涌清涎，脉缓弱。

方中以人参、干姜、益智仁、茯苓温运脾胃，半夏、姜汁降逆和胃止呕。全方有温通胃阳之功，为通补胃阳的常用方。叶氏除用于胃痛外，对呕吐、反胃等证也常用。

五、桂枝桃仁方

盛，胃痛喜得暖食，肠中泄气则安，数年痛必入络，治在血中之气。

桂枝木　桃仁　韭白汁　归须　茯苓块(《临证指南医案·胃脘痛》)

主治痛久入络，瘀血阻滞，胃痛喜得暖食，肠中泄气则安，或胃痛拒按，呕恶不纳，经事不至，脉弦涩。

方中以桃仁、归须活血化瘀通络，桂枝、韭白汁辛温宣通，茯苓健脾和中。这是叶氏治血瘀入络的常用方剂之一。

加减：瘀血甚，可加五灵脂、蒲黄、香附。

六、苏木人参方

席，经几年宿病，病必在络，痛非虚症。因久延，体质气馁，遇食物不适，或情怀郁勃，痰因气滞，气阻血瘀，诸脉逆乱，频吐污浊而大便反秘。医见呕吐肢冷，认为虚脱，以理中加附子温里护阳。夫阳气皆属无形，况乎病发有因，决非阳微欲脱，忆当年病来，宛是肝病，凡疏通气血皆效。其病之未得全好，由乎性情食物居多，夏季专以太阴阳明通剂。今痛处在脘，久则瘀浊复聚，宜淡味薄味清养，初三竹沥泛丸仍用，早上另立通瘀方法。

苏木　人参　郁金　桃仁　归尾　柏子仁　琥珀　茺蔚　红枣肉丸，早服二钱。(《临证指南医案·胃脘痛》)

主治病久在络，气阻血瘀，经年宿病，痛处在脘，频吐污浊而大便反秘。

方中以苏木、桃仁、归尾、琥珀、茺蔚子活血化瘀，郁金理气行滞，人参、红枣扶正和胃，柏子仁润肠通便。全方组合周密，以活血化瘀通幽为法，兼以扶正和胃，对胃痛已久血瘀入络者宜丸剂久服。

七、石决明阿胶方

顾，天癸当绝仍来，昔壮年已有头晕，七年前秋起胃痛若嘈，今春悲哀，先麻木头眩，痛发下部，膝胫冷三日，病属肝厥胃痛，述痛引背胁，是久病络脉空虚，厥阳热气，因情志郁勃怫逆，气攻乘络，内风旋动，袭阳明，致呕逆不能进食。

九孔石决明　清阿胶　生地　枸杞子　茯苓　桑寄生　川石斛(《临证指南医案·胃脘痛》)

主治久病胃阴络虚，厥阳肝风旋袭，头晕麻木，胃痛若嘈，痛引背胁，呕吐不能进食，痛发下肢膝胫厥冷。

方中以生地、枸杞、阿胶、川石斛滋养肝胃之阴，石决平肝熄风，桑寄生强膝胫。全方有养阴熄风、和胃平肝之功，对阴虚风动之脘痛、头晕等有效。

八、吴萸荜茇方

余，胃疼发，前后心冷，呕吐。

淡吴萸　炒半夏　荜茇　淡干姜　草果仁　厚朴　广皮　桂枝木（《临证指南医案·胃脘痛》）

主治脾胃阳虚，胃痛，脘背发冷，呕吐。

方中以干姜、桂枝、草果、吴萸、荜茇温脾胃，半夏、厚朴、陈皮、吴萸降逆和胃止呕。全方有温中止呕之功，但偏重于胃阳虚为主者。

加减：食不化，偏于脾阳虚者，可去吴萸、荜茇，加益智仁、炒荷叶、谷芽。

九、归身柏子仁方

同里，心痛得食而缓，是积劳营虚，大忌辛通破气。

桃仁　归身　柏子仁　桂圆肉　炒黑芝麻（《叶案存真类编·胃脘痛》）

主治积劳营虚，脘痛得食而缓，或入暮脘痛喜按。

方中以归身、柏子仁、桂圆肉、黑芝麻，养营滋阴润燥，以补阴络之营弱；又配以桃仁活血和血，使补而不滞。

加减：如嫌桃仁太峻，可去桃仁，易以广皮，并可酌加茯神、远志以宁心安神。

（陈克正主编《叶天士诊治大全》）

华岫云

脾胃分析论

华岫云（?~1753），清代医家

脾胃之论，莫详于东垣，其所著补中益气、调中益气、升阳益胃等汤，诚补前人之未备。察其立方之意，因以内伤劳倦为主，又因脾乃太阴湿土，且世人胃阳衰者居多，故用参、芪以补中，二术以燥湿，升、柴升下陷之清阳，陈皮、木香理中宫之气滞，脾胃合治。若用之得宜，诚效如桴鼓。盖东垣之法，不过详于治脾，而略于治胃耳。乃后人宗其意者，凡著书立说，竟将脾胃总论，即以治脾之药，笼统治胃，举世皆然。今观叶氏之书，始知脾胃当分析而论。盖胃属戊土，脾属己土，戊阳己阴，阴阳之性有别也。脏宜藏，腑宜通，脏腑之体用各殊也。若脾阳不足，胃有寒湿，一脏一腑，皆宜于温燥升运者，自当恪遵东垣之法。若脾阳不亏，胃有燥火，则当遵叶氏养胃阴之法。观其立论云：纳食主胃，运化主脾，脾宜升则健，胃宜降则和。又云：太阴湿土，得阳始运；阳明燥土，得阴自安。以脾喜刚燥，胃喜柔润也。仲景急下存津，其治在胃；东垣大升阳气，其治在脾。此种议论，实超出千古。故凡遇禀质木火之体，患燥热之证，或病后热伤肺胃津液，以致虚痞不食，舌绛咽干，烦渴不寐，肌燥熇热，便不通爽，此九窍不和，都属胃病也。岂可以芪、术、升、柴治之乎？故先生必用降胃之法，所谓胃宜降则和者，非用辛开苦降，亦非苦寒下夺，以损胃气，不过甘平或甘凉濡润，以养胃阴，则津液来复，使之通降而已矣。此义即宗《内经》所谓六腑者传化物而不藏，以通为用之理也。今案中所分胃阴虚、胃阳虚、脾胃阳虚、中虚、饥伤、食伤，其种种治法，最易明悉，余不参赘。总之，脾胃之病，虚实寒热，宜燥宜润，固当详辨，其于升降二字，尤为紧要。盖脾气下陷固病，即使不陷但不健运，亦病矣；胃气上逆固病，即不上逆，但不通降，亦病矣。故脾胃之治法，与各门相兼者甚多，如呕吐、肿胀、泄泻、便秘、不食、胃痛、腹痛、木乘土诸门，尤宜并参，互相讨论，以明其理可也。

《临证指南》)

吴　达

升脾健胃，疏木泄胆
治肝实脾，勿过香燥

吴达，字东暘，清代医家

胸脘之痛称为胃气，腹中之痛称为肝气，此乃病者询为何证，医者聊以此应之。不知此两证之错综变化，病象多端，若不察脉审色，详悉证情，立方不求其原，鲜有不败者矣。世之治斯证也，无方不重香燥，初用木香、香附，继则沉香，病甚再进伽俑，旋服旋愈，旋愈旋发，久则病变莫名者，比比然也。

余亲见多服香燥，两胁渐胀，久则肿疼，延外科以为胁疽，投刀针而殒命。又有一友，因父兄先患腹痛，医投香燥，渐成臌胀而伤。及自患少腹疼痛，故忧甚，求治于余。余用理膊达木，降浊升清之法，三易方而痊愈，始信父兄伤于香燥，而成不治之证也。又有中年妇人，曾患腹肿，经余治愈。数载后，又有少腹坠痛之恙，余适远行，病人信余，不服他药。延一旬而余至，知其绝粒数日，脉象尺大寸微，三部不相连续，面色青而胸空，知饥不食。方用参、芪、术、草，实脾和胃，当归、白芍润泄肝胆为君，桂枝、柴胡达木而转少阳为臣，茴香、川椒、酒延胡索温下调血为佐，川楝、乌梅为使。一剂而痛止纳食矣。先是病家等余不至，已延一医。医后至，目为肝病，方用破结之法，进附子、枳实、槟榔、木香、陈皮、楂、曲之类。余见之而喟然曰：斯证也，余方不过救汝之病，今阅此方，直以为救汝之命矣。

盖世之治此证者，徒知肝病治肝，而忘其肝病实脾之法也。水寒土湿，木郁不达，风木冲击而贼脾土，则痛于脐下；胃气上逆，浊阴不降，相火虚飘而贼胃土，则痛于脐上。痛于下，则温其水，补其脾，达其肝木而东升；痛上，则清其风，和其胃，敛其胆木而西降，不用香燥而痛自愈。然肝为五脏之贼，其为病也，变象多歧。且病有浅深，体有强弱，临证立方，诚非一言可尽。惟明乎阴阳升降之理，自能应之无穷，其理即在群书，余亦毋庸赘述也。余不过见世之每用香燥平肝，忘其升脾、降胃、疏木、泄胆之法，失其本而治其标，故有是说焉。

（《医学求是》）

汪文琦

胃脘痛辨治发微

汪文琦，字蕴谷，清代医家

胃与胞络近，俗谓之心痛，非心痛也。真心痛则旦发夕死，夕发旦死，无药可救者也。盖阳明中土，乃水谷之道路，多气多血，运化精微，通于脾而灌溉四脏，为后天之本，胃不綦重矣哉。无如人生酒色过度，七情乖违，饥饱不节，胃脘因之而痛。有寒热气血，痰虫食滞内虚之不同，治法虽各别，然总不外虚实寒热气血之间，细为之详辨也。夫痛而虚者，必喜按；痛而实者，必拒按；寒痛者得温稍定，热痛者饮冷稍安。中焦寒则气虚不运，或生痰饮者有之，或蓄瘀血者有之，或蛔虫上逆者有之。中焦热则气阻不行，或吐酸味者有之，或吐苦汁者有之，或食停蛔动者有之。如真知其为虚寒痛也，则塞因塞用以补之。真知其为实热痛也，则通因通用以泻之。虚寒而挟食挟瘀，生痰生虫者，以温补药中消之逐之。实热而挟食挟痰，吐蛔呕酸者，以清凉药中攻之伐之。此治胃脘痛之成法也，倘神明变化，则存乎其人耳。虽然，胃间受病，人所易知，肝木凌脾，人亦易晓。若男子肝肾亏，挟虚火而上逆，妇人冲任弱，挟肝阳而上升，多有胃脘作痛之症。医家不察病原，不识病情，非投辛温耗气，即用清凉败血，愈治愈甚，何其庸也。《内经》曰：冲脉起于气街，并少阴之经，挟脐上行，至胸中而散。任脉起于中极，上毛际，循腹里，上关元，至咽喉。可见胃脘之痛，有自下而上，由肾而胃，隐隐示人勿泥中焦为病也，何也？冲任二脉，与阳明之脉，两相照应。冲任虚则鼓动阳明之火，结聚不散而筋脉失荣，痛之所由生也，治法须填补真元，以生津液，导引元阳，以补真气，如此治法，非胆大心小者，安能知此中之奥妙耶。又有肝阴久亏，肝叶枯燥，抵塞胃脘痛不可耐者，法宜六味饮，乙癸同治，参乳汤气血双救。高鼓峰之论医者，亦曾闻之乎，大抵肝主疏泄，郁则木不舒而侮所不胜，肾为胃关，虚则精气耗而累及中土。至于气分有余之痛，延胡索、香附有奇验。不足之痛，人参、桂、附有殊功。血分有余之痛，桃仁、瓦楞可立应。不足之痛，当归、熟地亦取效。而敢云通则不痛者，尽病之情哉。丹溪曰：诸痛不宜补气，此惟邪实气滞者当避之，而曰诸痛皆然，吾不信也。外此有胃脘成痛，疼痛不休，食饮难入者，自必恶寒发热，脉息芤数为别，症不多见，亦不易治也。

（《杂证会心录》）

邵新甫

治气治血因证而宜，辛香温燥不容漫施

邵新甫，清代医家

阳明乃十二经脉之长，其作痛之因甚多。盖胃者汇也，乃冲繁要道，为患最易。虚邪贼邪之乘机窃发，其间消长不一。习俗辛香温燥之治，断不容一例而漫施。然而是病其要何在？所云初病在经，久痛入络，以经主气，络主血，则可知其治气治血之当然也。凡气既久阻，血亦应病，循行之脉络自痹，而辛香理气、辛柔和血之法，实为对待必然之理。又如饱食痛甚，得食痛缓之类，于此有宜补不宜补之分焉。若素虚之体，时就烦劳，水谷之精微不足以供其消磨，而营气日虚，脉络枯涩，求助于食者，甘温填补等法，所宜频进也；若有形之滞，堵塞其中，容纳早已无权，得助而为实实，攻之逐之等剂，又不可缓也。

寒温两法，从乎喜暖喜凉；滋燥之殊，询其便涩便滑。至于饮停必吞酸，食滞当嗳腐。厥气乃散漫无形，瘀伤则定而有象。蛔虫动扰，当频痛而吐沫；痰湿壅塞，必善吐而脉滑。营气两虚者，不离乎嘈辣动悸；肝阳冲克者，定然烦渴而呕逆。阴邪之势，其来必速；郁火之患，由渐而剧也。

腹处乎中，痛因非一。须知其无形及有形之为患，而主治之机宜已先得其要矣。所谓无形为患者，如寒凝火郁气阻营虚，及夏秋暑

湿痧秽之类是也；所谓有形为患者，如蓄血食滞，癥瘕蛔蛲内疝，及平素偏好成积之类是也。审其痛势之高下，辨其色脉之衰旺，细究其因，确从何起。大都在脏者以肝、脾、肾为主，在腑者以肠、胃为先。夫脏有贼克之情，非比腑病而以通为用也。此通字勿执攻下之谓，古之建中汤、理中汤、厚朴三物汤及厚朴温中汤，各具至理。考先生用古法，若通阳而泄浊者，如吴茱萸汤及四逆汤法；清火而泄郁者，如左金丸及金铃散法；开通气分者，如四七汤及五磨饮法；宣攻营络者，如穿山甲、桃仁、归须、韭根之剂及下瘀血汤法；缓而和者，如芍甘汤加减及甘麦大枣汤法；柔而通者，如苁蓉、柏子、肉桂、当归之剂及复脉加减法；至于食滞消之，蛔扰安之，癥瘕理之，内疝平之，痧秽之候，以芳香解之，偏积之类，究其原而治之。是皆先生化裁之法也。若夫疡科内痈，妇科四证，兼患是病者，更于各门兼参其法而用之，则无遗蕴矣。

（《临证指南医案·胃脘痛按语》）

程文囿

参米水饮方愈胃痛呕吐不食案

程文囿（1736-1820），字杏轩，清代医家

秀兄年逾五旬，向在淮扬贸易，患病数月，延医多人，愈疗愈剧，因买舟载归。望其形容枯槁，行动艰难。诊脉弦劲欠柔。询其病原，据述旧冬少腹病起，渐次痛连中脘，时作呕恶，彼时纳谷虽减，尚餐烂饭一盂，交春病势日增，即啜稀糜亦吐，形羸肉脱，药饵遍尝，毫无一效。迩来更加恶闻药气，入口即吐，君将何以教之。予曰：医之审病，如吏之审案，审案必得其情，审病须明其理，推详脉证，其病机已了然心目矣。按弦为肝脉，诸痛属肝，厥阴之脉循少腹，究缘平日情怀不适，木郁失条，少腹因而致痛。然肝为将军之官，脏刚性急，医投辛香温燥，希图止痛，肝阴被劫，怒木益横，冲胃为呕。此肝为受病之原，胃为传病之所，医多药杂，胃气益伤。夫胃为水谷之海，气血俱多之经，既不安谷，气血从何生化。肤无血润则枯槁，肠无血润则干燥，阳气结于上，阴液衰于下，欲走噎途，岂区区草木所能回枯转泽耶。经云：诸涩枯涸，干劲皴揭，皆属于燥。燥者濡之，治法固无难也，无如濡润之品，恒多凝滞。现今胃气空虚，呕吐恶闻药气，焉能强进。考古人治血气两伤之候，先当益气，气为血之帅也。但益气药品殊多，首推人参者，以其能回元气于无何有之乡也。再考东垣云：胃中虚热，谷气久虚而为呕吐者，但得五谷

之阴以和之，则呕吐自止，不必用药。谨择参米水饮一方，气味冲和，谅当合辙。于是每日用人参二钱，陈米水煎，果受不呕，服至匝旬，餐加色转，再合参乳汤，守服两月，便濡肤泽而起。如此大证，只此二方，并未别参他味，药简功专信矣。

（《杏轩医案》）

吴鞠通

阳微浊聚，肝厥犯胃胃痛案

吴鞠通（1758--1836），名瑭，清代医家

周 七十五岁。甲子十一月廿五日，老年阳微浊聚，以致胸痹反胃。三焦之阳齐闭，难望有成，议先通胸上清阳。

桂枝尖五钱 半夏五钱 瓜蒌二钱 薤白三钱 小枳实八分 白茯苓二钱 白蜜半酒杯 厚朴一钱 姜汁三小匙

水八杯，煮取三杯，分三次服。

三十日：老年阳微浊聚，反胃胸痹，用开清阳法业已见效，但呕痰仍多，议食入则吐为无火例，用茱萸汤合大半夏法。

吴萸泡淡，八钱 半夏一两二钱 白蜜一黄酒杯 洋参姜炒，八钱 生姜二两

水八碗，煮取三碗，分三次服，渣再煮半碗服。

初三日：即于前方内加茯苓块五钱。

初十日：于前方内去吴萸，加薤白三钱。

伊氏 三十岁，甲子十月廿七日。脉弦急，胁胀，攻心痛，痛极欲呕；甫十五日而经水暴至，甚多，几不能起，不欲饮，少腹坠胀而痛，此怒郁伤肝，暴注血海，肝厥犯胃也。议胞宫阳明同治法。盖金匮谓胞宫累及阳明，治在胞宫；阳明累及胞宫，治在阳明。兹因肝病下注胞宫，横穿土位，两伤者两救之，仍以厥阴为主，虽变金匮之

法，而实法乎金匮之法者也。

台乌药二钱　半夏五钱　小茴香二钱　制香附三钱　血余炭本人之发更佳，三钱　广郁金二钱　青皮八分　五灵脂一钱五分　黄芩炭一钱　艾炭三钱

水五杯，煮取两杯，分二次服。

廿九日　金匮谓胞宫累及阳明，则治在胞宫；阳明累及胞宫，则治在阳明。兹肝厥既克阳明，又累胞宫，必以厥阴为主，而阳明胞宫两护之。

制香附三钱　半夏五钱　台乌药炒，二钱　桂枝三钱　革薢二钱　艾炭一钱五分　杜仲炭二钱　淡吴萸二钱　黑栀子三钱　川楝子三钱　小茴香三钱

水五杯，煮取两杯，分二次服。

甲子十月廿九日　尹氏　二十一岁　脉双弦而细，肝厥犯胃，以开朗心地为要紧，无使久而成患也。

降香末三钱　半夏六钱　乌药二钱　广皮一钱五分　广郁金二钱　淡吴萸二钱　川椒炒黑，二钱　青皮一钱五分　生姜三片　川楝皮二钱

水五杯，煮取两杯，分二次服。二帖。

王氏　二十六岁　甲子十一月初四日。肝厥犯胃，浊阴上攻，万不能出通阳泄浊法外，但分轻重耳。前三方之所以不大效者，病重药轻故也，兹重用之。

姜半夏五钱　厚朴三钱　降香末三钱　川椒炭五钱　台乌药三钱　淡吴萸五钱　良姜五钱　小枳实三钱　云连一钱　两头尖拣净两头圆，三钱

用甘澜水八碗，煮取三碗，分六次服。

初六日　重刚劫浊阴，业已见效，当小其制。

姜半夏三钱　台乌药二钱　厚朴二钱　良姜三钱　川椒炭三钱　小枳实二钱　青皮二钱　广皮一钱五分

用甘澜水八碗，煮取三碗，分三次服。二帖。

车 脉沉弦而紧，呕而不渴，肢逆且麻，浊阴上攻，厥阴克阳明所致，宜急温之。

台乌药三钱　淡吴萸五钱　半夏五钱　厚朴三钱　荜茇二钱　小枳实三钱　川椒炭三钱　干姜三钱　青皮二钱

头煎两杯，二煎一杯，分三次服。

（《吴鞠通医案》）

林珮琴

胃脘痛临证治裁

林珮琴（1772~1839），号羲桐，清代医家

胃脘当心下，主吸受饮食。若烦劳冷热，致气血痰食停瘀作痛，或肝气犯胃，及肾寒厥逆，皆能致之。症与心痛相似，但胃脘痛必见胃经本病，如胀满，呕逆，不食，便难，面浮，肢倦，与心痛专在包络者自别。治法须分新久，初痛在经，久痛入络，经主气，络主血也；初痛宜温散以行气，久痛则血络亦痹，必辛通以和营，未可概以香燥例治也。其因胃阳衰而脘痛者，食入不运，当辛甘理阳（香砂六君子汤加桂枝、良姜因肝乘胃而脘痛者，气冲胁胀，当辛酸制木（吴萸、白芍、青皮、木瓜、厚朴、延胡索、金橘）；因肾寒厥逆而脘痛者，吐沫呕涎，当辛温泄浊（吴茱萸汤）；因烦劳伤气而脘痛者，得食稍缓，当甘温和中（小建中汤）；因客寒犯膈而猝痛者，呕逆不食，当温中散寒大建中汤加白蔻仁）；积寒致痛，绵绵不绝，无增无减，当辛热通阳（术附汤加厚朴、草蔻）；火郁致痛，发则连日，脉必弦数，当苦辛泄热（姜汁炒黄连，山栀泻火为君，香附、川芎、陈皮、枳壳开郁为臣，反佐炮姜，从治为使痰积脘痛必呕恶（清中汤加海石、南星、香附）；停饮脘痛必吞酸（胃苓汤，左金丸食滞脘痛必嗳腐（香砂枳术丸加半夏曲）；气郁脘痛，必攻刺胀满（沉香降气散）；伤力脘痛，必瘀血停留（郁金、归尾、桃仁、苏木，或手拈散）；怒气脘

痛，必呕逆胸痞（半夏泻心汤）；蛔动脘痛，必有休止（安蛔丸）；痛久不愈，必入血络（归须、桃仁、延胡索、紫降香，或失笑散，效）；若痛而肢冷，脉微欲绝，桂心煎服甚效。凡痛有虚实，按之痛止者为虚，按之痛反甚者为实，虚者参术散，实者栀萸丸。痛甚者脉或伏，用药不宜守补（参、芪、术、地之属），以痛则不通，通则不痛故也。若膈间肿痛，不能进食，但喜水饮，或咽肿，人迎盛而气口紧者，当作胃脘痛治。

（《类证治裁》）

蒋宝素

胃痛痞满案

蒋宝素（1795~1873），字问斋，清代医家

三经客感，病后绝不思食，时或知饥，食入则痞，显系中伤未复。脾胃为中土之脏，仓廪之官，赖命门真火以生。火不足以生土，驯致营卫不和，时有寒热。脉来胃少弦多。温健中阳为主。

人参　冬白术　炙甘草　炮姜炭　制附子　蛀青皮　化州橘红　南枣肉

服附子治中汤四十余剂，中州复振，健运如初。第肾火久亏，治中虽效，未能达下。再拟金匮肾气丸加减，以善其后。

大熟地　怀山药　山萸肉　制附子　油肉桂　枸杞子　鹿角霜　当归身

水叠丸。早晚各服三钱，淡盐汤下。

心下满，按之微痛，如心积伏梁之状，延今半载有余，诸药无效。年当盛壮，二气素充，非五泻心汤合治不可。

制半夏　黄芩　炮姜　炙甘草　人参　川黄连　生大黄　制附子　生姜　大枣

三进五泻心，大便畅行十余次，痞势全消，饮食如故，沉痼之疾，一旦霍然。安不忘危，善后宜慎。

人参　云茯苓　炙甘草　冬白术　发归身　陈橘皮　银柴胡　绿升麻　制半夏　生姜　大枣

（《问斋医案》）

王旭高

虚寒挟积脘痛案

王旭高（1798~1862），名奉林，清代医家

胡 腹中雷鸣切痛，痛甚则胀及两腰，呕吐酸苦水。此水寒之气侮脾，乃中土阳气不足也，温而通之。附子理中汤去草，加川椒、吴茱萸、水红花子。

复诊：脾脏虚寒，宿积痰水阻滞，腹中时痛，痛甚则呕，仿许学士法。附子理中汤加当归、茯苓、吴茱萸、枳实、大黄。（方仁渊按：温下之法甚善，惜以后易辙耳）

三诊：腹痛，下午则胀，脉沉弦。此属虚寒挟积。前用温下，痛势稍减，今以温中化积。川熟附、党参、干姜、花槟榔、茯苓、当归、青皮、陈皮、乌药。

四诊：腹痛三年，时作时止，寒在中焦，当予温化无疑。然脉小弦滑，必有宿积。前用温下、温通两法，病虽减而未定。据云每交午月其痛倍甚，则兼湿热，故脉浮小而沉大，按之有力，此为阴中伏阳也。当利少阴之枢，温厥阴之气，运太阴之滞，更参滑以去着法。柴胡、白芍、枳实、甘草、吴茱萸、茯苓、木香、白术。另用黄鳝三段，取中七寸，炙脆，共研末，分三服。（渊按：既知宿积，何不再进温下？三年之病，谅非久虚，脉浮小沉大，乃积伏下焦。盖痛则气聚于下，故脉见沉大。此论似是而非）

五诊：腹痛，左脉弦，木克土也。仲景云：腹痛脉弦者，小建中汤主之。若不止者，小柴胡汤所以疏土中之木也。余前用四逆散，即是此意。然三年腹痛，痛时得食稍安，究属中虚；而漉漉有声，或兼水饮。今拟建中法加椒目，去其水饮，再观动静。老桂木、白芍、干姜、炙甘草、党参、川椒目。（渊按：此寒而有积，为虚中实证，与建中甘温不合，故服之痛反上攻，以甘能满中，胃气转失顺下也）

六诊：用建中法，痛势上攻及胃脘，连于心下，左脉独弦滑，是肝邪乘胃也，姑拟疏肝。金铃子、延胡索、吴茱萸、香附、高良姜、木香、白檀香。

（《王旭高医案》）

谢映庐

肝气横逆，郁火内燔

谢映庐，名斗文，号映庐，清代医家

吴鼎三 形禀木火之质，膏粱厚味素亦不节，患胁痛冲脘之病，绵缠两载。痛时由左直上撞心，烦惋莫耐，痛久必呕稀涎数口，方渐安适。始则一日一发，继则一日数发。遂至神疲气怯，焦躁嘈杂，难以名状。医者不从正旁搜求，用控涎、导痰诸方，治之毫不中窍，延磨岁月。迨至春升，一日痛呕倍甚，吐血两碗（红白相间，结成颗粒，是阳明离位之血留久而为瘀者，所当审辨也），神昏气涌，目瞪如毙。即进人参、当归二味，渐渐甦回。嗣后神容顿萎，杜门静坐，不乐对客交谈，而气上撞心，胸胀脘闷诸症，仍是一日一发，守不服药，以攻补两难，惟日进参汤而已。值余道经其门，邀入诊视，细询其由，始知原委。问曰：伤症乎？余曰：非也。曰：痨症乎？曰：非也。曰：非伤非痨，请先生明示何症。余曰：肝气病也。诊得脉来弦大（弦为肝强，大则病进）。记读《灵枢·经脉篇》云，足厥阴所生病者，胸满，呕逆。又仲景云，厥阴之为病，消渴，气上撞心，心中疼热，饥不欲食。故见嘈杂焦躁等症（窃意焦躁嘈杂，即古人所谓烦冤懊憹之状）。知肝气横逆，郁火内燔，仿仲景治胸中懊憹例，用栀子、淡豆豉汤以泄郁火，参入叶天士宣络降气之法，以制肝逆。酌投数剂，诸症渐愈。

栀子、淡豉、郁金、当归须、降香、新绛、葱管、柏子仁。

厥后诊云，前进泄郁降逆之法，虽两载痼疾，数剂而痊。然拟暂行之法，未可久恃，缘甘平之性少，苦辛之味多，仅使中病即已，勿过用焉，亟当善为转方，所谓用药如用兵。更订四君子加白芍、远志，续服多多益善。

（《得心集医案》）

王孟英

清热养阴，展气涤痰，治疗胃痛案

王孟英（1808~1867），名士雄，清代医家

金朗然之母　偶发脘痛呕吐。医与温补药，初若相安，渐至畏寒不寐，四肢不仁。更医云是“风痹”，仍投温补。因而不饥不食，二便不行，肌肉尺削，带下如溺。始延孟英诊之。曰：暑伏脾胃耳。其多投温补而不遽变者，以熟地等阴柔腻滞为之挟制也。然津气灼烁而殆尽，脂液奔迫以妄行，治节无权，阳明涸竭，焉能卫皮毛而畅四肢，利机关以和九窍哉？与白虎汤加西洋参、竹茹、橘皮、丝瓜络、石斛、花粉、竹沥、海蛇，连进二十剂，始解黑矢，而各恙渐安。嗣予和肝胃，调八脉以善后，遂愈。

沈某　患脘痛呕吐，二便闭涩，诸治不效。孟英视之，脉弦软，苔黄腻。曰：此饮证也，岂沉湎于酒乎？沈云：素不饮酒，性嗜茶耳！然恐茶寒致病，向以武彝红茶叶熬浓而饮之，谅无害焉。孟英曰：茶虽凉，而味清气降，性不停留。惟蒸遏为红，味变甘浊，全失肃清之气，遂为酿痰之媒，较彼曲糵，殆一间耳。医者不察，仅知呕吐为寒，姜、萸、沉、附，不特与病相反，抑且更煽风阳。饮藉风腾，但升不降，是以上不能纳，下不得通，宛似关格，然非阴枯阳结之候也。以（黄）连、楝（实）、栀（子）、（黄）芩、旋覆、竹茹、枇（杷）

叶、橘（皮）、半（夏）、（茯）苓、泽（泻）、蛤壳、荷杆、生姜衣为主，送服震灵丹。数剂而平，匝月而起。

（《王氏医案》）

费伯雄

胃痛五方，法取醇和

费伯雄（1810~1885），字晋卿，清代医家

胃虚作痛

胃为谷海，其实而痛者，当消当攻，于结胸症内已详言之。兹但举胃气虚弱，脘中作痛者，养胃汤主之。

养胃汤（自制）

白芍一钱　茯苓二钱　白术一钱　甘草四分　山药三钱　黄芪二钱　党参四钱　木香五分　砂仁一钱　广皮一钱　大枣二枚　姜三片

胃寒作痛

胃气虚寒，不能纳谷，呕吐作痛，桂朴汤主之。

桂朴汤（自制）

肉桂四分　厚朴一钱　当归二钱　茯苓二钱　白术一钱　丁香五分　砂仁一钱　白芍酒炒，一钱　广皮一钱　郁金二钱　枣二枚　姜三片

胃中虫痛

胃气反逆，长虫不安，其作痛也，陡然而来，截然而止，返蜇汤主之。

返蜇汤（自制）

当归二钱　茯苓二钱　白术一钱　苡仁四钱　广皮一钱　鹤虱一钱五分　雷丸一钱　乌药一钱　砂仁一钱　厚朴一钱　开口花椒二十四粒

肝胃气疼，宜和营畅中。全当归、云茯苓、焦白术、玄胡索、台乌药、白蒺藜、细青皮、陈广皮、春砂仁、怀牛膝、金橘饼、生姜、广木香、佩兰叶。

胸腹作痛，为时已久，常药罔效。权用古方椒梅丸加味主之。

当归身二钱　杭白芍一钱　真安桂四分　荜澄茄一钱　瓦楞子三钱　小青皮一钱　玄胡索二钱　广木香五分　春砂仁打，一钱　乌药片一钱　新会皮一钱　刺蒺藜二钱　焦乌梅一粒　花椒目廿四粒

祖怡注：此用古方而不泥于古方，宝之。

（《医醇賸义》《孟河费氏医案》）

马培之

痰气蕴于胃府案

马培之（1820~1903），名文植，晚清医家

周某 塘头，痰气蕴于胃府，胸闷嗳腐吞酸，呕吐食物，有热辣之气，腑气不畅，势成关格。拟养阴和胃，理气化痰。

法半夏 泽泻 枳壳 石斛 橘红 甘草 竹茹 芦根 麦冬 茯苓

二诊：昨进养阴清胃，以降痰热，嗳逆呕吐已见减轻。胸闷未舒，口干作渴，食难下膈，胃阴大伤。从原方进治。

原方加北沙参、枇杷叶、粳米。

三诊：肝胃之热较清，惟气机未舒，呕吐上嗳未除，阴伤而胃逆未降。宗原方进治。

北沙参 竹茹 枳壳 茯苓 枇杷叶 金橘叶 郁金 泽泻 青盐 半夏 粳米 麦冬 广皮 石斛 佩兰叶

后服方：原方去泽泻、竹茹、枳壳，加淮山药、黑料豆、毛燕。

（《马培之医案》）

柳宝诒

肝木犯胃脘痛案

柳宝诒（1842~1901），字谷孙，号冠群，晚清医家

方 脘右块撑作痛，痛势颇重。气机板窒，肝木犯胃，胃络之气，因之窒胀不通，块痛有形。此必有痰瘀交阻，较之气痛入络者为重。脉象左关独弦，余部带数。口苦舌干，兼有木郁化火之象。拟方平肝疏滞。金铃子（酒炒）、延胡索（醋炒）、枳壳（醋炒）、前胡、瓦楞子（醋炒）、归尾、丹参、法半夏、川连（吴萸煎汁炒）、白芍（土炒）、九香虫、沉香曲、檀降香片。

（《柳宝诒医案》）

张聿青

两和肝胃，辛润通降，宣络化瘀治疗胃痛呕吐

张聿青（1844~1905），名乃修，晚清医家

倪右 肝胃不和，挟痰内阻。中脘不舒，甚则呕吐痰涎。脉形弦滑，重按空虚。血虚胆火犯中。姑和中而泄胆木。

桑叶金 石斛 制半夏 海蛤粉 炒杞子 丹皮 白蒺藜 云茯苓 钩钩 水 炒竹茹

二诊：和中气，泄少阳，脉象相安。舌苔薄白，底质带红。痰多，中脘不舒，迷沉欲寐，甚则呕吐，其痰更觉胶腻。胃为水谷之海，胃受谷气，则化津化气，以调和于五脏，洒陈于六腑也。西河抱痛，则木郁生火，木火扰中，则脘痞不舒，水谷之气，为火所烁，则不能化津化气，而反凝浊成痰，阳明遂失其通降之常，太阴亦失其清肃之令，所以呛咳痰多，咽中干毛也。伤寒六经中惟少阴有欲寐之条，既非肾阳虚而浊阴弥漫胸中，即是肾阴虚而真阴不能上潮于心矣，所以一则主以四逆，一则主复脉也。姑循序进之。

金石斛四钱五分 制半夏一钱五分 茯苓三钱 广皮一钱 桑叶一钱五分 丹皮二钱 白蒺藜三钱 磨枳实二分 钩钩三钱 远志肉五分 炒竹茹一钱五分 姜汁二匙

金右 情怀郁结，肝木失疏，以致肝阳冲侮胃土，中脘有形，不

时呕吐，眩晕不寐。脉细弦，苔白质红。全是风木干土之象。拟两和肝胃法。

金铃子切，一钱五分　制半夏炒，一钱五分　炒枳壳一钱　川雅连五分　白芍土炒，一钱五分　制香附研，二钱　延胡索酒炒，一钱五分　代赭石四钱　白蒺藜去刺炒，三钱　淡吴茱萸二分，与雅连同炒旋覆花二钱，绢包转方去川连、吴茱萸，加茯苓、竹茹。

再诊：气分攻撑稍平，中脘聚形亦化，呕吐亦减，寐亦渐安，略能安谷。但胸中有时微痛，所进水谷，顷刻作酸，眩晕带下。脉两关俱弦。肝胃欲和未和。再从厥阴阳明主治。

制半夏一钱五分　广皮一钱　青皮醋，四分　炒白芍土炒，一钱五分　茯苓三钱　制香附研，二钱　川楝子切，一钱五分　白蒺藜去刺炒，三钱　干姜二分　川雅连五分　代赭石四分　炒竹茹一钱

三诊：呕吐已定，攻撑亦平，渐能安谷，肝胃渐和之象也。但少腹仍觉有形攻撑，心悸眩晕，小溲之后，辄觉酸胀。肾气已虚，不能涵养肝木。再从肝肾主治。

制半夏一钱五分　青陈皮各一钱　白归身酒炒，一钱五分　白蒺藜三钱　煅决明四钱　金铃子一钱五分　杭白芍酒炒，一钱五分　阿胶珠一钱五分　朱茯神三钱　煅牡蛎四钱　炒枣仁一钱

四诊：呕吐已定，而少腹攻撑，似觉有形，每至溲便气觉酸坠，眩晕汗出。肝体渐虚。再平肝熄肝。

金铃子一钱五分　香附醋炒，二钱　朱茯神三钱　生牡蛎五钱　白芍二钱　甘杞子三钱　当归炭二钱　炒刺仁二钱　阿胶珠二钱　淮小麦五钱

某　痛势大减。然气冲至脘，则痛仍剧，大便不行。肝胃不和，气浊内阻，再为疏通。

青皮　金铃子　郁金　整砂仁　木香　槟榔　白蒺藜　制香附　川雅连　淡吴茱萸　同打

二诊：大便已行，并呕涎水，痛热递减，而仍未止，再辛通胃阳。

薤白头　制香附　沉香片　砂仁　上瑶桂　制半夏　青陈皮　瓜蒌仁　茯苓

范右　中脘不时作痛，痛则牵引背胁，甚至呕吐痰涎，肤肿面浮，往来寒热。肝胃不和，夹饮食内阻。拟辛润通降法。

薤白头三钱　制半夏一钱五分　白蒺藜三钱　白僵蚕三钱　橘红一钱　瓜蒌霜四钱　白茯苓三钱　煨天麻一钱　紫丹参二钱

二诊：脘痛已止，胸闷呕吐亦减，两关脉弦，还是肝阳犯胃未平也。

制半夏一钱五分　代赭石三钱　旋覆花包，一钱五分　白蒺藜三钱　炒竹茹一钱　白茯苓三钱　橘皮一钱　川雅连二分　淡干姜同炒，二分

王右　先是肝胃不和，木郁土中，中脘作痛，痛势甚剧。至仲春忽尔面目肢体发黄，小溲红赤，漩脚澄下，则黄如柏汁。至今时痛时止，口吐涎沫。脉沉弦带涩。考中脘为胃土所居之地，阳明又为多气多血之乡。今久病而气滞于络，气多血多之处，气亦留阻，血亦瘀凝，相因之理，有必然者。夫至血凝气滞，则流行之道，壅而不宣，木气横行，土气郁阻，所以为痛为黄，实与黄疸有间。拟宣络化瘀法。

当归须　延胡索　乌药　单桃仁　瓦楞子　广郁金　制香附　甜广皮　川桂木　旋覆花　猩绛　青葱管

二诊：中脘较舒，痛亦未甚，未始不为起色。然面目色黄不减，脉仍弦涩。无非络阻气滞，气血不行，药既应手，宜守前意出入。

旋覆花　瓦楞子　南楂炭　当归尾　建泽泻　单桃仁　广郁金　真猩绛　沉香曲　香附　青葱管

三诊：病热稍疏，遍体黄色略退。然中脘气滞，痛势虽轻，仍不

能脱然无累。络气被阻，营气不行。再化气瘀而通络隧。

延胡索　瓦楞子　单桃仁　青皮　炒杭白芍　旋覆花　制香附　当归尾　猩绛　木猪苓　建泽泻　青葱管

俞左　寒饮停聚胃中，胃阳闭塞，中脘作痛，甚至有形，按之漉漉。不入虎穴，焉得虎子？薤白头、大腹皮、公丁香、白茯苓、川朴、制半夏、老生姜、白蔻仁（研，后入）、黑丑三分、交趾桂一分、上沉香一分。后三味研细末，先调服。

二诊：温通胃阳，兼逐停饮，中脘作痛大退，的是寒饮停于胃府。从此切忌寒冷水果，勿再自贻伊戚。制半夏一钱五分，木猪苓一钱五分，大腹皮一钱五分，泽泻一钱五分，公丁香三分，制香附二钱，白茯苓三钱，川朴一钱，高良姜四分，橘皮一钱，生姜二片。

虞右　木郁土中，中脘作痛，胃脘之间，时有烘热之象，脉细关弦，肝经之气火，冲侮胃土。急宜开展襟怀，使木气条达。醋炒柴胡、杭白芍、金铃子、广郁金、当归身、制香附、青陈皮、麸炒枳壳、粉丹皮、姜汁炒山栀。

二诊：中脘烙热较退，痛亦略松，然每晨面肿，头晕耳鸣，无非火气生风蔓延所致。金铃子、制香附、川雅连淡吴茱萸同炒）、麸炒枳壳、白蒺藜、东白芍、蜜水炒小青皮、十大功劳叶、桑叶。

三诊：气注作痛渐轻，而咽中仍然如阻，时仍潮热，还是气火之郁。磨苏梗、朱茯神、生香附、炒枳壳、磨郁金、炒枣仁、煅龙齿、白蒺藜、粉丹皮、钩藤、逍遥丸。

（《张聿青医案》）

余听鸿

中虚浊阴蟠踞胃痛案

余听鸿（1847~1907），名景和，晚清医家

常熟大步道巷余姓，年五十余，素嗜洋烟。时正酷暑，忽呕泻交作，邀余诊之，进以胃苓汤，加藿香、半夏，明日呕泻均止，脉静身凉，毫无所苦。惟神倦好寐，脘中坚硬，按之作痛拒按。病家以为病愈。余曰：病入阴脏。微见干哕，即进大剂附子理中汤，加生姜之法。党参五钱，白术二两，干姜一钱，附子八分，炙草五分，姜汁冲服。一剂，觉脘中稍舒，再服一剂，而哕亦止，脘中已舒。吾友问曰：脘中拒按，何以反进参术？实所未解。余曰：吸烟之人，素体本弱，又经大吐大泻，断无食滞内停，其脘中坚硬者，乃中虚浊阴蟠踞，虚痞于上也。霍乱之后，太阴必虚，法用理中，吐者加生姜，腹满加附子，腹痛加人参，故轻用术而加附子、人参、生姜，俾阳气充足，浊阴自散，哕可止而痞满自除。断无大吐大泻之后，而有实结胸者。

（《余听鸿医案》）

郑钦安

胃痛治法圆通

郑钦安（1824 年 ~1911 年），字钦安，清末医家

按胃痛一证，有饮食、寒、热、虚、实之别，切不可执定有形质之胃，当于胃中往来之气机上理会方可。因饮食停滞于胃，胃中之气机不畅而致者，其人定见饱闷吞酸嗳气（气原文作“夫”），痛处手不可近，法宜消食行滞，如厚补七物汤，平胃散加香附、麦芽之类。因胃阳不足，复感外寒生冷食物，中寒顿起而致者，其人必喜揉按，喜热饮，或口吐清水，面白唇青，法宜温中行气，如香砂六君汤，理中汤加官桂、砂仁、香附、木香之类。因积湿生热，与肠胃素有伏热，过食厚味而生热，气郁不舒，而所致者，其人定多烦躁，唇红气粗，大便坚实等情，法宜下夺清热为主，如调胃承气汤。大黄木香汤，四磨汤之类。更有一等心胃腹痛，面赤如朱，欲重物压定稍安者，此是阴盛逼阳于外之候，法宜扶阳祛阴为急，切不可照常法治之。近来市习，多以元胡、乳、没、二皮、术、棱、五香、枳壳、厚朴之味投之，果有积滞，主立奇功，若胃阳素亏，必增其害，不可不知也。

（《医法圆通》）

费绳甫

胃痛两案

费绳甫（1851~1914），名承祖，晚清医家

江西李德元 患胸脘作痛，咳嗽食少。余诊脉弦滑。此湿痰阻塞肺胃，气不下降，治宜化湿痰而肃肺胃，方为合法。方用酒炒薤白三钱，制半夏钱半，全瓜蒌三钱，橘红一钱，杏仁三钱，炙紫菀一钱，冬瓜子四钱。一剂痛止，再剂咳平，遂愈。

如皋刘清溪 入夜脘痛，诸药不效。余诊脉弦大而牢。

此瘀血阻气，徒调肝胃无益。方用玄胡索一钱，金铃子钱半，红花五分，桃仁一钱，广木香五分，广陈皮一钱，当归二钱，丹参二钱。连服二剂，粪如胶漆而愈。

（《孟河费氏医案》）

陈良夫

肝经气火，冲扰阳明

陈良夫（1868~1920），名士楷，晚清民国医家

沈媳 初诊：肝为刚脏，体阴而用阳，气有余，即是火，郁则为气，发则为火。胃居中脘，性喜和降，若肝经气火冲扰阳明，胃气势必失降。始起寒热交作，其状如疟，本属阳明湿热，熏蒸出表，继转脘腹胀疼，气升即有泛呕甚则痉厥，大便失于通降，迄今已有一旬，证情屡见变迁。顷按脉来细滑而沉，舌苔黄腻微灰，尖边带光，口苦咽燥。拙见是木气素郁，化火上乘，阳明被其冲扰，和降因之失司。考肝经之脉，环绕少腹，人身左半属肝，今腹胀不舒，偏左尤剧，其为肝郁可知。痉厥不离肝病，呃忒不离气逆，二者互见，当责之木郁化火，攻冲肆扰，但证延多日，胃津不免被劫。急宜抑肝和胃，参通腑主治，平其气，降其火，务使厥定呃止，便下通利，方为佳境。

霍石斛　左金丸　青陈皮　广郁金　炒枳壳　佛手　姜竹茹　制川朴　川楝子炒石决　姜山栀　蒸制丸

另用枇杷叶煎汤代水。

二诊：昨从肝经气火，冲扰阳明议治，厥象定而呕渐止，便下亦颇通畅，原属松机。惟脘痞胸闷，腹部仍有吊痛，纳不振而稍有咳痰，脉细滑，苔糙灰，边尖色绛。此厥阴气火挟痰肆扰，阳明之和降仍乖，而津液已受耗损，当以清熄化降，参养液为治。

霍石斛　制女贞　北沙参　川贝母　广郁金　左金丸　川楝子　生白芍　炒枳壳　炒竹茹　煅石决　木蝴蝶

三诊：气、火、风三者皆从厥阴而来，阻滞于内都属气，冲扰于上都属火，若升及头巅，则为风阳。连进清熄和降之剂，呕吐已止，痉厥亦定，饮食渐启，脘腹之胀痛亦微。惟咳痰黏而不豁，苔黄尖脱，上罩微灰，脉来细滑而沉。拙见是风阳渐熄，肝经气火挟痰犯肺，当再清肺熄肝，化痰保津为治。

北沙参　剖麦冬　川贝母　玄参心　黛蛤散　广郁金　川楝子　霍石斛　钩藤　炙桑皮　煅石决　枳壳

（《陈良夫专辑》）

金子久

通腑通络，化滞化痰

金子久（1870~1921），名有恒，晚清民国医家

从前脘痛属胃寒，现在腹痛属脾湿。胃既有寒，脾既有湿，流行之气易阻，升降之气易滞。腹痛仓卒而至，其中兼挟肝气，腹笥忽然而胀，其间兼挟食滞。腑道为窒，络道为阻，痛及少腹，胀在胁腰，呕而无物，泻而不畅，无形之气不宣通，有形之滞不尽去。上下阴阳逆乱，左右升降错行，头面时多冒热，膝足时多厥冷。脉紧而兼弦，弦紧而兼滑，舌白不腻，口燥不渴。治法通腑通络，借以化滞化痰。腑络通，湿痰化，升降自调，痛胀自除。吴茱萸、川连、冬瓜子皮、橘络、白芥子、青皮、丝瓜络、姜夏、川朴、蒌皮、炒竹茹、枳壳、大腹。

又 向有脾湿脘痛，显然脾懦肝强。或稍涉寒凉，更衣溏薄，或稍食油腻，大便亦溏。二三日来寒食互伤，窒碍流行之气，阻滞升降之机，忽然腹大痛，甚而牵及胁肋，昨日或痢或痛，顷刻不移不动，大腹又觉䐜胀，小腹亦觉满胀，大便不通，小溲欠利，痛而拒按，按而更痛，有时上焦冒热，有时下部厥冷。脉络闭塞，气道痹阻，阴寒之邪，格于阳气，肝木之气，侮于土宫。左脉细弦而紧，右脉细弦而滞。口觉干燥，不索汤饮，舌质薄白，不见干燥。气郁已渐化火，邪郁未曾化热。若不温通气机，则络道愈闭愈塞，腹胀势必滋蔓；若不

通降胃腑，则升降愈窒愈滞，疼痛势必增剧，胀或不休，痛或不减，厥疾何瘳？危险如何？今订之方，务在宣通，使通则不痛，而通则不胀。薤白、青皮、全瓜蒌、芸曲、姜夏、橘络、桃仁、云苓、大腹皮、枳壳、官桂、白芍、控涎丸。

前次之痛尚缓，此番之痛尤剧。痛在中脘，显在胃病。

胃主藏纳，脾主运化，能食而不能化，脾病更重于胃。消化不灵者，湿痰也，通降失司者，食滞也。由湿痰而致气阻，由气阻而致气滞，气与痰互相胶柱，升降流行，遂为窒碍。或为脘胀，或为脘痛，不食则嘈，得食更痛。左关脉细弦，右关脉小滑。治痛之通套，不外乎疏运。桂炒白芍、谷芽、竹茹、大腹、川郁金、枳壳、鸡肫皮、姜夏、橘红、茯苓、瓦楞、蒌皮。

（《金子久专辑》）

丁甘仁

疏通气机，以泄厥阴
宣化痰滞，而畅中都

丁甘仁（1865~1926），名泽周，晚清民国医家

韦左 脘腹作痛延今两载，饮食则痛缓腹胀，微饥则痛剧心悸，舌淡白，脉左弦细、右虚迟。体丰之质，中气必虚，虚寒气滞为痛，虚气散逆为胀，肝木来侮，中虚求食。前投大小建中，均未应效，非药不对症，实病深药浅。原拟小建中加小柴胡汤，合荆公妙香散，复方图治，奇之不去则偶之之意。先肝木条畅，则中气始有权衡也。

大白芍三钱　炙甘草一钱　肉桂心四分　潞党参三钱　银州柴胡一钱五分　仙半夏二钱　云茯苓三钱　陈广皮一钱　乌梅肉四分　全当归二钱　煨姜三片　红枣五枚　饴糖烊冲，六钱

妙香散方

人参一钱五分　炙黄芪一两　淮山药一两　茯苓神各五钱　龙骨五钱　远志三钱　桔梗一钱五分　木香一钱五分　甘草一钱五分

上药为末，每日服二钱，陈酒送下，如不能饮酒者，米汤亦可。

按：韦君乃安庆人也，病延二载，所服之方约数百剂，均不应效，特来申就医，经连诊五次，守方不更，共服十五剂而痊愈矣。

关右 旧有脘痛，今痛极而厥，厥则牙关拘紧，四肢逆冷，不省人事，逾时而苏，舌薄腻，脉沉涩似伏。良由郁怒伤肝，肝气横逆，

痰滞互阻，胃失降和，肝胀则痛，气闭为厥。木喜条达，胃喜通降，今拟疏通气机，以泄厥阴，宣化痰滞，而畅中都。

银州柴胡一钱五分　大白芍一钱五分　清炙草五分　枳实炭一钱　金铃子三钱　延胡索一钱　川郁金一钱五分　沉香片四分　春砂壳八分　云茯苓三钱　陈广皮一钱　炒谷麦芽各三钱　苏合香丸去壳

研末化服，一粒

二诊：服药两剂，厥定痛止，惟胸脘饱闷嗳气，不思纳谷，腑行燥结，脉左弦右涩。厥气渐平，脾胃不和，运化失其常度。今拟柔肝泄肝，和胃畅中，更当怡情适怀，以助药力之不逮也。

全当归二钱　大白芍二钱　银州柴胡一钱　云茯苓三钱　陈广皮一钱　炒枳壳一钱　川郁金一钱五分　金铃子二钱　沉香片四分　春砂壳八分　全瓜蒌切，四钱　佛手八分　炒谷麦芽各三钱

傅右　旧有胸脘痛之宿疾，今新产半月，胸脘痛大发，痛甚呕吐拒按，饮食不纳，形寒怯冷，舌苔薄腻而灰，脉象左弦紧右迟涩。新寒外受，引动厥气上逆，食滞交阻中宫，胃气不得下降，颇虑痛剧增变。急拟散寒理气，和胃消滞，先冀痛止为要着，至于体质亏虚，一时无暇顾及也。

桂枝心各三分　仙半夏三钱　左金丸包，六分　瓜蒌皮炒，三钱　陈皮一钱　薤白头酒炒，一钱五分　云茯苓三钱　大砂仁研，一钱　金铃子二钱　延胡索一钱　枳实炭一钱　炒谷麦芽各三钱　陈佛手八分　神仁丹另开水冲服，四分

二诊：服药两剂，胸脘痛渐减，呕吐渐止，谷食无味，头眩心惊，苔薄腻，脉左弦右迟缓。此营血本虚，肝气肝阳上升，湿滞未楚，脾胃运化无权。今拟柔肝泄肝，和胃畅中。

炒白芍一钱五分　金铃子一钱　延胡索一钱　云茯苓　朱砂拌，三钱　仙半夏二钱　陈广皮一钱　瓜蒌皮二钱　薤白头酒炒，一钱五分　紫丹

参二钱　大砂仁研，一钱　紫石英三钱　陈佛手八分　炒谷麦芽各三钱

三诊：痛呕均止，谷食减少，头眩心悸。原方去延胡索、金铃子，加制香附三钱，青龙齿三钱。

（《丁甘仁医案》）

胡秋帆

上寒下热，姜连调和，痛平呕止

胡秋帆，清代医家

周淡如茂才夫人素有胃气痛证，忽于十月偶发，满床滚叫四昼夜，危殆急矣。服温中理气药不效，彼时一痛则死，手足皆厥，举家惶惶啐叫不绝。淡如痛哭流涕，求余诊救。余诊其脉，两寸微细，两尺微数，知其胸中有寒，丹田有热，非为之升降阴阳，不能令呕已痛止也。拟以加减姜连汤一方投之，佐以广木香、佛手片等药，为之升降阴阳而调和上下，一剂未完，痛呕立止。

桂枝一钱，白芍一钱，炮姜一钱，法夏二钱，广皮一钱，广木香一钱，黄连八分（吴茱萸水炒），佛手片一钱。阴阳水煎服引。

胡秋帆曰：胃痛一症，前论已言之详矣，而犹有未能畅发者，不得不条分而缕析之也。经曰：胃之大络，名曰虚里，贯膈络肺，出于左乳下，其动应衣，宗气泄也。盛喘数急者则病在中，结而横，有积矣，绝不致，日死。乳之下，其动应衣，宗气泄也。又曰：人之所受气者，谷也，谷之所注者，胃也，胃者，水谷气血之海也。海之所行元气者，天下也，胃之所出气血者，经隧也。经隧者，五脏六腑之大络也，逐之夺之而已矣。夫夺者，即经所谓土郁夺之之谓也，土郁而夺之则痛于何有？顾胃气者，中气也，东垣发补脾之论，谓气或乖错，人何以生？此盖指胃有亏损，阳气受伤而致疼，致痛之害所由起也。男子丹田，谓之气海，女子丹田，谓之血海。以胃气之损而丹田之阻滞，不能融贯而流通，遂致一团春和之象，变而为厉气之灾，故一痛即厥，其祸不可胜言矣。丹溪曰诸痛不可补气，后贤从而非之。然相窃以不可厚非者，盖痛则气滞，补之反增滞，是以为害也。此方升降阴阳，调和上下，俾中土和而万物育，吉祥止止，痛苦全瘳，岂不妙天地生生之机耶！

（《胡秋帆医案》）

张锡纯

脾胃失其升降，中焦气化凝郁案

张锡纯（1860~1933），字寿甫，晚清民国医家

天津徐氏妇　年近三旬，得胃脘疼闷证。

本南方人，久居北方，远怀乡里，归宁不得，常起忧思，因得斯证。中焦气化凝郁，饮食停滞，艰于下行，时欲呃逆，又苦不能上达，甚则蓄极绵绵作疼。其初病时，惟觉气分不舒，服药治疗三年，病益加剧，且身形亦渐羸弱，呼吸短气，口无津液，时常作渴，大便时常干燥。其脉左右皆弦细，右脉又兼有牢意。

《内经》谓脾主思，此证乃过思伤脾，以致升胃不降也。为其脾气不上升，是以口无津液，呃逆不能上达；为其胃气不降，是以饮食停滞，大便干燥。治之者当调养其脾胃，俾还其脾升胃降之常，则中焦气化舒畅，疼胀自愈，饮食加多而诸病自除矣。

生怀山药一两　大甘枸杞八钱　生箭芪三钱　生鸡内金黄色的，捣，三钱　生麦芽三钱　玄参三钱　天花粉三钱　天冬三钱　生杭芍二钱　桂枝尖一钱半　生姜三钱　大枣擘开，三枚　共煎汤一大盅，温服。

方解：此方以山药、枸杞、黄芪、姜、枣培养中焦气化，以麦芽升脾（麦芽生用善升），以鸡内金降胃（鸡内金生用善降），以桂枝升脾兼以降胃（气之当升者遇之则升，气之当降者遇之则降），又用玄参、花粉诸药，以调剂姜、桂、黄芪之温热，则药性归于和平，可以

久服无弊。

复诊：将药连服五剂，诸病皆大轻减，而胃疼仍未脱然，右脉仍有牢意。度其疼处当有瘀血凝滞，拟再于升降气化药中加消瘀血之品。

生怀山药一两　大甘枸杞八钱　生箭芪三钱　玄参三钱　天花粉三钱　生麦芽三钱　生鸡内金黄色的，捣，二钱　生杭芍二钱　桃仁去皮，炒，捣，二钱　广三七轧细，二钱

药共十味，将前九味煎汤一大盅，送服三七末一半，至煎渣再服时，仍送服其余一半。

效果：将药连服四剂，胃中安然不疼，诸病皆愈，身形渐强壮，脉象已如常人，将原方再服数剂以善其后。

（《医学衷中参西录》）

曹颖甫

悬饮内痛案

曹颖甫（1866~1937），民国医家

沈家湾陈姓孩年十四，独生子也。其母爱逾掌珠，一日忽得病，邀余出诊。脉洪大，大热，口干，自汗，右足不得伸屈。病属阳明，然口虽渴，终日不欲饮水，胸部如塞，按之似痛，不胀不硬，又类悬饮内痛。大便五日未通。

上湿下燥，于此可见。且太阳之湿内入胸膈，与阳明内热同病。不攻其湿痰，燥热焉除？于是遂书大陷胸汤与之。

制甘遂一钱五分　大黄三钱　芒硝二钱

返寓后，心殊不安。盖以孩提娇嫩之躯，而予猛烈锐利之剂。倘体不胜任，则咎将谁归？且《伤寒论》中之大陷胸汤证，必心下痞硬，而自痛，其甚者或有从心下至少腹硬满，而痛不可近为定例。今此证并未见痞硬，不过闷极而塞，况又似小儿积滞之证，并非太阳早下失治所致。事后追思，深悔孟浪。至翌日黎明，即亲往询问。据其母曰，服后大便畅通，燥屎与痰涎先后俱下，今已安适矣，其余诸恙，均各霍然。乃复书一清热之方以肃余邪。嗣后余屡用此方治愈胸膈有湿痰，肠胃有热结之证，上下双解，辄收奇效。语云，胆欲大而心欲小，于是益信古人之不予欺也！

（《经方实验录》）

王仲奇

苦降辛通，豁痰化湿治胃痛呕吐

王仲奇（1881~1945），民国医家

高　南市，十月初四日。痰气壅滞，胃逆失降，胸脘闷痛，呕恶翻食，必将痰涎酸水呕出乃已，脉濡弦。势成反胃，久恐关格。治以苦降辛通。

薤白二钱　全瓜蒌三钱　法半夏钱半　陈枳壳炒，钱半　旋覆花布包，二钱　玉苏子二钱　淡干姜六分　川连炒，三分　娑罗子二钱　山豆根钱半　射干一钱　沉香曲炒，钱半　茯苓三钱

二诊：十一月二十四日，幽门得通，阳明腑气顺行，胸脘闷痛、呕恶翻食及痰涎酸水皆已见愈，脉软弦。仍以苦辛通降剂丸，兼除萌蘖。

薤白一两　全瓜蒌两半　法半夏一两　淡干姜四钱　川黄连炒，二钱　佩兰两半　藿香八钱　玉苏子一两　山豆根一两　陈枳壳炒，一两　沉香曲炒，一两　前胡一两　娑罗子一两　佛手柑八钱　云茯苓两半

上药研为细末，用旋覆花（布包）八钱熬水泛丸，每早、晚以开水送下三钱。

右　心下痞，胀闷，呕吐。以苦降辛通。

法半夏　全瓜蒌　黄连姜汁炒　川郁金　枳实皮炒　藿香　佩兰　石菖蒲　缩砂仁　苏梗　青皮炒

二诊　呕吐不已，胸前闭闷似觉见松。治在肝胃。

瓜蒌皮　薤白　法半夏　川朴制　石菖蒲　川郁金　茯苓　淡干姜　川黄连炒　白蔻仁　橘红衣　檀香

吴梅笙君　汉口，三月十五日。肝者，中之将也，谋虑出焉，取决于胆；胃者，水谷之海，六腑之大源也。胃、大肠、小肠、膀胱、三焦能化糟粕，转味出入皆取决于胆，胆居肝叶之上，为肝之府。形乐志苦，肝之疏泄不达。肝者，东方木也，气盛于春，受制于秋；肝主疏泄，疏泄不得，为逆，逆春气则少阳不生，肝气内变。少阳者，胆与三焦也，肝病必轻胃，胆随肝以为逆，势必影响于三焦。上焦主纳而不出，中焦则腐熟水谷，下焦主出而不纳，肝气横梗，病及中枢。病之始起也，胃脘右胁下痛，盖肝脉贯膈，布胁肋，两胁皆属于肝，肝体实居右，不过气运升降行诸左耳。元时滑伯仁先生亦尝言之。若大便秘结，嗳腐吞酸，无非肝气倒行逆施，迫令胃气不得下行。痛本不通之义。至于腰痛，非肾胃相关之故耶？但作始也简，将毕也巨，微邪者大邪之所由生也。今病已逾半载，谷食全不能进，而菜肉又禁不予食，胃气伤残极矣。人以胃气为本，中焦为津液气血朝会之所，胃气愈伤，消化愈弱，精液气血渐涸，肌肉筋骨何所赖以养？稍进饮食，胸脘即胀闷欠适，是中焦之腐熟水谷呆钝，大便秘，小溲少，应出不出，甚则呕酸，则应纳而反出矣。腹虽膨，按之则软而不坚，定非有形积滞，了无疑义。诊脉百至，虽有弦象，幸不刚劲，舌光无苔，胃气消乏，大抵如此；久病色夺，亦属寻常。惟肌肉消瘦太甚，形羸不能服药，扁仓以为难，学术谫陋，智识浅短如鄙人者，何能胜其任也。特蒙征诸千里之外，敢不竭其愚拙，报答知己殷殷求治之心？若谓斯疾易图，则吾岂敢。

蒸当归三钱　杭白芍微炒，钱半　旋覆花布包，钱半　西藏红花三分　宣木瓜一钱　野茯苓三钱　蒲公英二钱　无花果二钱　陈大麦微炒　去外

层粗皮，三钱　伽楠香研细末分二次服，二分　建兰草二钱

二诊：三月十七日，脉象如前，虽弦，而尚和缓悠扬，惟色皖，少津泽，非《经》旨久病色夺，其脉不夺之状耶？《经》不云乎，阳明之气以下行为顺，上焦不行，则下脘不通。两日来，牛乳、面包啖饮尚适，但未大便，小便亦未畅，所谓九窍不利，肠胃之所生也。久病胃薄，以顾后天为急务，形羸若此，谷少又若此，是宜以适胃为要。拟从原意，毋事更张，何如？

油当归三钱　杭白芍微炒，半钱　旋覆花布包，二钱　西藏红花三分　宣木瓜一钱　野茯苓三钱　蒲公英三钱　赖橘红八分　郁李仁杵去壳，二钱　建兰草三钱　陈大麦微炒，去粗，四钱　鲜菖蒲五分

三诊：三月廿日，脉仍如前，色转津泽，形羸肌瘦如故，有形血肉原不能遽然充复，幸饮食增进，后天资生有赖，岂云小补？惟脾、胃、大肠、小肠、膀胱、三焦为仓廪之本，名曰器，化糟粕转味出入，六腑满而不能实，故传化物而不藏。三日来大便未下，腰脊少腹胀闷，是脾元之健运仍未灵转，肠胃之变化传导受盛亦各得其所，如机轴然，停顿已久，旋转运行，难得骤复。要之此恙，如谷食日增，二便通调，不添枝节，庶可渐入佳境。

油当归三钱　蒲公英二钱　红花六分　玉苏子研，去壳，二钱　桃仁去皮尖，研，五粒　郁李仁研，去壳，二钱　火麻仁研，三钱　野茯苓三钱　赖橘红八分　建兰草三钱　霞天曲炒，三钱　荞麦炒炭，钱半　鲜石菖蒲五分

四诊：三月廿三日，脉象较前缓和，形色亦稍充旺，能进牛乳、糜粥、面包，大便通调，小溲较畅，有日趋有功之象。惟纳食后胸脘间微觉胀闷，脐腹内呱呱作鸣，则由脾胃健运磨化困惫已久，一时未易灵转之故。宜静养缓图，勿求治太急。

全当归三钱　蒲公英三钱　赖橘红一钱　白蔻仁一钱　玉苏子研，去

壳，二钱　茯苓四钱　川朴花钱半　省头草三钱　陈六神曲炒，三钱　荞麦炒炭二钱　建兰草三钱　鲜石菖蒲八分

幼公　十一月廿三日。脾胃为仓廪之本，化糟粕转味出入，痰湿壅滞于中，通降失常，脘痛呕逆，时作嗳气，脉弦滑。运脾健胃，祛湿豁痰。

漂苍术二钱　制川朴钱半　法半夏二钱　新会皮钱半　云苓四钱　青皮炒，钱半　陈枳壳炒，钱半　旋覆花布包，二钱　佩兰三钱　苏梗钱半　广木香八分　陈六神曲炒，三钱

二诊：十一月廿五日。痰湿俱盛，胃气翳滞，或脘痛纳减，或头眩喜呕，胃逆失降，有累于脑。兹拟运脾健胃，祛痰宣湿，湿痰去则胃和脑安矣。

苍术漂，一两　於术炒，一两　法半夏两半　新会皮一两　广木香六钱　佩兰两半　藿香八钱　石菖蒲六钱　陈枳壳炒，一两　青皮炒，八钱　川芎炒，六钱　沉香曲炒，一两

上药研为细末，用炒谷芽一两熬汤泛丸，每早、晚用开水各送下三钱。

三诊：十二月初二日。胃者水谷之海，六腑之大源。脉滑缓和，脘痛气逆获愈，惟纳谷未能充量，篡间及趾缝湿痒。强肾健胃并用，胃健则消化力强，肾强则内湿得以排泄也。

於术炒，钱半　陈枳壳炒，钱半　佩兰三钱　藿梗一钱　六神曲炒，三钱　缩砂仁一钱　蒲公英三钱　茯苓三钱　地肤子三钱　川萆薢三钱　忍冬藤三钱

另以飞滑石一钱　寒水石煅，一钱　炉甘石煅，一钱　枯矾三分　同研细末，搽湿处。

高　苏州，肝气横梗，阻遏胃降，食下闷塞，难于消受，甚则呕恶酸苦，食亦呕出，形瘦容晦，脉濡弦涩。年逾五旬，难以疗治。

薤白　全瓜蒌　法半夏　陈枳壳炒　淡干姜　川黄连前二味同炒　沉香曲炒　降香　旋覆花包　代赭石煅　玉苏子　泽兰

二诊：胸脘闷痛见瘥，大便仍然难解，下流不通，热必上泛，以致呕恶酸苦，食亦呕出，且觉心荡，形瘦容晦，脉来弦涩。年逾五旬，难以疗治。

薤白　全瓜蒌　法半夏　陈枳壳炒　淡干姜　川黄连前二味同炒　佩兰　旋覆花包　代赭石煅　沉香曲炒　桃仁去皮尖，杵　红花　陈大麦炒杵去外层粗皮

三诊：胸脘闷痛见愈，食入仍难下膈，胃逆失降，势必呕恶酸苦，食亦呕出，大便秘，形瘦容晦，脉弦。年逾五旬，未易治也。守愿意为之。

薤白　全瓜蒌　法半夏　陈枳壳炒　淡干姜　川黄连前二味同炒　白豆蔻　玉苏子　旋覆花包　鸡内金炙　佩兰　沉香曲炒　陈大麦炒，杵，去外层粗皮

（《王仲奇医案》）

张简斋

清热解毒治疗胃痈案

张简斋（1880~1950），字师勤，民国著名中医

宋美龄　夙有胃疾，民国三十年夏又发。刻下无法进食，只能食少量流汁，遂卧床不起。伴有咳嗽，间或痰中夹脓血。简老诊后曰："夫人之疾是胃痈，若成脓，则难治矣。"宋问："此病可治否？"简老答曰："请夫人放心，我保证三剂中药治愈此病。"

于是简老用千金苇茎汤法，以清解胃腑热毒，该方去苇茎（即芦根），加瓜蒌、丹皮、酒制大黄、甘草等品。三剂后诸症大缓，咳嗽及痰中夹血之症亦消失。复诊时简老又用疏和之品善后调理之，方用冬瓜仁、薏仁、丹皮、甘草、白术、橘白、生扁豆、石斛、竹叶等品。宋氏药后不久胃病痊愈直到晚年亦未见复发。

张泽生

燮理肝胃，权衡升降润燥收散
兼调气血，妥施甘温慎用开破

张泽生（1895~1985），原南京中医药大学教授，著名临床家

治疗萎缩性胃炎应以胃脘痛、痞胀等症为着眼点，结合其他兼症及整体情况，辨其寒热虚实、在气在血及脏腑病位。

大抵遵“脾以守为补，胃以通为补，肝以散为补”这一原则，无论表现为胃脘痛或痞胀，萎缩性胃炎以虚证最常见。治疗以补虚为主，少佐辛散。实则根据“通则不痛”的原则，视其标邪性质分别治之。如痰湿宜燥宜运，挟瘀当和营通络，挟滞多消补兼施，气滞则辛香疏导相伍。郁热者清之或润养佐之，寒者温之补之。清阳宜升，浊阴宜降；胃阴不足，甘凉、甘平润养；胃阳亏虚，辛热通阳。痛久络伤出血，则益气摄血；夹瘀需益气活血同用。

证治要则

一、中虚气滞

脘痛绵绵无定时，喜按喜温，常兼脘痞食少，神倦便溏，舌多淡红，边多齿痕，苔白脉细。治用健脾行气法。香砂六君子汤或黄芪建

中汤加减。常用药为：

潞党参、炒白术、当归、黄芪、桂枝、白芍、半夏、陈皮、木香、炙甘草、饴糖等。

气滞明显者，加肉桂、沉香散寒止痛。胃虚上逆，呕吐清水，加吴茱萸、肉桂。脘腹冷痛，脾阳不足者，加熟附片、吴茱萸、高良姜、益智仁等辛热通阳，加参芪术草等健脾益气以助其转运。中虚痰湿，浊阴凝聚，寒湿偏重的，以苍术、桂枝、吴茱萸、生姜、半夏等通阳化浊。若年衰久病，命火式微，或胃病日久，由脾及肾，则在补脾药中选加熟附片、肉苁蓉、补骨脂、煨肉果等温肾之品。

二、肝胃不和

痛胀连及脘胁，嗳气则舒，病发与情志有关，或伴吞酸呕苦，苔多薄黄，脉小弦。治用疏肝和胃。柴胡疏肝饮合四逆散加减。常用药为：

当归、白芍、醋柴胡、枳壳、木香、延胡索、川楝子、佛手片等。

少腹冷痛加吴茱萸、乌药。挟瘀加炒五灵脂、九香虫。

若肝热犯胃，见胃脘灼痛，泛酸嘈杂，口苦口干，心烦易怒者，用左金丸、金铃子散清泄为主，少佐川芎、香附、柴胡以开郁，或反佐吴茱萸，从治为使。若胃阴不伤，用少量柴胡疏泄，取“火郁发之”之义。如肝经郁火伤阴，或胃阴不足，肝气横逆的，清肝、制肝用桑叶、丹皮、瓦楞子，养阴用沙参、麦冬，佐以酸甘。若肝热犯胃，胃失和降，见呕吐嗳气，嘈热便结，用旋覆花、代赭石、川连、蒲公英、吴茱萸、生大黄、沉香曲合温胆汤苦辛降胃。肝火既清，见肝胃阴虚，常以乌梅炭、白芍、甘草、生地、枸杞子等酸甘化阴，柔肝养胃。邪在胆，逆在胃，见呕苦者，配用旋覆代赭汤、温胆汤治疗。

三、胃阴不足

胃脘隐痛或灼痛，嘈杂似饥，心烦口干，便干少纳，舌红少津，苔净或花剥，脉细。治用甘凉养胃，或佐微酸。常选益胃汤，沙参麦冬汤加减，常用：南北沙参、麦冬、生地、白芍、石斛、天花粉、乌梅、炙甘草、穞豆衣等。如兼脘痞，加佛手花、玫瑰花、川朴花、川楝子。挟湿加佩兰、冬瓜子。若舌光红无苔，食入作恶，加荷叶、陈仓米、生熟谷芽，另用冬瓜火腿汤。若胃阴亏损，中州失濡，虚火内灼，则甘寒、酸甘合用，少佐清泄，玉女煎加减。若气阴两虚，用药甘温而不燥，柔养而不腻，常用太子参、生白术、山药、扁豆、薏苡仁和石斛、玉竹、沙参、麦冬等。胃脘烧灼感明显，属胃阴虚所致者，多取乌梅炭、白芍、炙甘草。胃阴渐复，则逐步从甘凉、甘平转用甘温。

由于萎缩性胃炎病及胃、肝、脾等脏腑，病理有虚实寒热和升降润燥过偏等不同，且标本虚实，脏腑相兼为患者甚多，故不能简单分型机械硬套，而应根据证候表现，灵活施治，才能提高疗效。除上述多见的三类外，在萎缩性胃炎辨证中比较多见的尚有：

1. 气滞血瘀证

以桃红四物汤、失笑散为主，加瓦楞子、九香虫、降香、延胡索等。如兼远血，加阿胶珠、侧柏炭、地榆炭、炮姜炭等。

2. 痰瘀互结证

常见胸脘痞闷刺痛，牵及背部，纳少口黏，舌紫苔腻等症。常用半夏、橘皮络、全瓜蒌、桂枝与当归、桃仁、红花、五灵脂、郁金等相伍。

3. 气滞痰阻证

常见脘腹痞满，纳少或泛吐痰涎，苔腻等症。用香砂枳术丸或香砂平胃散为主方。呕吐加吴茱萸、苏梗、生姜。属夏月感邪，去白术，加苍术、厚朴。酒湿伤胃，兼见蓄瘀，则用枳椇子、葛花、砂仁、苏梗、二陈等除酲化湿药加行瘀通络之品。

此外，吐血多因胃热伤络，以犀角地黄汤加生军、藕节、白茅根。胃中积热伤阴，肠腑失润的，用麻仁丸加沙参、麦冬。妇女常兼痰气交阻证，可参酌半夏厚朴汤治之。

宜用甘温调中，慎用开破

萎缩性胃炎病程长，中虚证多见，不能偏执“痛无补法”而率用克伐。“若属虚痛，必须补之”（程钟龄语）。甘温补中为主，少佐辛散，既能健运中宫，缓中止痛，又能开发郁结，使气转痞消。甘温常用党参、白术、当归、甘草，行气多用木香、佛手、陈皮、苏梗等。其中木香最为常用，因此药比较平稳，能调诸经之气，如中虚气滞大便溏薄，煨熟用之大宜。对萎缩性胃炎之虚痛虚痞，应补中兼通，通而不伐，补而不通可致气壅、纳呆，又使药力不能达到病所；而过用开破，则耗散中气，化燥伤阴，痛、痞等症反可加重。阴血不足及火郁者，更应慎用开破药。

临证所见，本病多数可表现为纳少脘痞，胃脘隐痛，便溏神倦，舌淡苔白等中虚气滞证，约占半数以上。而典型胃阴不足者，虽高于浅表性胃炎、溃疡病等，但仍属少数。不能误以萎缩性胃炎多胃阴不足而过用清润，以致戕伤中气，加重病情。

散中有收，气药常兼血药

胃以通为补，但辛通过度可耗正气，故在药物配伍上，须注意散中有收，或收补中微兼疏通。除痰湿较重外，一般均配芍药甘草汤，既能和里缓急，又能柔肝安脾。如中虚气滞，常配白芍、当归于益气药中，寓归芍六君汤、当归建中汤意。肝胃、肝脾不和常配白芍、甘草，寓四逆散、逍遥丸意。胃阴不足，肝气不敛，常配白芍、乌梅、甘草于疏泄之中。胃脘冷痛或兼少腹胀痛，常以白芍配肉桂、吴茱萸，散太阴、厥阴之寒滞。如肝胃不和，胃气不降，用白芍配沉香。脘胁痛由肝气所致，肝血暗耗，头晕目眩者，则白芍配川芎、制首乌、五味子、白蒺藜，升敛、收散并用。沉寒冷痛者，则以白芍配附子。

气血相互为用，病理上互为因果，治疗则“气主煦之，血主濡之”。气药偏燥，可用血药以济之；血药嫌润，常配气药以调之。益气助以养血，可气血相生。尤对胃脘久痛，用气药无效者，可辅之以归、芎、芍或桃、红、五灵脂等入血之品，或用郁金、川芎、降香、香附、元胡等兼调气血之药，使血气流通，往往可提高疗效。当归为血中气药，白芍和阴止痛。此二味，无论在气在血，最多运用。

根据脾胃特性，权衡升降润燥

胃为阳土，喜润恶燥，性宜通降；脾为阴土，喜燥恶湿，性宜升发。根据脾胃这一特性，注意调整升降、润燥之偏。如胃气上逆，以二陈汤为主方，若兼胃虚有寒者，配旋覆花、代赭石、吴茱萸、干姜、沉香、党参等；兼热的配川连、黄芩、竹茹等。肠胃失其润降者，用火麻仁、生首乌、决明子、全瓜蒌、枳实等，也可配紫菀、桔梗、杏仁以开上提下；脾气不升，清阳下陷，则用补中益气汤加干荷叶、葛根等益气升清；胃燥太过，取柔剂养胃；湿邪太盛，则区别寒湿、湿热分别治之，前者多取平胃二陈、三仁汤升降健运，后者常用二妙或温胆汤等清热化湿。

开痹散结，当先疏启其中

对于痹塞痞结，应区别寒热虚实，标邪性质，先当疏启其中。如对寒凝停痰湿阻所致痞闷、脘痛，以二陈汤加桂枝、吴茱萸、木香、苍术、厚朴等辛温泄浊。舌苔灰腻，胸脘痹窒，则以瓜蒌薤白半夏汤或瓜蒌薤白桂枝汤通阳开结。中焦阳衰，阴寒窃踞，胸脘失其清旷者，取苓桂术甘汤加味，温中化滞。生冷油腻伤脾，痞闷纳呆苔腻者，必以枳、术，并配茯苓、陈皮、香附、砂仁、山楂、神曲。脾虚失运，食少虚痞者，则用香砂六君子汤健运疏导。寒热湿邪兼夹者，则以半夏泻心汤或川连、厚朴以苦辛通降。

朱某 男，38岁，工人。

胃脘胀痛起于1972年，经常反复发作，脘腹胀痛，食欲减退，四肢乏力。于1978年4月1日在某院胃镜检查编号：78—3053）为萎缩性胃炎；病理（病理号：78—1436报告为：胃体黏膜轻度萎缩性胃炎，胃窦交界处萎缩性胃炎伴肠化生，胃窦黏膜为萎缩性胃窦炎。曾在某院住院，服中药100余剂，收效不著。于1978年12月21日来我院门诊。

胃脘嘈杂，嗳气泛酸，隐痛或有闷胀，得按则舒，大便不成形，苔黄根腻，脉小弦。化验胃酸偏高。肝有郁热，胃蕴痰湿。治拟泄肝和胃化湿：

炒苍术9g　川朴5g　陈皮5g　木香5g　姜半夏9g　茯苓9g　桂枝3g　炒白芍9g　香橼皮9g　建神曲12g

12月28日二诊：服5剂后苔腻已渐化，纳振，多食则胃脘不适，或腹鸣，胃酸高。治拟前法再进。

炒苍术 9g　川朴 5g　陈皮 5g　姜半夏 9g　木香 5g　桂枝 5g　佩兰 9g　煅瓦楞 15g　佛手 5g　建神曲 12g　生姜 2 片

1979 年 1 月 4 日三诊：服 5 剂后，苔腻化，胃痛止，唯右胁下仍有胀痛，有酸水，苔薄，脉小弦，再以前法加减。

上方去佩兰、桂枝、建曲，加白芍 9g，冬瓜子 15g，炒谷麦芽各 12g。

前法略作加减，续服 4 月，胃脘已不痛，腹胀亦退，食欲正常，苔黄腻均化。于 1979 年 3 月 27 日，在我院胃镜复查（镜号 1265）：慢性浅表性胃炎；病理报告（病理号：胃窦后壁、前壁中度慢性浅表性胃炎，胃体大弯为体型黏膜组织，萎缩性胃炎已获痊愈。

（江杨清　张继泽　单兆伟　整理）

裘沛然

尚辛散苦泄，循甘缓酸收

裘沛然（1916~2010），上海中医药大学教授，著名中医学家

西医对胃炎分类有多种，最常见的有浅表性胃炎、萎缩性胃炎，但总属中医“胃脘痛”范畴，病机涉及到胃、脾、肝、胆等脏腑。

胃与脾以膜相连，胃以和降为顺，脾以健运为常，脾健令精气敷布于全身，胃和则浊气转输于魄门。胃有病，必令脾无所输化；脾失健，每致胃不能纳谷。胃炎病虽在胃，与脾不可分割。一般胃炎初期，多表现胃失和降，症见痛、胀并重；以后波及于脾，健运失职，症见神疲、纳呆及气血主化不足的虚象。脾虚反过来又影响胃的通降功能，形成脾胃皆病，虚实互见。

肝胆与脾胃是木土相克关系，肝胆主疏泄条达，也关系到脾胃的升降功能。若肝气横逆，木旺乘土；木郁不达，中土壅滞；肝火亢炽，迫灼胃阴；肝血不足，胃失滋荣。胆与胃皆主降,《内经》有“邪在胆，逆在胃”之说，可见胆有邪可影响及胃。临床上某些胆汁反流性胃炎，出现口苦、呕逆、泛酸诸症，大多因胆有郁热，胃气上逆，故见是症。胃炎的发作或证情的进退，常与情志变动有关，其病机离气机郁结，肝胆失于疏泄，进而殃及脾胃的升降使然。

有鉴于此，裘氏认为胃炎病虽在胃，而病机与脾、肝、胆的关系至为密切。

胃炎的病机特点为虚实夹杂，寒热交错。虚，重在脾胃气（阳）虚；实，主要是气滞、血瘀、湿阻等；寒，多由饮食生冷，积冷成寒，或脾胃阳气虚弱，寒从内生；热，缘因嗜食辛辣酒醴，湿热内蓄或脾胃阴分不足，阴虚而生内热。基于上述认识，裘氏治疗慢性胃炎崇尚辛散苦泄，甘缓和中或加酸收之法。

辛散苦泄法针对胃炎出现寒热互结，升降失司而设。《内经》云："辛以散之，苦以泄之"。本法以苦辛合用，寒热兼施，一阴一阳，一开一降，有开泄痞塞，调节升降，疏利脾胃气机的治疗作用。裘氏选用的辛药有半夏、干姜、高良姜、桂枝、厚朴等，大凡气得寒而凝滞，得热则散行，故用辛药有开结散寒，通阳运滞之功，临证时根据证情轻重，相机选用。苦药常用黄连、黄芩、龙胆草等，有人认为"苦寒败胃"，似不宜用于胃炎，裘氏并不拘于此说，苦寒药不仅可降上逆之胃气，清泄胃中之蓄热，且有健胃之功。

即以龙胆草为例，一般将其作清泄肝胆之火药用，裘氏用其清胃、健胃有良效。《医学衷中参西录》有载："龙胆草，味苦微酸，为胃家正药。其苦也，能降胃气，坚胃质；其酸也，能补胃中酸汁，消化饮食。凡胃热气逆，胃汁短少，不能食者，服之可开胃进食。"思胃为六腑之一，有"传化物而不藏"的生理功能，以通为补，苦以降逆，正顺应了胃的生理特征。再说，与辛药配伍，既可制其寒，又有相反相成作用。若再稍佐柴胡、木香、茴香、香附等疏理肝胆、调畅气机之品，则其功益彰。

至于甘缓酸收法，针对胃炎久病脾胃虚弱而立。其中脾胃气虚者，用甘缓以建中，药用参、芪、术、苓、草、枣等；胃阴不足者，用甘酸以化阴，药用乌梅、诃子与党参、玉竹、麦冬、甘草等。尤其要说明的是，对慢性胃炎出现心下痞胀一症，一般受"甘令人中满"说的束缚，而不敢采用甘药治痞。裘氏则一破后世的偏见，辄用甘草、党参、大枣等甘药，甘草一般用量15~30g，与辛散苦泄的半夏、干姜、黄芩、黄连共用，使痞消结散，胃脘畅通，其他症状也明显改善。裘氏说，此法乃师从仲景甘草泻心汤证治。

《伤寒论》曾明示此方主治“心痞硬而满，干呕，心烦不安”。柯琴注：“本方君甘草者，一从泻心除烦，一补胃中空虚，一以缓客气上逆。”《别录》也载甘草“温中下气”，“可治烦满短气”。可见心下痞满忌甘草之说乃是偏见，甘草本身具有下气除满之功，与辛散苦泄药相配伍，立意缜密，功效卓著。

（王庆其　整理）

李恩复

重瘀热伤阴，每标新见
主凉润通降，燮理五脏

李恩复（1939~　），河北中医药大学附属医院教授，胃病大家

论病重瘀热伤阴，辨证每独标己见

一、论病机重瘀热伤阴

慢性萎缩性胃炎，以胃脘疼痛、痞满、纳呆食少、嗳气、嘈杂烧心等症状为主，属中医之“胃脘痛”、“痞满”、“纳呆”、“嗳气”、“嘈杂”等病范畴。胃与脾同居脘腹中焦，而胃属阳土，喜润恶燥，喜通恶滞，喜凉恶温，喜降恶升，无论内外病邪，皆可损伤胃腑，导致胃失和降而发病。李教授常引《素问·太阴阳明论》之说：“太阴阳明为表里……，生病而异者何也？……阴阳异位，更虚更实，更逆更从，……故阳道实，阴道虚”，以为胃病机制之总括。在临床实践中，经对门诊和住院慢性萎缩性胃炎患者的发病原因进行调查发现，其发病与外邪失治、进食热烫、辛辣、冷、硬、不洁食物、药物刺激、七情所伤等因素有密切关系，其发病后的演变过程常呈现气滞→湿阻、食积→热郁→耗伤阴血→瘀阻胃络等规律性变化，而以“瘀热伤阴”

为病理之重点，间或亦有寒凝气滞者。由于瘀热伤阴，或寒凝气滞，气不布津，胃体失于滋荣，胃络失养而发生慢性萎缩性胃炎，日久正虚而病邪盘踞，尚可致积聚一类病变恶变），正如明·李中梓所云："按积之成也，正气不足而后邪气踞之"。积多年临床经验，李教授提出"瘀热伤阴成萎，此其常；寒凝于里，气不布津成萎，此其变"病机说，充分揭示了慢性萎缩性胃炎的中医病机实质，并有效地指导临床治疗。

二、详辨证别具颖思

萎缩性胃炎症状纷繁复杂，临床辨证时，要抓住主要症状，详细辨析，尤其对疑似难辨之证，他常引前人之理论，合一己之经验，剖析病机，启人颇深，兹举数端以示其辨证之心法。

1. 喜热怕冷，非尽寒证

胃病患者，胃脘部喜热怕凉，手足欠温者甚为多见，李教授认为此证因气机阻滞，阳郁不达者居多，常由食、湿、气、血、瘀阻气机，使胃阳郁滞于中不能四达而引起，常见舌质坚敛苍老，色紫暗或暗红，苔色黄或黄腻，脉沉细滑、弦滑、弦细滑，舌脉均现郁热之象，此为辨证着眼处。

张某 女，48岁，干部。患慢性胃病20年余，经胃镜检查确诊为萎缩性胃炎。主要表现：胃脘痛遇寒加重，得热则舒，甚则因吸入凉气而疼痛剧作，并伴有嗳气、嘈杂、便黏不爽。胃脘冷，如掌大，压痛明显，舌质黯，苔黄而腻，脉沉滑。曾屡次用散寒止痛，温中暖胃之品，症状不得缓解。审舌脉辨证，其病在胃，邪实为本，其主诉为标。

立清热利湿，通络止痛之法

药用：

黄连 6g　栀子 6g　泽泻 15g　茯苓 15g　茵陈 20g　地榆 15g　石菖蒲 15g　五灵脂 12g　蒲黄 10g　三七粉冲服，2g　鸡内金 9g

煎汤内服，日 1 剂。连用 30 剂，诸症皆消，又守方 4 个月，并加服摩罗丹，每日 3 次，每次 2 丸。后复查胃镜并取活检，其结果均为浅表性胃炎。随访 2 年，未再复发。

本例因湿热内阻，阳气内郁而出现的一片寒象。投散寒温中之药，是弃本从标，故无效果。因此，在临床上必须审因论治，不能见寒治寒，见热治热。胃为阳明之腑，体阳而用阴，温热之剂尤当慎用。

2. 噫主于心，火土之郁

噫即嗳气，李教授辨噫气之病机，宗《素问·宣明五气篇》“五气所病”之“心为噫”说，因心胃经络相通，火土之郁，致胃失和降，噫气频作。

3. 辨析疼痛，注意虚实

萎胃患者常见胃脘疼痛，古云痛则不通，由胃络瘀阻此其常，其痛如针刺，按之加重，舌质紫暗或有瘀斑，脉弦或涩。然临床亦常见胃脘隐痛，按之则舒，不饥、不食、不便、口苦、咽干、舌淡红脉细，李教授认为系阴血不足，胃络失养所致。

4. 腹满当辨，寒热宜分

腹满症状，甚为常见，前人多责于寒，谓脏寒生满病。李教授多年临床，指出萎胃患者之胀满，以热胀为多，因胃喜柔润，以降为和，以通为用，凡食积、湿阻、气滞、络瘀皆可生热，使胃失润降，邪滞胃腑而致腹满腹胀。食火者，嗳腐吞酸，口苦口臭；湿热者，呕吐不食，便溏不爽；气郁热结，腹胀肠鸣，攻窜作痛，烦躁易怒；络瘀化热者，自言腹满，腹形不大，口干不欲饮。宗《内经》有“诸腹胀大，皆属于热”之论，辨证施治，均取得满意效果。

5. 胁胀缘胃，不尽属肝

两胁乃肝之分野，故胁肋胀满，皆责肝气之郁。李教授认为，胃痛则腹满腹胀，上支两胁，甚则牵引后背沉重疼痛，此因胃中浊气上逆或冲气上冲所致，不必专责于肝。冲脉隶于阳明，胃气上逆常导致冲气上冲，使气机有升无降，腹胁胀满加剧。

肝主疏泄，性喜条达，位居胁下，其经脉布于两胁，若每因情怀失畅，或性急善怒，都能使肝气不能条达，阻滞于经脉之中，故两胁胀满之症生焉。此时治疗上用疏肝理气法，常用方是柴胡疏肝散。这些历来为医家所强调，也为同道所周知。但在慢性萎缩性胃炎中，由于胃阴不足，胃失润濡，胃的和降之功失常，故致饮食停滞阳明，浊气不降，肝气被抑，横行于两胁，两胁胀满乃生。治疗上应在滋养胃阴的同时，还宜消食顺气，常选用鸡内金、焦三仙、广木香、川朴、枳壳等药，以使食消浊降，肝气自舒，胁胀自止。

陈某　男，55 岁，干部，湖北浠水人。1987 年 5 月 5 日初诊，门诊号 87–2576。

因饮食不节而致胃脘胀满 2 年余。近 2 月，曾呕吐咖啡样胃内容物 1 次，并伴有两胁胀满，胃脘隐痛，以饥饿时为甚，后背酸沉，口苦而黏，口干不欲饮，胃纳尚可，心悸而烦，夜寐不安，腰酸腿软，小便色黄，大便不成形，日 1 行，舌质紫黯、苔黄腻，脉弦滑。曾在本省某医院胃镜检查发现：胃体黏膜红白相间，以白为主，后壁黏膜变薄，血管多显露；胃角黏膜苍白、变薄，血管网显露；胃窦近幽门口 7 点钟方位充血水肿，黏膜皱襞间见一线状溃疡（0.2cm × 1.2cm），其上有白苔覆盖。诊断为：（1）胃窦部溃疡（A2 期）；（2）慢性萎缩性胃炎。病理报告为：慢性萎缩性胃炎，伴肠上皮化生。审舌脉辨证，其病在胃。立滋阴清热，消食顺气之法。药用：

百合 12g　乌药 9g　石斛 12g　栀子 6g　天花粉 12g　川朴 12g　广木香 6g　滑石布包，12g　炒枣仁 20g　旱莲草 20g　鸡内金先煎，9g　三七粉冲服

水煎分 2 次服，并加摩罗丹，每日 3 次，每次 2 丸，饭前半小时服。

上方连用 70 剂余，胃脘及两肋胀满消失，胃内隐痛十减五六。日后随症加减又服 10 个月，症状消失。胃镜及病理检查诊断为慢性浅表性胃炎。

一般认为病胃胀者，若因天气变冷，胃胀加重，应诊为胃寒，此时病人的舌质淡、苔白，脉沉细。在萎缩性胃炎中，若病人胃胀，舌质紫黯，苔黄腻，脉弦滑，适逢天冷，胃胀加剧，复加衣被，胃胀有减，当不得诊为胃寒。是因天气寒冷，皮毛郁闭，气机壅塞，浊气不得从皮毛外泄，留于中脘，易致胃气不降，胃气、浊气同居胃中，故胃胀有加。病人自加衣被，皮毛得温而少闭，浊气始得外泄，胃中浊气有退，胃胀可减。医者如从病人自加衣被，胃胀得减，诊为胃寒，再用附子、干姜、肉桂等温阳散寒，实为误矣。当取生石膏辛通解肌之功，以解肌泄浊，浊气得泄，不居胃中，胃中始为清旷之区，胃胀自消。

万某　男，39 岁，工人，河北石家庄人。1984 年 12 月 17 日初诊，门诊号 84—1061。

因饮食不节而胃中嘈杂，胀满半年余。每遇天寒症状明显加重，口干欲饮，嗳气频繁，时觉胃脘隐痛，大便不成形，日 2 次，舌边尖红、苔黄腻，脉弦细滑。曾经某医院检查诊断为萎缩性胃炎。中医属

嘈杂、痞满。治以和胃消胀，解肌泄浊之法。药用：

栀子 6g　豆豉 6g　石菖蒲 12g　百合 12g　乌药 9g　天花粉 9g　山药 12g　当归 9g　白芍 12g　地榆 12g　乌梅 6g　生石膏 20g

水煎分 2 次服，日 1 剂。并加服摩罗丹，每日 3 次，每次 2 丸，饭前半小时服。

因患者经常出差，不能坚持服药，故断续服药近 2 年，后经胃镜病理检查，诊断为慢性浅表性胃炎。

6. 背沉重痛，当责胃之肺气虚

萎胃患者，常诉有背沉重痛，李教授析其病机，乃胃之肺气虚而致。胃为水谷之海，气血之源，五脏皆有胃气，胃气一虚，则水谷精微无以输送达肺，肺之气津不足，布展无力。《内经》云：

"肺俞在肩背"，肺气既虚，则气津不能灌注，荣养肌背，故有背沉重痛之苦。此乃母病及子，胃虚及肺之病。

三、重腹诊审胃病之机

清代医家沈尧封说："太阴阳明俱属土，同居中焦，病则先形诸腹。"胃病，通过腹诊可得其寒热虚实之机。李教授尤其重视腹部触诊，认为在患者腹部浅层或深层发现的病条、病块及其粗、硬、板、滞、痛等反映，结合病块、病条的分布和走行等，可借以判断病变虚实以及气、水、瘀等病邪。

腹诊时，让患者仰卧，两腿屈曲，两臂顺沿，两胁平伸，露出腹部，放松腹肌，检查医师位于右侧，用右手指掌，逆时针方向从左下腹诊查起，顺序向右下触按腹部。手法宜轻柔徐缓，由浅入深，由轻到重。为了探寻疾病位置，亦可用大指的指腹，或轻或重地触按各重要部位。

腹诊的脏腑定位，结合日人木下晴都原氏经验，确定五脏之触诊部位：心在心下部（剑突下鸠尾穴区），脾在脐上方之上腹部，肝在脐左外方之侧腹部，肺在脐右外方之侧腹部，肾在下腹部。

若剑突下胃脘部硬满板滞，或触按疼痛，常是萎缩性胃炎的腹征（胃镜、病理均能证实）。

凉润通降，自出机抒

根据慢性萎缩性胃炎的中医病机特点，李教授制定了凉润通降治疗大法，灵活化裁古方，并研制出摩罗丹、通便灵等有效成药，形成了系统的理法方药。

一、治重凉润通降

脾胃之治，前人虽不乏其论，但尚无能切合慢性萎缩性胃炎中医病理机制的完善治疗方法。金元名医李东垣之《脾胃论》，详于治脾而略于治胃。清代名医叶天士论治胃病最详，言“阳明阳土，得阴自安”，“胃宜降则和”，自是论超千古，然析其用药，则以清润为大要，或甘寒生津，或酸甘化阴，仍属滋润补虚之途，未能切中胃病“阳道实”之病机。李教授积多年临床经验，针对“瘀热伤阴成萎”的主要病机，立凉润通降之大法，以养阴血、畅气机、和胃降逆、通络定痛等治疗有机结合，形成了贯彻始终的基本治疗原则。对确系寒凝气滞者，固不废温中散寒之治，然凉润通降之治，显然紧扣瘀热伤阴这一基本病机，具有普遍指导意义。

二、用药别出机抒

理法既明，用药贵在切合病机，配伍精当，药量适宜，用当则通神。

1. 重视理气和胃

脾胃居中州，为气机升降之枢纽，凡食积、湿蕴皆可塞滞胃气，气滞又可化火、伤阴、滞血，故行气药最为常用。对胃脘胀满、攻窜作痛诸症常用木香、枳实、厚朴相伍；如食积滞气，嗳腐吞酸，合以鸡内金、焦三仙消导药；湿阻气机，脘痞苔腻，配伍茯苓、泽泻、石菖蒲等理气化湿；气郁化火，胃中烧灼，伍用芩、连、石膏等，兼有阴伤则合之天花粉、麦冬、生地等养阴益胃之品；若气滞日久，血瘀络阻，理气常选用香附、延胡索等气中血药，使气运血行。

2. 清胃妙用石膏

生石膏为外感热入阳明胃经之主药，李教授治慢性萎缩性胃炎胃热偏盛、胃脘灼痛、烧心烦躁者，常于清热药中加入生石膏，以清透肺胃，获效颇佳。凡胃脘灼热，烧心烦躁而无虚寒之象者皆可用之。

3. 养阴不碍湿邪

胃热伤津，阴液不足，见有口干、灼热、便秘、舌红脉数等症状时，常用沙参、麦冬、天花粉、百合等甘寒生津，木瓜酸甘化阴。胃阴不足使胃的润降失常，易致湿浊蕴积，故常于养阴益胃药中配伍泽泻利湿，使养阴不碍湿邪。若湿热偏重，则重用茵陈、茯苓、泽泻利湿药与芩连清热燥湿药中加入沙参、百合等养阴而不助湿之品，使养阴化湿并行不悖。

4. 善用通络之品

病久入络，慢性萎缩性胃炎一般病程均较长，多有血络瘀阻，故和胃降逆常与通络止痛之法相伍。通络药常用蒲黄、五灵脂、三七粉、川芎等。蒲黄、五灵脂合用《名医方论》谓其有“推陈致新之功，甘不伤脾，辛能通瘀，不觉诸证悉除，直可一笑而置之”；三七粉近代名医张锡纯云其“善化瘀血，又善止血妄行”，“化瘀血而不伤新血，允为理血妙品”。此类药物，持续服用，可使瘀血暗消于无形，而无破血伤正之弊。

5. 治胃注意通便

萎胃患者胃阴不足，通降无力，常伴有大便秘结，糟粕不得下行，反致浊气上逆，而见脘腹胀痛不适，配合服用通便灵，大便得通，胃部症状亦迅速减轻。通便灵系李教授研制的治疗便秘的中成药，具有清热润肠，调肝益肾，宁心安神，交通水火之功效，萎缩性胃炎患者服用该药后，大便通畅，胃纳增加，临床观察到患者的免疫功能也有增强。早在《素问·示从容论》中即有“年长者求之于府”之说，晋代炼丹家葛洪云：“若要长生，肠中常清，若要不死，肠中无屎。”通便灵之通便，有增强免疫功能，抗癌防癌作用。

6. 和胃不忘利咽

咽为肺胃之门户，咽部红肿疼痛多与肺胃郁热上熏有关。慢性萎缩性胃炎病人常伴有慢性咽炎症状，且胃脘胀满疼痛等症状常与咽部红肿堵闷等症状呈并行的相关性。李教授常在辨证用药的基础上加入板蓝根、山豆根等清热利咽之品，咽红肿甚者，再加梅花点舌丹口服，临床效果明显提高。

7. 止痛用熟地之精义

胃脘痛之治疗，古云痛无补法，系指多由气滞血瘀引起，妄补则壅滞气机，临床常以疏畅气机，活血通络药物治疗。慢性萎缩性胃炎也可见到隐隐作痛，绵绵不已，乃由阴血不足，络脉失养所致，补益之剂又在所必用，然应以滋养胃阴、荣养胃络为主。李教授治胃痛以饥饿时加重者，熟地则为止痛妙品，他说：“熟地善治阴精不足，胃络失养之疼痛，用之有立竿见影之效。

8. 分经主时用药

十二经脉融贯相通，衍滞不行，常致胃脘痛发作，其特点是常于该主时之际发作或加剧。李教授在多年实践中，创立分经主时用药，审胃脘疼痛发于何经主时即加入入该经药物，常收到药到痛止之佳效。少阳经主时，加柴胡、黄芩；太阳经主时，加羌活；阳明经主时加白芷；厥阴经主时加川芎；少阴经主时，寒则细辛，热加女贞子、玄参；太阴经主时加白术。如治张某胃病，每于子时发作，胃脘灼痛，于方中加入柴胡、黄芩，疼痛立瘥。为慢性胃病的时间治疗用药提供了值得探索的经验。

9. 治背沉重痛，妙用沙参

背沉重痛由胃之肺气虚所致。李教授治此证常于方中伍用沙参一味而收佳效。考沙参《本经》即谓其“除寒热，补中益肺气”,《别录》谓“疗胃痹心腹痛，以安五脏”,《本草纲目》则谓“其体轻虚，专补肺气”,《本草经百种录》言其不燥，润泽而不滞”,《本草正义》谓“气味轻清，而富脂液，故专主上焦，清肺胃之热，养肺之阴”，妙用一味沙参，既疗胃之阴虚，又补肺之气津，用药之精，当可见一斑。遇肺气虚极而致宗气下陷者，又伍以升麻、葛根，以助肺宣发敷布之用。

10. 善于守经用权

慢性萎缩性胃炎病程一般较长，药既中病，当守方服用，李教授称之“守经用权”。经者常道，是根据萎缩性胃炎的病机特点而制定的治疗原则，宜守而不宜轻易改动；权者权宜之计，可作对症处理，如仅据症状有反复就改弦易辙，反致易入歧途。李教授临床治疗中，常嘱患者坚持服药，不少患者守方数个疗程而痊愈。可见“守经用权”说实乃阅历有得之言。

通调五脏，以治胃病

胃者五脏之本，“五脏相通，移皆有次”，五脏之邪皆可犯胃致病，故胃病治疗虽主应治胃，实则通调五脏皆可促进胃病之恢复。

肝邪犯胃：古人云肝为五脏之盗贼，肝胃又为木土相克之脏腑，故肝邪最易犯胃。正如《类证治裁》所云：“诸病多自肝来，以其犯中焦脾（胃），则刚性难驯”。若情志过激，肝气横逆，直犯胃腑，可致脘腹胀满，痛连胁背，恶心嗳气；肝气郁结，木不疏土，亦可致痞满不食等。

脾邪犯胃：脾与胃以膜相连，脾为胃行其津液，两者同居脘腹中焦，保持着升降、燥润、运纳等矛盾运动的平衡，才能维持正常的消化吸收功能。若脾运失常，则胃之受纳腐熟功能亦受影响，如湿蕴中焦，脾运困顿，可致胃纳失常，纳食减少，恶心呕吐，食少便溏；若脾虚失运，亦可致脘腹痞满，纳少便溏等。

肾邪犯胃：肾藏元阴元阳，元阳不足，可致中虚失运，肾中元阴不足，亦可致胃土燥而失纳，可见胃中灼热，心悬若饥，五心烦热，大便秘结等，此正如《冯氏锦囊》所云：“土不得水，燥结何以生物。”

肺邪犯胃：肺气肃降，可助胃之和降，肺之宣发，可布敷胃之水津于周身。王孟英云：“肺金清肃不和，升降之机亦窒。”若肺气失于宣肃，则胃气壅而上逆，胃之水津不得敷布，而见呕恶、脘胀、肌肤枯槁无汗诸证。

心邪犯胃：心火虽可生中土，心火亢盛，亦可下迫于胃，火土之郁，可见胃脘烧灼，嗳气频作，心烦失眠，面如火燎，咽干便秘，此即李东垣所谓“心火亢盛，乘于脾胃之位”，嗳气由火土之郁而致，故《内经》有“心主噫”之语。

基于五脏之邪犯胃的理论，李恩复教授形成了通调五脏以治胃病的用药特点，在慢性萎缩性胃炎治疗中收到良好效果。

治肝邪犯胃：倡用茵陈以轻舒肝气，遂其升发条达之性，或用佛手、青皮等疏理肝气，防其郁结壅土之变。更妙在善用柏子仁调肝，对肝气横逆犯胃者，恒用柏子仁。柏子仁质润多脂，凌冬不凋落，得金水之气最全，其滋润之性善养肝体而润胃腑，禀秋金之气可抑肝木之横恣，一物两善其用，制肝而善养肝。

治脾邪犯胃：如湿蕴中焦者，则用茯苓、泽泻、葛根等化湿升清以助脾之运，若脾虚失运影响到胃，常用白术以助脾气，且不用大量，谓健脾之药用量轻清，正合脾运升清之性，而少峻补壅塞之弊。至于人参、黄芪性温大补之品，若未病至虚甚者不肯轻用。

治肺邪犯胃：若肺气郁闭失肃，胃气上逆，重用瓜蒌肃肺宽胸和降胃气；若肺气失肃，不布胃津，少伍苏叶、薄荷，宣畅肺气，肺之胃气虚又善用沙参以补之。曾治一萎胃患者，胃脘疼痛，腹胀不适，形体消瘦，枯槁无华，虽夏令炎热之时亦无汗出之无汗症，于和胃降逆通络方中加入苏叶、薄荷，3 帖而汗出肌疏，胃病症状亦大为减轻，运用之妙，可见一斑。

治心邪犯胃：如心火亢虚，下迫胃腑者，用黄连之苦寒直折其火，即安中土，火土之而致噫气频作，则以黄连配菖蒲，清心开窍而取效。对心血暗耗，虚火内浮，心神不定，眠差纳减者，常重用酸枣仁，仿仲景酸枣仁汤之古义，养心血而安心神，胃腑自安，也常用自制得睡丹，患者服用后多诉睡眠转佳，胃病亦减。古云："胃不和则卧不安"，此仅用其意，谓"卧安胃自和"也。

治肾邪犯胃：凡遇肾虚寒而胃气弱者，温肾散寒如炙附子亦在所必用，重药轻投。如铁道部宋某，胃胀食减，便溏畏寒，入夜尤甚，舌淡紫苔白厚腻，脉弦细缓，投以：

炙附子 3g　茯苓 12g　白术 6g　白芍 15g　瓜蒌 12g　薤白 6g

1剂胀止纳增。

胃喜润恶燥，温燥之品不可轻用滥用，如确系胃寒又势在必用。对肾水虚而胃失润者，常用玄参、女贞子，补真水之不足，以润胃腑之燥伤。《冯氏锦囊》有"滋水者滋土"之谈。清代名医陈修园亦云"赵养葵谓补水以生土，语虽离奇，却有妙旨"，足见古今医理相通，先哲后贤，其揆如一。

通调五脏之品，在治胃方中配伍使用，既不失和胃降逆之大法，亦顾及五脏犯胃之邪，正所谓镇中以为固本之图，御外邪以为奠中之计，主次分明，通常达变，圆机活法，曲中病机。

综上可见，李恩复教授关于慢性萎缩性胃炎的治疗研究，充分注意中医关于胃之生理特点的论述，其对病理机制临床辨证的独到发挥，所创制的"凉润通降"为主的治疗大法，通调五脏治疗胃病的灵活加减用药经验，形成了别具一格的系统学术经验。

（李建新　苏通卮　宋凤婷　整理）

王少华

实则阳明痛多热，治从祛邪药每凉

王少华（1929~　），江苏齐化市中医院主任医师

自从我院成立了脾胃专科和承担了慢性萎缩性胃炎的科研课题后，在系统的观察研究过程中，逐渐体会到，慢性胃痛多宜从热论治。

胃为六腑之一，属阳，五行中居土位，向有阳土、燥土、已土之称，这说明胃在生理上是主火热的。清·李中梓在《证治汇补》中关于“脾属阴，主湿化；胃属阳，主火化”的阐述，也证明了这一点。早在《灵枢·营卫生会篇》中就说过：“中焦如沤。”“沤”是在胃中进行的，它需要胃阳发挥其生理功能，当然还需要脾阳、肾阳等的参与，才能使“水谷之海”完成“沤”的全过程。可见胃处于火热状态下，才是生理性的。但是任何生理活动都是适度的，亢则为害。“少火”才能“生气”，“壮火”反而“散气”。胃主火热，但火热过亢则反受其灾，于是“少火”一变而为“壮火”，因而它在病理方面也多为热的反映。根据“热者寒之”的治则，《临证指南》中指出：“胃为阳土，宜凉宜润”；“阳明阳土，得阴自安”。叶氏在这里明确提出了胃家宜从热论治的例证。也正因为在病理上多表现为热，所以其他病邪犯胃也易化热，如湿在胃则从阳化而成湿热；又如太阳之邪传入胃家则成实热证，所谓“实则阳明”。

关于胃主火热，治之宜寒的这一问题，金元时代的张元素也早有认识，这体现在他论脾的条文中有“本热清之”与“本寒温之”的寒和热的两分法；而在论胃的条文中只有：“本热寒之”与“标热解之”的只热不寒的一分法，胃其寒证附“胃虚补之”条，称为“寒湿”。张氏论胃热而不及寒的说法，当非偶然之举。

百合汤证

此证多因肺胃气滞而起。《素问·至真要大论》云：“诸气膹郁，皆属于肺”。由于肺主一身之气，乃诸气之总司，司肃降之职。一旦肺气膹郁，则肃降不能，由此而肝气不达，胃失和降，郁久化热。症见脘痛缠绵日久，反复发作，痛处觉热，甚则波及胸背，左右攻冲，胸次痞闷，噫嗳太息，脉弦数，舌红苔薄。服疏肝理气药不效者，可取法清肺理气，以百合汤为主方。查此方乃清·陈修园“从海坛得来，用之多验”的验方，载陈氏《时方妙用》、《时方歌括》中，由百合与乌药二味组成。书中指出：“治心口痛，服诸热药不效者，亦属气痛。”“气痛，脉沉而涩，乃七情之气郁滞所致……宜百合汤。”考百合甘寒入肺，有清肺热、降肺气之功，所以仲景治恙后余邪未净的百合病，以百合为主药。至于陈修园用百合治胃痛，乃取其泄降肺气，所谓“肺气降则诸气自调”（《医学从众录》）。气机调畅通利，于是不止痛而痛自止。乌药辛温香窜，上行肺胃，下达于肾，顺气宣通，疏散滞气，寇宗奭称其“性和……不甚刚猛”。黄宫绣说它是“治胸腹邪逆之气之要药”。百合与乌药相配，则一寒一温，一润一燥，合用后则寒润不滞邪，温燥不伤阴，刚柔相济，堪称妙用。原方百合用量为30g，乌药为9g，从剂量中也可体现出百合汤乃治气郁化热之胃痛证，循此法度，方克有济，此其一。其二，再配四逆散复方运用，肺胃肝同治，其效尤捷。

金铃子散证

本证由急躁戕肝，肝气郁结，疏泄不能，横逆犯胃而致胃痛。所谓肝乃起病之源，胃为传病之所者是。此证特点有二：

1. 气病走窜，且病机为肝胃气滞，因而脘痛连及肝野的胁肋少腹甚至脾野的大腹，且胀，得嗳稍安，太息则舒。

2. “气有余，便是火”，气滞久则郁而化热，故此类患者喜清恶温，服辛香燥热之药辄痛势增剧，舌偏红，苔黄或薄白，脉弦细或弦数。

根据“治肝可以安胃”之说，方用金铃子苦寒泄降，入肝清泄肝火，行气滞；延胡索辛苦而温，属肝家血分药，行血中之气滞，《炮炙论》云：“心痛欲死，急觅延胡索，以其能散胃脘气血滞痛也”。于此可见，二药一寒一温，一气一血，合用后将充分发挥行气活血之功，使气血畅通，于是“通则不痛”。临床治疗此证，可以金铃子散配柴胡疏肝散合用，以促进其协同作用。

左金丸证

此证多因肝失条达，气郁化火，胃失和降，逆气上冲而形成的胃脘痛。并见痞满，胁肋胀痛，嘈杂，呕恶吞酸，噫嗳，口干而苦，甚则心烦易怒，舌红苔黄，脉弦数等症。其诊断要点有：胃脘或食道处其痛如灼；嘈杂泛酸；口苦。《素问·至真要大论》云：“诸逆冲上，皆属于火；诸呕吐酸，皆属于热。”《尚书·洪范篇》云：“火曰炎上，炎上作苦。”左金丸证具有逆气上冲，呕恶吞酸、口苦等一系列火热之象，因而重用苦寒之黄连以清肝胃之热，少参辛温之吴茱萸开郁散结以作反佐，且符合“火郁发之”之义而收热泄郁散之效。此二药一寒一温，一阴一阳，寒因热用，热因寒用，君臣相佐，阴阳相济，堪称制方之楷模。临床上多以左金丸作复方使用，如气郁血滞而痛甚者，配金铃子散；火亢动血而吐血、便血者，合化肝煎；若妇女兼有月经不调，经前乳胁痛明显等肝体不足、肝用独亢等症状时，可参入逍遥散。

黄连温胆汤证

本证多因饮酒茹荤，或过食辛辣，以致湿热中阻，升降逆乱而导致的胃痛。伴有胸脘痞满，泛恶，呕吐痰水苦酸，口干苦，欲或不欲饮水，心烦。舌胖有齿痕、尖红，苔黄腻或白腻，脉滑数或沉数。本证表现特点有二：

1. 口干苦与不多饮或不欲饮同时存在；

2. 胃脘灼痛与大便完谷不化并见。

而这两点正是湿热交阻，阴阳合邪的见证。治宜清热燥湿，方选黄连温胆汤。方中半夏、橘红、茯苓燥脾湿，黄连、竹茹清胃热。尤其值得一提的是枳实的理气作用。柳宝诒云："治湿热两感之病，必先通利气机，俾气水两畅，则湿从水化，热从气化，庶几湿热无所凝结。"于此可见，治此类胃痛，枳实似不可少，通过黄连温胆汤清胃热，燥脾湿，使中州枢机复常而清升浊降。如口干喜冷饮、痛处灼热重者，加蒲公英、生山栀；痛如针刺者，加丹参饮。

一贯煎证

本证脘痛，常因肝肾阴虚，木少柔养，横逆犯胃，胃体失濡，气滞不运而起。并见胁痛，咽干口燥而苦，心烦不寐，大便干结，舌红，或如镜面舌，苔净，或前半光，近根花剥，脉细数或虚弦等。其辨证要点为：

1. 痛有定处，其势悠悠，有灼热感；或痛起于空腹之际，得食稍安，进辛热食物、药物则痛增；

2. 嘈杂，少见吞酸，饥却不欲食；

3. 舌体瘦小。

根据胃阴不足，气机不利的病机，采用叶天士“阳明阳土，得阴自安”以及吴鞠通“复胃阴者，莫若甘寒”的意见为治法，以一贯煎为主方。方中沙参、麦冬、当归、地黄、枸杞子等滋养肝、肾、胃阴，川楝子疏肝理气，可谓药证相对。胃阴亏虚的胃痛用一贯煎治疗，其奥妙在于运用大队甘润药的同时，参入一味川楝子，则虽填补而不腻滞，符合“胃以通为补”的治法。又，阴虚者火常旺，对这类胃痛，笔者还常加少量的黄连以泻胃火。此外，还可配合芍药甘草汤作复方使用，一则酸甘化阴以治本，一则缓急止痛以制标。

杨某 男，49岁，干部。1995年9月16日诊。

患者因上腹部胀痛，于1993年9月及1995年2月做过2次胃镜检查，报告为贲门糜烂，中度浅表性胃炎，伴胆汁反流，胃黏膜脱垂，十二指肠球炎。治疗罔效。现症脘次痞痛，连及胸膺膻中之分，痛处觉热，剧则呕吐苦水痰涎，胀满，纳食后益甚，噫嗳频作，口干苦，不多饮，胃纳不减，肠鸣辘辘，大便不实，日2行。舌现紫气，体胖，边尖红，苔黄腻，脉弦数。询得平昔嗜酒茹荤，以此湿痰内蕴，气滞难运，年久化热，肺胃同病。法当燥湿痰，清蕴热，太阴阳明同治，仿黄连温胆汤合百合汤出入。

川雅连3g 淡黄芩6g 制半夏10g 陈皮10g 枳实10g 川百合10g 台乌药10g 延胡索10g 姜竹茹10g 焦谷麦芽10g 云茯苓20g 乌贼骨20g

7剂。

上方服后，脘痛即停，呕吐亦止，惟胀满未消，大便溏薄。前方去延胡索、竹茹，加焦山楂15g，神曲15g，广木香6g。10剂。三诊时脘胀十去其八，惟大便尚溏薄，甚则濡泄，日3行。参入脾虚湿盛治法，二诊方去枳实、白茯苓、乌贼骨，加党参20g，丹参10g，猪苓10g，赤苓30g。10剂。四诊后诸恙日减，守原方。前后共六诊，服汤药剂，症状全部消失。11月15日南京大学医院附院复查胃镜检查报告（编号5141）：食道及贲门未见异常，胃底黏膜散在陈旧性出血点，胃体、胃窦黏膜均红白相间，皱襞正常，粉红色；胃角光滑，胃窦蠕动正常，幽门圆形，开闭良；十二指肠冠状黏膜正常，降部黏膜可见，诊断为慢性浅表性胃炎。16日病理检验报告（编号9512769）：轻度浅表性胃炎。

1.《素问·举痛论》中对痛证病因病机的论述计14条，因寒者十三，因热者一。《景岳全书·心腹痛》篇亦云：

“盖三焦痛证，因寒者常居八九，因热者十唯一二。”时过境迁，在环境、饮食等古今情况不同的前提下，疾病的病理也必然有所变化。就目前而论，我苏中地区半数以上的慢性胃痛患者，有从热论治的病理基础，这应引起临床医生的注意。

2.关于白腻苔主寒湿的问题，正如《外感温热论》所说的那样：“且吾吴湿邪害人最多”，“在阳旺之躯，胃湿恒多；在阴盛之体，脾湿亦不少，然其化热则一”。叶氏此说虽反映时病而言，但杂病如此者亦不少，因为湿在胃则易从阳化。为此，有一部分湿热性慢性胃痛患者出现白腻苔时，还应结合舌苔的润燥，特别要四诊合参，以免误诊。

3.关于胆汁反流性胃炎，在《灵枢·四时气》篇中已有“邪在胆，逆在胃”的类似现代病理变化记载。此证多数病例，在短期内难以治愈，而用黄连温胆汤为主方治疗的效果较好。

4. 黄连、黄芩、蒲公英等，乃清胃热的首选药物。考虑到苦寒药有戕贼中阳的不利因素，笔者使用时常采取下列措施：（1）开始黄连日用量 3~4g，黄芩 6~10g，夏枯草 10g 的中等量，奏效后减用 1/2 量。（2）火热内炽者，味苦寒药可以同时用；在一般情况下，选用 2 味即可。（3）热象消退后，暂停用苦寒药，5~10 天后，再用 1 味小量黄连，以防余烬复燃。

5. 消化道溃疡病属虚寒性者，服黄芪建中汤痛定后，需要续用该方以巩固疗效时，可参入 1~2g 黄连或 3~5g 蒲公英，作互制互济之用。

陈慈煦

辨析入微，轻灵淳和

陈慈煦（1913~1983），原贵阳中医药大学教授

调气需究刚柔

调畅气机在各型证治中的作用：从先生对慢性胃炎病因病理的分析和辨证分型可以看出，无论病因如何、证型各异，其共同病机均有气机不畅。故虽分型不同，都需调气。但调气药之用刚用柔，先生却大有讲究：

肝郁为主或气火横逆犯胃者，药可用刚，轻伐其气，俾郁伸火泄而气畅胃安。如肝郁气滞、肝胃郁热型中之用金铃子。但气郁火甚，易致津伤，故虽刚而慎温燥，惜胃津即护生气也。

证由脾虚或阴伤而气滞者，行气当取质润性柔之品。

如肝郁脾虚、脾胃阳虚、胃阴不足之用陈皮、佛手、绿萼梅。胃阴不足之用金铃子，一取其泄热，二者方中沙参、麦冬之属可防其偏燥。

虚证议补不可猛峻滋腻：脾胃为后天之本，一有所伤，易成脾虚胃弱之势。《金匮》云："见肝之病，知肝传脾，当先实脾。"可见慢性胃炎培补脾胃为常用之法。但脾胃位居中州，为升降之枢，倘有所

碍，反致枢机不灵，补不为功，反致其祸。故先生指出：

胃痛剧时，虽虚不宜即补。前人云“通则不通，痛则不通”，此时当以通调气机为先。遽进峻猛滋腻，中焦壅滞，药势不行，其痛必甚。

苔腻乃湿浊停聚之象。慢性胃炎因涉脾虚不能健运、气滞湿阻、饮食不化等，常兼腻苔。即使因脾虚苔腻者，亦宜芳化，如藿、佩、砂、蔻、二陈、平胃之属，不宜动辄便用参、芪，否则痞胀更甚。

如苔乍看似腻，细究松浮者，系脾胃虚甚，旧苔下去，新苔不潮所致，宜酌进参、术以助其运。

阴虚胃痛，滋阴不可太腻。熟地、阿胶实难入药，否则胃痛必剧，以沙参、麦冬、石斛、玉竹等为佳。阳虚胃痛，扶阳当慎过温过燥，桂、附之属不宜，以干姜、嫩桂枝为好。确需桂、附者亦当减量，俾能助阳而不伤阴为善。

胃实慎用攻伐：久痛多虚，慢性胃炎时，一有不慎，易成食滞、便秘之局部实积之证。此时凡攻伐之品，当须慎用，以免犯“虚虚”之戒。观先生治食滞，轻用焦楂曲、炒谷麦芽，量则不过9g左右；便秘常用火麻仁、郁李仁、枳实壳、炒莱菔，润导亦通腑之意，但不伐正。

脾胃之功在运，运者动也。欲其动，则以轻灵活泼为要。故调畅气机，鼓舞胃气，清淡养阴，皆以灵动为旨。观先生处方用药，药味不多，药量不重，但配伍得当，理气而不耗气、伤津，益气、养阴又不壅中碍气，故每收奇效于平淡之方。

对脘痛而食少脘胀，泛吐清涎者，一般都从脾胃虚寒论治，有效有不效。先生细究其阳虚之外有无痰饮。乍看治痰饮用温药，似与脾胃虚寒无异，但一重在温化去饮，一重在温中补虚，则判然有别。故痰饮中阻一证，前人虽有论及，但嫌不够明确，今得先生发挥，于后学者大有裨益。

虚为主而兼滞者，四君子加陈皮、佛手即可；滞为主而虚不甚者，则在当用方中合枳术。

朱某 男，35岁，1983年3月30日初诊。胃脘痞胀疼痛2年余，嗳气矢气为快；食后更甚。脘腹辘辘有声，时泛清涎。某医院诊断为慢性浅表性胃炎。苔白腻，舌淡红而暗，脉细弦。脾阳失运，痰饮中阻，升降失和，拟方温化健脾，舒肝和胃：

炒苍术9g 炒白术9g 炒枳壳6g 广木香后下，9g 茯苓15g 桂枝6g 法夏9g 佛手12g 延胡索6g 丹参9g 檀香后下，6g 建曲9g 红枣2枚

药后颇适，坚持服药约2月，询之口中已无清涎，脘舒能食，遂停药。

例2 田某，男，66岁，胃炎多年，素嗜烈酒。经某医院X线、胃镜及病理检查，确诊为胃贲门肿瘤，于1980年8月起前来求诊。症见胸闷嗳气，胃脘刺痛，痛有定处，呕吐黏涎。舌紫暗，苔薄黄，脉弦涩。此为痰瘀交阻，胃失和降。当以理气化痰，活血通络兼以清热解毒：

瓜蒌仁8g 瓜蒌皮8g 薤白9g 陈皮9g 法半夏10g 云茯苓10g 甘草4g 丁香2g 柿蒂9g 旋覆花包，10g 代赭石包，15g 桃仁10g 红花9g 蒲黄9g 五灵脂9g 炒枳壳5g 白花蛇舌草30g 半枝莲30g 守宫末吞，3g 蜈蚣末吞，3g

患者坚持服本方近2年，其间略有加减，诸症完全消失（复查胃、贲门恢复正常）。随访12年，仍健在。

（翟信长 陈维婷 整理）

薛盟

治胃顾肝脾，著效仗芎甘

薛盟（1917~　），浙江省中医研究院主任医师

古人论胃必及脾，往往脾胃不分，实际乃泛指消化系统而言。现代医学，多按其病位所在的病理变化而定病名。根据中医辨证分型，所谓“实则阳明，虚则太阴”，其症状多以胀痛为主要指征，或兼见噫气、嘈杂、呕逆食不下、大便潜血等。通常在治法上，或主温散、攻下，有单纯进补，有见证用药，凡属胃病，动辄滥用砂、蔻、姜、朴、丁香、荜茇等辛散破气，温燥劫阴之品，妄图取快一时，诛伐无过而不问后果，不知胃病中痛有虚痛，痞有虚痞，愈破气则痛愈甚，愈攻坚则积聚愈难消散。有病本于肝而形于胃，肝强胃弱，气阴宁有不伤？所以胃病发作，其根源不出于肝，即属于脾。正如《临证指南》所说纳食主胃，运化主脾，太阴湿土，得阳始运；阳明燥土，得阴自安，以脾喜香燥，胃喜柔润也。”胃不纳，则脾无物何以运化，四肢百骸均失所养，诸病以生。肝为刚脏，肝气有余，易化火以劫胃阴，胃汁枯乏，则知饥少食。肝气郁结，或肝热犯胃，胃气不得下降，故噫气呕逆时作。这些都属于肝胃不和。再如胃阴未伤，肝血不调，症见头目眩晕，心烦不寐，乍寒乍热，胁痛脘胀胃呆者，当以柔肝为先，濡润甘缓之病，用之有利无弊。若单纯治胃，峻下既易伤阴，温燥又难免助热，总宜轻药柔药以缓其中，顺其气，则清阳自升，浊阴自

降。厥阴属肝，太阴属脾，用甘酸化阴法，是治胃而兼顾肝脾二脏的正法，符合“肝欲散，急食辛以散之，用辛补之，酸泻之”和“脾欲缓，急食甘以缓之，用苦泻之，甘补之”的经旨。临证每以芍药甘草汤为基本方进退化裁，颇能得心应手。盖甘能缓急，酸能敛阴，成无已曾称其有“甘酸相合，用补阴血”之妙。以芍药虽属阴药，但能收能散，并无凝滞之弊；得甘草为伍，通补胃络，实乃气血两调之良方。

中阳下陷，血不归经

多见于十二指肠球部溃疡、胃下垂症。

主症：长期胃脘胀痛，短气懒言，不思饮食，消化道不时出血，柏油样便，眩晕乏力，唇舌干燥，间有低热出现，血象低下，舌淡苔薄，脉细弱。治宜甘温益气，升阳和胃。

芍药甘草汤加炒升麻 5g，枸橘李、银柴胡各 9g，炙鳖甲（先煎）18g，阿胶珠、麦冬、炒槐米各 10g，蒲公英、丹参各 15g，清炙芪、党参各 20g。

血止可去炒槐米；热退可去银柴胡；胸中嘈杂，加乌梅肉、木瓜各 10g；便溏腹胀加炒白术 15g，广木香 9g。

气虚无以摄血，则血妄行于下。程郊倩说：“阳气即胃中所禀之性……阳气充，则谷气化。”所以一见大便隐血，即可知其胃气先伤，阴络虚损，不仅阳气上陷，阴液亦难以上承，故食入不化，脘痛阵作，低热起伏，此即《脾胃论》所称劳损内伤之候，甘温和中又能除热，临床如见大便转为正常，症状即可改善。

肝火升逆，胃气虚乏

多见于胆汁反流性胃炎。主症：脘腹持续胀满，食下辄感疼痛，泛吐苦汁，口中黏腻，大便溏而不畅，肠鸣不已，舌苔黄腻，脉弦涩。胀甚于痛者，疏肝理气为先；痛甚于胀者，于和胃通络的同时，佐以清热降逆。

芍药甘草汤加蒲公英、过路黄各15g，小川连、姜半夏、生白术、枳壳、刺猬皮、麦冬各9g，沉香曲、淡吴萸、玫瑰花各6g

眩晕耳鸣，加白蒺藜15g，苦丁茶、僵蚕各9g；五心烦热、失眠加丹皮9g，炒枣仁15g；胁痛，加广金钱草30g，川楝子10g。

胃脘胀痛，多由阳明络脉先虚，阳微寒邪上踞而成。《灵枢·经脉》篇说："胃中寒则胀满"。由于肝邪乘侮，久痛寒必化热，病则由气及血，由实就虚，故胃中不和，气升泛恶，口苦而干，进食脘痛增剧。此证养胃应须同时注意抑肝，辛开苦降较宜，肝胆之热莫制，则胃气无以下降。

水气留胃，胸痞攻冲

多见于糜烂性胃炎。主症：脘胁偏左上部攻冲作痛，有形高突，倏隐倏现，胸中有冷感，按之汩汩作水声，口淡乏味，不思饮食，舌胖质嫩，苔白腻，脉濡滑。治宜温中和胃，通阳逐水。

芍药甘草汤加赤芍、白茯苓、生白术、白螺蛳壳各12g，淡附片、炙甘草、沉香曲各6g，川桂枝、生鸡内金、白芥子、炒苍术、炒枳实各9g，用以散痞顺气止痛，多能取效。

腹痛泄泻，加淡干姜5g；咳痰加杏仁、薏苡仁各9g，噫气频作，加无花果、刀豆壳各9g；呃逆加橘皮、竹茹各9g，水气凌心，胸闷心悸，加瓜蒌皮、薤白、姜半夏各9g。

胃阳不振，胸中清气不能舒展，致内湿与痰饮停积于胃，或气阻成痞；或水泛而心下悸，胸膺格拒，漾漾欲吐，浊饮伏于中焦，若不得大气之斡旋，痞满何以自解？昔仲景治奔豚水气，叔微治窠囊痰饮，皆以温通取胜。今蓄饮聚于胃络，中阳受制，腑以通为用，通则气顺痞散而痛自止。

劳力伤络，血瘀致痛

多见于浅表性胃炎。主症：胃脘部食后即感隐痛，痛处不移，有如针刺，仅能少进软食或半流质，形瘦面萎，肢体厥冷不温，大便秘结，腹胀，肠中排气则少舒。舌紫绛有瘀斑，脉弦涩。治宜久痛治络，缓逐其瘀。注意不以峻剂伤正。

芍药甘草汤加炙桂枝6g，白芍、赤芍各12g，苏木、桃仁、九香虫各9g，党参、丹参、蒲公英各15g，生大黄5g

大便通畅去大黄，加炒枳壳9g；食入不化，加沉香曲，炒槟榔、炙鸡内金各9g；脘部剧痛，加玉枢丹杵吞），或加乳香、没药各9g，陈旧性伤加失笑散9g。

胃痛经年累月，病必在络，总缘平日胃虚气逆，不能引血下行，复因用力努挣，气血交并而成瘀，致胃络损伤，宿瘀不散，顽痛必难于缓解。

肝胃不和，阴虚嘈杂

多见于胃黏膜脱垂。主症：脘部疼痛不经常，上腹拘急不适，嗳气频作，胸中自感烦热嘈杂，欲吐不吐，似饥非饥，渴不思饮，夜寐欠酣，大便干结，舌红中剥或光绛，脉细数。治宜甘寒柔润，平肝养胃。

芍药甘草汤加鲜石斛（先煎）18g，蒲公英、枳壳各15g，木瓜、乌梅肉、麦冬、川楝子、天仙藤各9g，炒枣仁12g，左金丸（包煎）26g。

嘈杂如属痰火，加瓜蒌15g，鲜淡竹沥（冲）1支；肝火上扰加焦山栀、丹皮各9g；习惯性便秘加生地20g，炒枳壳、生白术各15g；寒热往来加柴胡6g。

肝体阴用阳，刚亢成性，非柔不克。凡肝气郁勃，火盛阴亏，或挟痰热内结；或成内风动扰，肝阳炽旺，势必乘胃虚而伤阴劫液，故脘痛易兼胸中嘈杂灼热，饥不欲食，即所谓"壮火食气"，"邪热不杀谷"之证。肝胃同病，较为多见，调其肝，养其阴，则胃自安。

气阴两虚

多见于萎缩性胃炎。主症：胃脘胀痛，一般胀多痛少，有灼热感或嘈杂感，知饥而不能食，食已即饱闷异常，头晕、口干，有时嗳气，胃不和则卧不安，心烦少寐，严重的常伴有全身症状，血少色㿠，腰膝酸软，舌淡苔薄，脉沉细涩。治宜益气养阴，通补兼施。

芍药甘草汤加炙黄芪、党参各30g，蒲公英、鲜石斛（先煎）各15g，生麦芽20g，甘松9g，沉香曲6g，枸橘李、乌梅肉、无花果各10g。

脾阴暗伤，口淡乏味，少食，加怀山药15g，南芡实10g，大枣7枚；食后脘胀，便溏，加益智仁、陈皮各9g；形寒短气，去石斛、乌梅，加桂枝9g，附片5g。

胃为中土，必得气之温煦、血之濡养则消化功能正常。

若素体正气不足，又加饮食不节，情志失调，肝强乘胃，不伤胃阴即伤胃阳，故出现虚胀虚痛，进食日少。胃汁不充，何以杀谷。扶正养胃，则病情自然缓解。

脘间积聚，大便异常

多见于胃息肉。主症：胃部长期胀痛，大便变细，时溏时硬，食欲全无，周身乏力，兼有头痛眩晕，或睡眠不稳现象，苔黄腻，脉弦小。化瘀散结，缓攻宜。

芍药甘草汤加夏枯草 30g，海藻、昆布、蒲公英各 15g，生牡蛎、生鳖甲各 18g，煅瓦楞子、威灵仙各 12g，生鸡内金、炒枳壳、王不留行各 10g，刺猬皮、失笑散各 9g。

血虚眩晕加枸杞子、制首乌、制女贞子各 15g，口糜舌疳，加马鞭草 30g，人中白 9g。

胃息肉病在胃腑深部，初期症状不明显，继感中脘胀痛不适，大便不正常等，经病理检查，始能发现。曾诊治 1 例，经纤维胃镜提示：胃体小弯黏膜下腺体有增生，并见有淋巴和浆细胞浸润，确诊为胃息肉存在。而大便变形或伴出血，即应与肠系占位性病变相鉴别，胃息肉若与萎缩性胃炎合并存在时，难免有恶变的可能。古有“五积”的病名，系指胸腹腔癥瘕积聚而言，此属气机久郁，而血随之瘀结，初病在经属气，久病入络属血，乃虚中夹实之证，调气和胃而兼化浊，当是正法。

以上所举胃病各例，系从临证记录中选取有代表性加以介绍，其疗效一般都较肯定，说明仲景方芍药甘草汤甘酸化阴一法，治疗胃脘痛确有独到之处。其后，李东垣甘温升阳，叶天士甘寒养阴的用药经验，配伍得法，自不难古为今用，以求实效。

在辨证基础上，结合辨病，各例所列病名，系根据临床需要，按西医诊断结果列出，便于系统参阅。

芍药甘草汤加味，并不局限于常规，如止痛可用刺猬皮、九香虫、枸橘李（即臭橘）等；解胀用甘松、青陈皮、川楝子，以及花类药物（玫瑰、茉莉、绿萼梅）等；降逆用半夏、沉香曲、旋覆花、代赭石或无花果、天仙藤之属；清热养阴用蒲公英、川连、麦冬、石斛；消痞散结，则有夏枯草、海藻、昆布、鸡内金、鳖甲；补虚则有黄芪、党参、白术、山药；活血则有丹参、当归、桃仁、九香虫一类。总之，甘柔缓急，轻可去实，起到因势利导的作用。喻嘉言提倡“病千变，药亦千变”，于胃病证治又何独不然？

姚奇蔚

建中养胃为要，舒肝达肺必循

姚奇蔚（1916~2003），江西中医药大学主任医师，胃病大家

辨证求因，燮理肝肺胃

叶天士论胃脘痛，注重肝胃关系，强调肝气犯胃，指出“肝为起病之源，胃为传病之所”。同时又注意胃对肝的反作用，认为“胃属腑，腑强不受木火来侵，病当自失”。

临证每宗其说，认为本病与肝气犯胃与肺虚不能制肝有关，而肺虚不能制肝，又与中虚胃弱，肺气失养有关。肝气不郁不生热，胃阴不足与肝热伤阴有关。肝肺气郁，气滞不运与肝肺不达有关。这种因中虚胃弱，导致肺虚肝郁，肝气犯胃，彼此互为影响，互为因果，实为本病发生发展的基本病因和病机。初则表现为功能上的病变，胃痛、胃胀、嘈杂、噫气，久则由气及血，渐致胃络阻痹，由功能性病变演变为器质性损害，从而形成本病。

寓舒肺达肝于建中养胃之中

根据慢性萎缩性胃炎的临床见症，本病是以虚为主，虽有虚实挟

杂，也是虚多实少，论治必须着眼肝肺胃。肺喜宣畅，肝喜条达，胃喜调和。欲开肺气，必先补肺；欲补肺气，必先益胃；欲和胃气，必先达肝；欲达肝气，必先舒肺。始终以建中养胃为主，兼顾肝肺，寓舒肺达肝于建中养胃之中，以建中养胃之剂，收舒肺达肝之用，这是治疗慢性萎缩性胃炎组方、用药的指导思想。

郁有虚实之异。本病切勿滥用辛通疏散之品，由于这些药物只宜于实证之郁，不利于虚证之郁，即或非用不可，也要制之有方，见效即止。

组方用药，贵在轻灵

慢性萎缩性胃炎，是器质性损害病变，以中虚胃弱为基础，肺虚肝郁为主因。肺为娇脏，以清虚灵达为用；肝为刚脏，以疏达条畅为贵；胃气宜舒展活跃，通降和顺，故组方用药必须注意轻灵活泼，凡味厚甘腻，辛温燥烈，气味不纯，有碍胃气之品，皆非所宜。组方力求清润不腻，寓流通之性，甘补不壅，具展运之用，才能寓舒肺达肝于建中养胃。

对胃病兼见胃胀，嘈杂灼热，口干烦躁，脉细软或细数，舌质淡红、无苔或少苔，表现为肺虚肝热，胃阴不足者，处以养阴建中汤，方中北沙参、桑寄生、玉竹、怀山药、白药、焦山楂、石斛等为基本药。

此方虽脱胎于叶天士的益胃汤，但去麦冬之腻、冰糖之甘，更增白芍、桑寄生柔肝平肝；怀山药、焦山楂一补一清，益阴健脾；全方甘淡味薄，清虚灵达，滋而不腻，清而不泄，清滋之中寓流动活跃之性，用其养胃又能清肺，用其益气又能达肝。喻氏治燥热伤肺，善清胃热以肃治节。治慢性萎缩性胃炎用益胃以舒肝肺，用药不同，理法无异。

对症见胃痛胃胀，喜暖喜按，遇寒加重，口淡不渴，四肢欠温，舌质淡，苔薄白，脉迟或缓，表现为中阳不振，肝升无力，胃阳不足者，处以益气建中汤，方中桂枝、白芍、甘草、大枣、黄芪、太子参、怀山药为基本药。此方虽源于《金匮要略》黄芪建中汤，但去饴糖之大甘，更加太子参、怀山药益气养阴，重用黄芪补肺治肝，舒达肝气，于温建之中寓舒展之用。黄芪为补气药之最，甘温味薄，轻虚不腻，于补气之中含上升外达之性，对气虚不足，肝气升达无力者，确为首选良药。陈修园在《伤寒医诀串解》中，主张重用黄芪，助少阳升发之气，运转其不利的枢机。此方用黄芪，助肝气升达之力，舒达其郁滞，义正相同。此方虽经加减，但温不燥液，补不壅气，寓舒肺达肺于建中益气之中，以建中益气之剂，收达肝和胃之用。党参甘腻，白术温燥，建中可以，益阴不足，不利于胃气润泽活跃，只有当患者出现食欲不振，大便稀薄，四肢无力时，才可选用。

治疗慢性萎缩性胃炎常用以上两个基本方，其有阴阳两虚者，则合两方之义化裁为养阴益气汤。若兼挟杂，则各守其方而加减之，其加减之法，随症应变，总以平淡轻灵为要。

此外，还有两方，一为清热化湿汤，方中藿香、黄连、厚朴、焦栀子、石菖蒲、枳壳、竹沥，作为湿热证患者暂用治标之基本方。桑寄生、玉竹、怀山药、白芍、石斛、太子参、鸡内金等，作为病后调理的基本方。积数百例的临床经验证明，用上法治疗慢性萎缩性胃炎，可以改善临床症状，疗效满意。

王某 男，44岁。1983年3月30日初诊。

患者1982年12月9日经江西医学院一附院胃镜检查，诊断为：轻度浅表性胃窦炎、十二指肠球炎（萎缩性）。症见胃痛，胃胀，喜暖喜按，遇寒加重，口淡不渴，四肢欠温，舌质淡，苔白滑，脉缓。辨证为胃阳不足。予：

桂枝 6g　白芍 10g　炙甘草 3g　大枣 5 枚　黄芪 30g　怀山药 30g　太子参 30g

以上方为基本方加减服用，经 3 个月治疗之后，患者由胃阳不足转化为阴阳两虚，症见胃中嘈杂，甚则有热感，舌质淡红，脉缓。原方去桂枝、大枣，增北沙参、玉竹，益气养阴，双管齐下。并随时根据病症变化，灵活加减，最后获得满意的疗效。1983 年 12 月 17 日，江西医学院一附院做胃镜复查证明：原来胃窦黏膜皱襞充血，逆转为胃窦黏膜红白相间，以红为主，分泌不多，蠕动正常，未见溃疡及新生物，十二指肠球部黏膜橘红而润泽，无溃疡及黏膜充血、肿胀。由原来十二指肠球炎（萎缩性）逆转为慢性十二指肠球炎。

胡翘武

醒脾悦胃，肃肺达肝

胡翘武（1915~2002），安徽中医药大学附院主任医师，临床家

醒脾悦胃，俾助健运

胡老认为慢性胃炎以中脘不适，纳谷不馨，食而无味，甚或厌食最为多见。病由不忌辛辣，偏嗜肥甘，恣饮酒浆等所致。加之气候之温转，湿浊之偏甚，湿热之邪或由内生，或自外侵，内外合邪，胃腑首当其冲也。胃为水谷之海，也为腐垢纳藏之地。胃喜润恶燥，如湿浊壅遏过甚，影响其正常功能，且与喜燥恶湿之脾又互为表里，湿浊淹缠黏滞，脾失健运又累及胃腑，两土困顿，纳腐运化不力，故脾胃病变在所难免。尚伴有精神倦怠，体困无力，头重如裹，口黏乏味，或甘甜，或微苦，不甚喜饮，大便或溏泻不爽，或结而不行，小便淡黄，舌淡润、苔白黏或微黄，脉多濡滑等。胡老常以芳化苦辛，轻宣湿浊之法，以醒脾悦胃，助其纳腐运化为要务，常以自拟醒中化湿汤（苍术、石菖蒲、防风、黄连、吴茱萸、苏梗、藿香、半夏、佩兰、砂仁壳）为基本方。如湿浊兼寒者，加干姜，并吴茱萸量大于黄连；如湿浊兼热者，加山栀子，黄连量大于吴茱萸；若寒热互兼者，则干姜、山栀子同用。全方用量不宜过大，每味以6~10g为宜，以轻灵小

剂活泼气机，始能醒脾悦胃。

煎煮时间不宜过久，旨在取气而不在取味也。方中苍术专入脾胃二经，辛温而燥，芳香之气尤为浓烈，芳化中焦湿浊为其独擅；石菖蒲辛苦且温，芳香行气通窍，功善辟秽泄浊，为宣窍开神之佳品；防风为风中之柔药；佩兰善驱陈气；苏梗、藿香芳化除浊，再合和胃燥湿、温清并用之左金、半夏，及理气化浊之砂仁，全方性偏温运，旨在悦中和胃，苏化醒脾，速解中州之困顿。

疏肝肃肺，升调气机

胃脘痞满胀痛，甚或膨膨如鼓状，嗳气不绝，也为慢性胃炎常见之症，治以和胃降逆，宽中理气之法不应者甚多。胡老为此症虽表现在胃，但与肝肺关系密切。因肝主疏泄以助脾运，肺司治节，主一身之气。由于罹此恙者，七情内伤，性情悒郁为其常因，气机失于条达疏畅无不郁遏违逆，肝郁则乏升达之性，肺郁则失肃降之职。虽云脾升胃降，斡旋上下，然胃炎之人，脾胃伤损，其升降之能弱而且减，清浊倒置，或混为一体，中焦闭结不通，故胀满闷痛之症与日俱增。在胃炎未见轻减之时，徒理气降逆，只能取效一时，移时旧故。且辛窜之品无不虚气耗阴，重镇之剂尤多伤脾损胃，故少效或转甚者多矣。于此者应疏肝气以调脾气之升，肃肺气以运胃气之降，俾脾胃在肝疏肺肃之中而具升降斡旋之机，奏除胀消满之效。除上述之症外，多兼性情急躁易怒，口干苦，胸胁憋闷或窜痛，剑突下脐上胀痛拒按，甚则裤带不能束紧，纳少，或饥不欲食，大便秘结，舌淡红、苔薄白，脉弦等。胡老等以自拟之肃肺达肝散化裁（枇杷叶、柴胡、紫菀、防风、生麦芽、川贝母、佛手、桔梗）。考枇杷叶苦平，入肺胃二经，功擅下气肃肺，为化痰止咳之妙品，然其肃肺气以降胃气之效少为医家所用，王孟英之“保柔金而肃治节，香而不燥……，澄浊气而廓中州”可谓对枇杷叶功用最精辟之评价；柴胡苦平微寒，为肝胆经要药，功擅和解少阳，清胆疏肝，杂病用之为条达厥阳肝木之佳品，因其体轻且扬，具升清上行之用，故东垣补中益气汤中，配柴胡借其用鼓舞胃气以达清阳上行之功。本方主以用药，一以枇杷叶统川贝、紫菀、桔梗以肃降肺气（桔梗开提肺气，反佐杷叶、贝母、紫菀之间，以宣中促降也）；一以柴胡领防风、麦芽、佛手以轻升肝气，如斯一肃一疏可促脾胃之一升一降，不治中而达治中之效，痞满胀痛之症遂可逐日轻减。

活络消瘀，行血定痛

无规律之钝痛，甚或刺痛是慢性胃炎又一突出症状，能迅速缓解疼痛，是增强治疗信心，提高治疗效果的关键。除散寒、清热、理气、补虚等针对病因治疗外，恰当地配伍活络消瘀之品，可收事半功倍之效。慢性胃炎患者大多累月经年反复发作，由经入络，从气及血，胃络瘀阻是炎症难以消退、疼痛无以缓解的主要矛盾之一。故胡老于该病诊治中，始终不忘或主或辅活络消瘀之品，然消瘀之品以无碍胃气者为宜，常以海浮失笑散（乳香、没药、五灵脂、蒲黄）为基本方，且剂量不可过大，五灵脂、蒲黄各 6g 为佳，乳香、没药各 3g 则宜。兼寒者加泽兰、桂枝，兼热者加丹参、赤药。乳香、没药均具活血祛瘀、消肿定痛之功，为伤外科常用之品，《医学心悟》以此二药名海浮散，外敷疮疡；失笑散为行气止痛消瘀之佳方，内伤气血诸痛用之无不奏效，且药味精简，便于吞服。上四药煎剂时气味腥膻浓烈，难闻难服，常有恶心呕吐反应，难于长期服用，应研细末糊丸，或装胶囊吞服，或配合对症方药之中，大有活血祛瘀消肿定痛之效，各种慢性胃炎皆宜。如为萎缩性胃炎，胃酸缺乏者，在服海浮失笑散同时，于煎剂中重用山楂为伍，因其不但能化积助运，且能活血散瘀，张锡纯云“山楂……善入血分，为化瘀血之要药”，张石顽用治“积年胃脘瘀血疼痛”，可见其散结活血止痛之效，临床用之诚如其言。

慢性胃炎之临床症状消失后，并不意味着疾病即已痊愈，诸多患者之所以反复不已，迁延数载，就是中止服药，放弃了善后的巩固疗法。胡老认为该病能否治愈，除饮食、寒温、精神等方面之自我调节外，坚持善后巩固治疗十分重要。病情多次反复，体虚病深者，预后大多不佳。常以自拟强胃健运汤（黄芪、淮山药、百合、旱莲草、甘草、鸡内金、紫河车、佛手、三七、蒲公英）或煎服或研末吞服皆可。气阳偏虚者，加桂枝、党参；气阴不足者，加麦冬、石斛。方中黄芪甘草益气，山药百合养阴，均微甘温润，不热不腻，皆合胃土之性，可补胃体以助其用。旱莲草补肾益阴，紫河车大补精血，合上四药，不寒不热，性味平和，为补虚强胃之佳伍。鸡内金消食磨积，三七行血理劳，佛手快膈悦中，蒲公英清热解毒，四味辅补虚强体之药，补消并行，寓消于补，诚有强胃健运之用。胡老认为胃炎善后巩固之方，应以微甘温润为主，切忌苦寒滋腻，或辛热呆补之剂。

戴　坚

效法前哲，泛应曲当

戴坚，江苏沛县中医院主任医师

治疗胃病应深察病机，博采诸家之长，对于常法不敷应用的胃病患者每能通权达变，而收泛应曲当之效。

寒热纷争，双治解纷

清·陈士铎《辨证录·心病门》载："有人患心痛之病，百药治之不效，得寒则痛，得热亦痛，寒热两相攻战，治法宜两解之以解纷"，推出"双治汤"。戴坚老师擅用陈氏双治汤（附子、黄连、芍药、甘草）治疗胃腑寒热纷争，各趋其极，阴阳不相协和，邪气盘根错节之胃脘痛，确有独到的疗效。该方主用黄连之苦寒与附子之辛热，旨在祛除沉寒痼冷，清扫郁火积热，纠偏救弊，绥靖纷争。寒热互投，并行不悖，共复胃腑和降之功。戴师认为，双治汤较之乌梅丸、黄连汤尤为简捷切用，其法可师。

朱某　男，36岁，住城镇孔庄。1989年8月8日初诊。

胃痛多年，近3个月发作加重，曾间断服用胃必治、胃仙U、甲氰咪胍半年无效，每于受寒、进食生冷及热饮后疼痛发作。舌体红、苔水滑，脉弦。胃镜查见胃窦部溃疡。活检：胃黏膜组织呈慢性炎变。因不堪忍受病痛，已决定手术治疗，前来试服中药。观其证，胃病延久，证属寒热纠集，予双治解法以观进退：

附子 6g　黄连 6g　白芍 15g　甘草 6g　秦皮 12g　蒲公英 20g　丹参 20g

服 3 剂尚适，但胃痛未止。原方加量至附子、黄连、甘草各 10g，白芍 30g，余药同前，再服 6 剂疼痛基本缓解，续予六君子汤调理，共服 12 剂，胃痛平息，3 个月后随访未发。

胆病及脾、胆实脾虚之胃病患者，可见胁痛、黄疸、口苦，甚则呕吐苦水，以及乏力倦怠、腹胀且痛、纳少便溏等症。胆属甲木，脾为己土。戴坚老师认为此证治当抑甲木，扶己土，以青皮、白术泻胆补脾，以芍药、甘草甲己化土，令胆脾相睦，则中宫保和。此乃据《笔花医镜》列青皮为泻胆猛将，白术为补脾猛将；《脾胃论》说："酸者甲也，甘者己也"，"甲己化土，此仲景之妙法也"。

孟某　男，38 岁，住城镇居民点。1991 年 8 月 31 日初诊。

素有胃疾，近 1 月嘈杂不安，空腹为甚，伴口苦，时欲引长息为快，甚则口中渗涌清涎，时有胃痛。苔薄，脉平。胃电图示：二电节律基本正常，幅度明显下降，胃体及胃窦部在餐前、后均出现低小波。析其证，其标在胃，其本在胆在脾。《中藏经》云："胆病则喜太息，口苦"，脾脉"不及则涎引口中"。今胆脾不和，治以抑甲木，扶己土，佐用蠲饮通阳。方用：

白芍 15g　甘草 6g　青皮 10g　苍术 10g　白术 12g　半夏 10g　茯苓 15g　党参 10g　桂枝 10g　生姜 3 片

上方出入服 12 剂，嘈杂消失，胃痛亦止。

酸浊弥留，刚药变胃

胃土味甘，肝木味酸，此其常也。若其人胃火素炽，或肝木肆横，或过食甘凉，胃阳凝遏，则甘味不能被胃游溢为精微，反尽从曲直之化而变为酸浊，弥留胃腑，上泛作酸。戴老师推崇喻嘉言提出的“刚药变胃”之创见。《寓意草·论吴圣符文学单腹胀治法》曰：“刚药者气味俱雄，能变胃而不受胃变”，方取《脉因证治》之连理汤，方中干姜辛热，能走能守，逆转酸变，佐用黄连，以柔济刚，制其偏胜，乃获驱酸返甘之效。

李氏 女，78岁，住城镇健康街。1987年10月15日初诊。

近10天感冒脘痞满，疼痛，予陷胸法日趋瘥减，又因啖食水果罐头过多，遂泛吐酸水，浸心蚀牙，不可遏止。苔薄，脉弦。此胃阳失展，酸浊凝聚，以刚药变胃法予之：

党参10g　干姜15g　苍术15g　白术15g　荜澄茄7g　黄连5g

连服5剂泛酸大减，原方减其量，再服2剂而安。

升举中气，戢敛阴火

胃脘灼热，多为阳明经热、胃阴亏耗，其属中虚火乘者亦间可见之。《脾胃论·脾胃盛衰论》云：“今饮食损胃、劳倦伤脾，脾胃虚则火邪乘之而生大热。”火邪乘于外则热在肌表，乘于中则胃脘灼热。方取补脾胃泻阴火升阳汤，以参、芪培补仓廪之虚，风药升举中气之陷，元气与火不两立，故又有芩、连之戢敛阴火。谨守病机，屡验不爽。

韩某 男，63岁，住城关韩坝。1987年2月7日初诊。

农活操劳勤苦，饮食饥饱无时，患胃病7年，近1月发作加重，经治疗胃痛已缓，惟胃脘灼热不减，颇以为苦，口不甚渴，二便如常，面黄体瘦，肢倦，气息似不相接续。苔薄，脉虚大。上消化道钡透：胃黏膜增粗，纠结，胃下极在髂棘联线下10cm。脾胃元气亏耗，中气下陷，阴火乘胃，拟用东垣补脾胃泻阴火升阳汤加味。药用：

黄芩酒炒，10g　黄连酒炒，5g　石膏15g　柴胡10g　羌活10g　党参10g　黄芪20g　苍术10g　白术12g　炙甘草10g　大枣10g

服10剂胃脘灼热消失，体力好转，1年后随访未犯。

胃中夯闷，补塞敛散

胃脘胀满，近俗多习用香蔻平陈辈，此其实也。《脾胃论·脾胃虚实论》说："腹中夯闷，此非腹胀，乃散而不收。"揭示出证候实质，可谓独具慧眼。此等胀满，若误用枳、朴，中气愈散漫而不收。清·赵海仙《寿石轩医案》云："饥饱失调，中气久虚，胃胀脘阻"者，"刚药不相安"，创订了"胃虚当补，气散当收"的法则。戴坚老师常以四君子汤加乌梅、白芍为治，脾胃虚甚者用红参，胀甚者加木瓜，多年来用此方收功者甚众，对部分难治性胃痛亦颇有效验。但应注意，胃酸者、苔厚者勿用。

张某　男，26岁，住城镇鼓楼街。1986年8月28日初诊。

从事个体摊贩，饮食饥饱不时，患胃脘胀满，自谓"撑心阻肋"，时而胃痛已延2年，经胃镜查为"胃窦炎"，曾服汤药20剂余及中成药、西药十余种，其症不减。舌苔、脉象无特殊所见。嘱停用以前一切药物，方用：

红参另煎兑入，7g　白术15g　茯苓12g　炙甘草15g　乌梅10g　白芍15g　木瓜10g　椒目30g　沉香6g

仅服3剂，竟获意外疗效，胀满消失，脘痛亦止，2年后随访未犯。

胃阳虚馁，辛甘温润

阳明者多血多气，惟胃腑气血充盛，乃克司仓廪、出五味，故

《脾胃论》曰："脾胃不足之源，乃阳气不足"，"脾胃之病，皆为血病"。中焦阴阳气血亏耗，煦濡失常，枢机不运，症见脘腹胀痛，喜温喜按，不思谷食，面色无华，在治则唯建中是法，徐灵胎将当归建中汤证概括为"营络胃阳兼亏"，甚是。尤在泾曰："中者四运之机，阴阳之轴，欲求中气之立者，必在建中也。"戴师喜以三建中（小建中、当归建中、黄芪建中）合方运用，以桂枝、黄芪、生姜之辛甘温益气生阳，当归、白芍、甘草、大枣、饴糖（可以市售之高粱怡糖块代之）濡润化阴，意在理阴通阳，运转枢机，令中有砥柱，则虚馁可复。

胡某 男，56岁，住龙固镇龙中6队。1991年5月7日初诊。

上腹部不适、吞咽不利2月，渐至胸膈阻塞、呕吐、胃脘疼痛、饱胀、消瘦，前后经徐州一、四等院诊为"贲门癌"，建议"立即手术"，前来试服中药。予启膈散、参赭培气汤、大半夏汤合方出入6剂，呕吐、疼痛、阻塞感均明显减轻，唯厌食殊甚，纳谷不甘，时有隐痛，面色少华。

舌淡，脉细缓。予健脾养胃法厌食不减。法宜权变，改投辛甘温润以养营建中，调护阴阳，辅以抗癌制毒之味。药用：

桂枝10g 白芍15g 黄芪20g 当归10g 炙甘草10g 大枣15g 生姜3片 高粱饴化冲，6块 雷丸10g 龙葵15g 石见穿20g 炙露蜂房10g

守方服12剂，纳谷知香，食量如常，隐痛消失。随访，除畏进硬食外，余无异常。

冲气犯胃，填补真阴

戴师尝言，冲脉隶属阳明，冲气上逆则胃腑首当其冲。

举凡呃逆、嗳气、呕吐、奔豚、气上撞心、呕血等症，多为胃中虚，客气动膈，如其病顽势急，或常法无功，当虑及冲脉为病。下元亏损之呕血，应从奇经八脉辨证，因肝肾精血暗耗，下焦空虚，则奇脉附丽无恃。治宗叶氏，冲气上逆予牛膝、紫石英；兼见胃痛者可从心论治，盖“阴维为病苦心痛”，用龟甲、菖蒲静摄阴维而护心气；下元虚惫，投阿胶、熟地、紫河车等柔养之品，令元海立其基，则冲安其位，阴维固守。

孔某 女，47岁，住鹿湾乡双靛池。1987年9月24曰初诊。

胃病史5年，每于春秋发作加重，曾经钡透提示“慢性胃炎”，近5天呕吐咖啡色物，伴上腹部疼痛，素患月经不调、带下，体瘦。脉细，舌红少苔。肝功、尿常规正常，红细胞3.8×10^{12}/L，血小板130×10^{9}/L。先投和胃宁血法剂证无进退。复诊辨证：病穷极下，阴维失护，冲气犯胃，络伤血溢。改予填补真阴，平冲逆、摄阴维。方用：

枸杞子12g　熟地炭12g　紫石英20g　龟甲12g　阿胶10g　白芍12g　石菖蒲10g　乌贼骨15g　生炒蒲黄12g　牛膝12g　韭汁冲服，1匙

3剂后出血减少，再服2剂血止痛蠲。

张耀卿

首辨虚实寒热，更审在气在血

张耀卿（1907~1973），沪上内科名医

胃脘痛一证，有虚实、寒热、在气、在血之分，临证不能不详为辨析。更不能拘于“不通则痛，通则不痛”之说，概予香燥理气之剂以治之。夫胃痛之始，虽系气分受病，然气病日久，未有不伤及血分者。叶天士所谓：“初病在经，久痛在络。”且胃痛一证，日久最易伤阴，盖阳明燥土，得阴自安，以胃喜柔润也。奈理气之药，香燥者居多，香燥之品，最易劫津伤液，虽能取快于一时，终致耗气动血，贻害无穷，故非气滞湿阻阳明者，勿予轻投。总之，胃痛之治，应寻其疼痛之由，明其虚实、寒热、在气、在血，补不足，泻有余，调其阴阳气血，使之以平，方为图本之治

大凡中虚胃痛者，宜小建中汤，偏寒者，黄芪建中汤，偏热者，逍遥散；至于阴虚胃痛者，宜芍药甘草汤，阴虚甚者，一贯煎。其由于肝胃不和，气滞湿阻而痛者，宜二陈汤、左金丸、金铃子散三方参合用之。

徐某 男，22岁，工人。1960年10月28日因呕血、黑粪、胃痛2天入院，11月18日出院，住院号：7358。

患者于近4年来，觉上腹部不适，泛酸。1960年开始，上腹节律性疼痛（上午10点多，下午3点多，夜间12点左右）能为饮食所缓解。

夜间疼痛较剧，影响睡眠。于入院前2日曾呕血1小碗，色鲜红，夹杂食物残渣，伴有面色苍白、出汗、头晕乏力等症状。因发现黑粪数次而收住病房。血色素90g/L，红细胞2.72×10^{12}/L，大便隐血。诊断：十二指肠球部溃疡并发出血。

初诊1960年10月29日。脘痛阵作，无喜按拒按之状，大便色黑，少腹无痛楚之苦。此肝虚不能藏血，脾虚气不摄血。证之舌苔薄腻而白，脉来沉细无力。气血两虚已著。香燥之剂，劫津伤阴，理气之品耗气损阳，当拟四君以补气，四物以补血。

潞党参 12g　白归身 9g　炒白芍 15g　清炙草 4.5g　云茯苓 12g　炒白术 12g　乌贼骨包，15g　茜草炭 9g　炒藕节 15g

4帖。

二诊：11月3日。前投益气补血之剂，脘痛已减，大便色黑亦止，日来反吐酸水。前方已获效机，再当乘胜进取。

原方，2帖。

三诊：11月14日。胃脘作痛，得食痛缓，喜暖喜按，甚则反吐酸水。是中阳之气不运，不能温化水饮，水饮凝结则作痛。舌苔薄白，脉来沉软。拟黄芪建中法。

西绵芪 15g　潞党参 9g　肉桂心 3g　炒白芍 15g　清炙草 4.5g　生姜切片，6g　大枣 4枚

4帖。

四诊：11月17日。叠服甘温培中之剂，诸恙悉退。惟有时反吐酸水，神疲乏力。舌苔薄净，脉来沉软。再拟原意续进。

炙绵芪 12g　潞党参 9g　肉桂心 1.5g　炒白芍 9g　清炙草 4.5g　姜半夏 6g　大枣 9g

5帖（带回）。

本案脘痛绵延4年之久，逢饥则痛，得食则安，喜暖喜按，脉来

沉细无力。其为中气不足，气血两虚之证，已凿凿可据，故以甘温培补之剂而获效。方中黄芪、桂枝以补气阳，更合甘草以助生阳之力；芍药、甘草即《素问》酸甘化阴之意，有柔肝益胃之功；复用姜、枣调营卫，阴阳自平，不治痛而痛自止矣。

自叶天士分别脾胃异治之法，使胃痛之治法更臻完备。其谓："李东垣大升阳气，其治在脾，张仲景急下存阴，其治在胃。""纳食主胃，运化主脾。太阴湿土，得阳始运，阳明燥土，得阴自安，以脾喜香燥，胃喜柔润也。"若脾阳不足，胃有寒湿者，固应甘温香燥之品，升运清阳，然于燥热伤阴，胃失冲和者，又当用甘凉濡润之品，滋养胃液。

邱某 男，50 岁，工人。1961 年 5 月 8 日因上腹部疼痛 2 个月入院，6 月 2 日出院，住院号：13443。

患者有胃病史已十几年，经常反复发作。于 2 个月前又复发，上腹部阵发性疼痛，放射至胸胁部。近日来，疼痛次数增加，痛势加剧而入院。入院体检：上腹部剑突下触痛。血色素 100g/L，红细胞 3.66×10^{12}/L，大便隐血（–）。入院后，曾予甘温香燥之剂，黄芪建中汤加味治疗，19 天后，疼痛略见减轻，但未能中止其发作。

初诊 1961 年 5 月 26 日。脘痛有年，近二月来，痛势剧烈，一日数发，得食则减。此肝郁化热，湿郁化燥，燥热伤阴，所以叠服甘温香燥之剂，痛势依然绵延不止。证之脉来弦滑，弦乃肝旺，滑属痰郁之明征。苔边薄腻、中光而燥。今拟酸甘化阴之治。

杭白芍 30g　生甘草 9g

4 帖。

二诊：5 月 30 日。前进酸甘化阴之剂，胃脘疼痛大减。

舌苔黄腻而燥、中扪之无津，胃阴已伤。再以芍药甘草汤柔肝缓中之治。

杭白芍 30g　生甘草 9g

3帖。

三诊：6月2日。脘痛渐稀，势亦轻微，纳食渐香，大便如常，面色亦转红润。苔边薄腻、中尚干燥，脉濡软。前方已获效机，原方续进可也。

炒白芍30g　生甘草9g

5帖（带回）。

是案脘痛有年，得食则减，显系虚痛。然虚证之中，又有阴阳之辨，脾胃之分。苔边薄腻、中光而燥，为燥热伤阴、胃失冲和之明征。是以用酸甘化阴之芍药甘草汤以取效。芍药甘草汤为《伤寒论》113方之一，张仲景用于伤寒脉浮自汗……脚挛急之症，后世用治虚证腹痛。考本草：白芍苦酸微寒，和营敛阴，有柔肝益胃之功，甘草性味甘平，有补中缓急之用，两者相辅相成，共奏柔肝补中、缓急止痛之功，以故不治痛而痛自止。

肝主疏泄，性喜调达，脾主运化，喜燥而恶湿。或盛夏就凉而恣意生冷，或平时不慎口腹，致水反为湿，谷反为滞。湿困脾阳，失其升运之职，木陷土中，遂失疏泄之用，为便解溏薄，为脘腹胀痛，苔见根腻，脉现濡滑，皆其候也，故治之之法，始终以疏运肝脾为要务。

张某　男，45岁，部队干部。1970年2月12日因上腹痛、腹泻1年而住某医院。病案号：39410。

1963年6月因急性胃炎而住某医院，出院后时感上腹部隐痛，伴腹胀。上腹痛时轻时重，与饮食关系不大，伴嗳气，不泛酸。1965年第二次住该院，给新霉素、痢特灵、胃蛋白酶合剂及中药治疗，症状好转而出院。1969年4月7日钡餐胃肠检查：胃黏膜较粗糙，证实系慢性胃炎。常服中药，服药后腹胀稍有减轻，但上腹痛无明显减轻。近年来上腹灼痛，且放射至右半腹部、右肩胛部，大便有时拉稀。近

2月来上腹灼痛加重。于1970年2月10日钡餐检查诊断为胃窦炎而再次入院。体检：上腹剑突下及右锁骨中线内侧均有压痛。肝肋下刚及，质软，无压痛，脾未扪及。上腹及右腹稍胀气，肠鸣音正常。肝功能在正常范围，口服胆囊造影无异常发现。诊断为低酸性胃炎、胃窦炎。

初诊1970年4月9日。肝气有余，胃肠升运失常。胸脘偏右作痛，大便日行2次，溏薄有沫，纳谷欠香。苔薄白、根较腻，脉濡滑。今拟疏肝理气调和肠胃法。

嫩苏梗 9g　醋炒白芍 9g　延胡索 9g　娑罗子 9g　乌梅肉 9g　陈木瓜 9g　炮姜炭 4.5g　淮山药 30g　潞党参 9g　陈广皮 9g　焦楂肉 9g

15帖。

二诊：4月22日。前进疏肝理气调和肠胃之法，尚觉合度。再以前法出入治之。

苏藿梗 9g　姜半夏 9g　潞党参 9g　炮姜炭 4.5g　煨肉果 4.5g　淮山药 30g　陈木瓜 9g　炒白芍 9g　陈广皮 9g　广木香 4.5g　焦白术 9g　乌梅肉 9g　生鸡内金 4.5g　焦楂肉 9g　大川芎 4.5g　老勿大 30g

15帖。

三诊：5月9日。腹痛渐缓，胀势未消，便后黏腻。脉濡且滑。肝胃不可，肠失传导。仍主原法出入。

原方去半夏、楂炭，加制川朴6g，橘叶9g，蒲公英30g，大腹皮9g，10帖。

四诊：5月27日。大便渐能成形，黏液未除，腹胀得矢气则快。苔薄腻，脉濡滑。肝气未舒，胃肠渐能和运。仍以疏运肝脾为主治。

潞党参 9g　苍白术 9g　枳实壳 4.5g　青陈皮 4.5g　炮姜炭 4.5g　煨肉果 4.5g　煨诃子 4.5g　焦楂肉 9g　陈木瓜 9g　淮山药 30g　小蓟草 30g　生鸡内金 9g　潼蒺藜 12g　炒杜仲 12g　乌梅丸包，12g

10帖。

五诊：6月9日。腹胀得矢气则松。再以原法续服。

潞党参 12g　苍白术 9g　枳实壳 4.5g　北秦皮 15g　橘叶皮 9g　炮姜炭 4.5g　煨诃子 9g　焦楂肉 9g　陈木瓜 9g　小蓟草 30g　潼蒺藜 12g　炒杜仲 12g　乌梅丸分2次吞，12g

15帖。

六诊：6月26日。诸症均见轻减，再以原法出入。

然于疏运之中，又有标本缓急之法。如初诊腹痛便泄，标急于本，治以疏肝为主，运脾次之；二至三诊，腹痛已除，便溏未结，故疏运并重；四诊大便渐能成形，腹胀渐消，本重于标。运脾之中，复参入温脾暖肾之品益火生土，以其泻久伤阳耳。斯时虽仍不离疏泄之法，然已处于辅佐地位。由此可见，治病首当分清标本虚实，然后遵循先后缓急之序，庶几无错。

黄文东

证辨寒热虚实气血，药取流通轻灵活泼

黄文东（1902~1981），上海中医药大学教授，著名中医学家

胃痛初起以停食受寒为多见，成病之后，常因饮食、劳倦、寒温不调、七情所伤而反复发作。胃痛的病机可归纳为肝旺、脾虚、胃实6个字。“肝旺”是指肝用偏旺，由证情不同又可分为肝郁、肝气横逆、肝阳上亢、肝火偏旺、肝阴不足诸端；“胃实”，并非指阳明腑证，而是指食积、瘀血、痰湿等实邪停积胃中；“脾虚”是指脾气、脾阳、脾胃阴虚。脾虚则内湿生，由于体质不同，又有寒湿、湿热之分。因为脾胃互为表里，为病则互相影响，虚实转化。初起感邪伤食，导致胃实，久则胃病及脾。一般实者多热，虚者多寒。但就临床所见往往错综复杂，变化多端，不可执一而论。治疗当以调气法为主，调气不应则可用和营，所谓“初病在气，久病入血”是也。调气法包括虚者补之、实者泻之、下陷者升之、阻滞者通之的意义。具体地讲，调气法有五大作用：（1）调补气血；（2）调和升降；（3）调理脾胃；（4）调气以疏肝、泄肝；（5）调气以化瘀活血。因此调气法为治胃痛主法。

临床证候及常用处方

一、寒实证

外感寒邪或饮食不节，以致气机阻滞，胃失通降。症见胃脘暴痛，痛势较剧，得温则舒，泛吐清水，绵绵不已。苔白滑，脉弦或迟。治宜调气和胃，散寒消食。

紫苏梗 9g　姜半夏 9g　青皮 9g　陈皮 9g　广木香 9g　制香附 9g　旋覆梗 9g　炒白芍 9g　焦神曲 9g　生姜 9g　炙甘草 6g　桂枝 4.5g

寒重加肉桂（后下）4.5g，荜茇 9g。

二、气滞证

怒郁伤肝，横逆犯胃，常因情绪波动而复发。症见胃脘胀满，攻痛连胁，按之较舒，嗳气频繁。苔薄白，脉弦。

治宜疏肝理气，和胃降逆。处方

柴胡 9g　炒白芍 9g　延胡索 9g　旋覆梗 9g　广木香 9g　青皮 9g　陈皮 9g　制香附 9g　佛手 9g　煅瓦楞 30g　炙甘草 4.5g

三、虚寒证

1. 偏寒

脾阳虚衰，运化无权，常因饮冷受寒而复发。

症见胃中冷痛，形寒喜暖，喜热饮，泛吐清水，溲清利，或腹痛。舌质淡，苔白，脉细缓。治宜温中调气散寒。

潞党参 9g　炒白术 9g　广木香 9g　制香附 9g　炒白芍 9g　焦神曲 9g　炮姜 9g　炙甘草 6g　丹参 12g　煅瓦楞 30g　肉桂后下，3g

2. 偏虚

脾胃虚弱，升降失职，常因过劳而复发。症见胃脘绵绵作痛，或胀满不舒，纳少便溏，神疲乏力。舌质淡，苔薄，脉缓或濡细。治宜健脾调气和胃。

潞党参 9g　炒白术 9g　广木香 9g　枳壳 9g　陈皮 9g　炙黄芪 9g　茯苓 12g　焦神曲 12g　春砂仁后下，3g

四、郁热证

肝气郁久化火，可因情绪波动、饮食不慎而复发。胃痛时轻时重，有烧灼感，嘈杂泛酸，口干口苦，心烦易怒，纳少，大便干结。舌质红，苔黄，脉弦细。治宜泄肝调气和胃。

金铃子 9g　延胡索 9g　青皮 9g　陈皮 9g　瓜蒌皮 9g　蒲公英 15g　丹参 15g　炒白芍 12g　煅瓦楞 30g　炙甘草 6g　左金丸分吞，3g

上述胃痛各证，根据具体情况可随症加减如下：食积加神曲、炙内金、枳实等；湿重加厚朴、苍术等；湿热加黄芩、黄连等；夹瘀加丹参、红花、失笑散等。

辨证要点及药物选择

暴病多寒，久痛多热；新病多实，久病多虚；初病在经，久痛入络。故辨寒热、辨虚实、辨气血为胃痛之辨证要点。又须权衡轻重，灵活选择用药。治实不宜峻攻，补虚切忌滋腻，时刻照顾脾胃元气，用药贵在轻灵，流通。

一、辨寒热

1. 偏寒者

症见胃痛剧烈，泛吐清水，形寒喜温，喜热饮。苔白腻，脉弦或紧。或伴腹痛、腹泻。治宜温中调气散寒。止痛可选肉桂、荜茇、荜澄茄、干姜。止呕可选吴茱萸、生姜。止泻可选炮姜、焦楂曲。外感风寒可加紫苏、六曲。

2. 偏热者

症见胃痛而有烧灼感，嘈杂，呕吐黄水，烦躁，口苦或口干不欲饮，大便干结或不爽。舌质红、苔黄腻，脉弦或数。临床曾诊治除上述症状外又兼见幻嗅的病例，诊断为肝郁化火，上犯肺窍所致。治以清泄肝火。选用左金丸、黄芩、黑山栀等取得良效。若兼见便秘、呕吐可加少量大黄，并无泻下之弊。

3. 寒热夹杂者

苔白中带黄，用药宜辛开苦降，但用量应有所侧重。近人常用蒲公英以治胃炎，也能起辅助作用。

二、辨虚实

初起多为气滞，每因受寒、挟食、挟湿引起胃痛，此乃属实方面。久病多虚，又因体质差异而有阴阳气血亏虚之不同。

气机失调，水湿不运，以致消化功能紊乱。症见纳呆，口淡，体倦，胃中胀甚于痛，苔腻。又有寒湿与湿热两种情况。治寒湿宜苦温以燥湿，用平胃散加木香、紫苏之类。治湿热则宜辛开苦降，用生姜、半夏、芩、连之类。均可佐茯苓、薏苡仁等淡渗利湿之品。

脾胃虚弱，津液不足，可见纳少，口干少津，舌红，脉细，一般称为胃阴伤。用养胃阴法。取白芍、甘草酸甘化阴，进一步再加沙参、麦冬，甚则酌加乌梅、木瓜以制肝醒胃。若形瘦神疲，便溏者，属于脾胃虚弱，阴液难复的病例，再加石斛、人参之类，并与陈皮、佛手芳香理气开胃之品同用，以助药力。

久病之后，阴阳俱虚。还有脾胃阴虚而兼阳虚之证，既有不思纳食，舌红少津之热象，又有形寒喜温，兼喜热饮之寒象。此时用药要以温和为主，兼顾阴阳，剂量不宜过重。

三、辨气血

凡久痛不愈，病从气分兼传营血。如舌质青紫，就是挟有瘀血之征。凡见痛如针刺而有定处，或痛无休止，胃脘似有物顶住等症，即是气滞瘀阻的指征，当用活血化瘀之品。可根据症状轻重选择下列药物。

调气药之选择：木香入胃，香附入肝，合用于胃痛偏寒者。若有化热之象，则用金铃子散。寒热夹杂者可并用之。肝气郁结，嗳气频作，宜用佛手、绿萼梅、玫瑰花等。肝气横逆，胃痛连胁，可加柴胡、郁金之类。

活血化瘀药之运用：当归为养血活血之主药，常与丹参、赤芍同用，在化瘀药中最为平和。红花、桃仁同用，兼有润肠活血之功，在胃脘刺痛时均可使用。若属顽固、陈旧性胃痛，可用失笑散及少量制川军，有化瘀止痛通络的作用。

辨　兼　证

一、胀与痛

肝病善痛，脾病善胀。痛与胀又互相关联，但有虚实之分。气虚作胀，时胀时减，得食稍安，大便溏薄，胀而不痛，治宜健脾理气。气滞作胀，得食更甚，大便不畅，或胀而且痛，治宜行气破气。因胀满部位不同，用药又有区别。胸脘痞闷，当行气宽中，可用白蔻仁、砂仁之类。腹中胀满，当行气泄满，可用川朴、槟榔之类。至于少腹作胀，则宜疏泄厥阴之气，可用柴胡、乌药之类。

二、吞酸与嘈杂

吞酸总由肝木偏旺，曲直作酸也，治宜和胃制酸，可用煅瓦楞、白螺蛳壳之类。嘈杂大多偏热，治宜辛开苦泄，可用左金丸、陈香橼皮之类。吞酸与嘈杂往往可同时见，以上治法亦可同用。此外又有饥嘈之症，得食则减，食后又嘈，用前法无效时，可用补气和中法，如香砂六君子汤及黄芪建中汤加减。

三、呕吐与嗳气

二症均由胃气上逆所致。嗳气频频，多因肝气犯胃，可用绿萼梅、佛手以解郁，合旋覆花降逆，甚则用煅赭石以平上逆之气。呕吐乃食伤脾胃，肝气上逆，胃失和降所致，治宜泄肝和胃，以黄连、半夏为主药，有寒加紫苏、生姜，有热加竹茹，阴伤加沙参、麦冬，重则加石斛、玉竹。如不效可用四磨饮（人参、沉香、槟榔、乌药等份）磨汁，频频呷服，也可暂用玉枢丹 0.5~1g 吞服。

四、便溏与便秘

便溏属脾虚者，用理中汤加焦楂曲每能见效。便秘属肠中燥热者，用瓜蒌、枳壳、大腹皮，甚则加大黄以助疏导。另又大便干结而热象并不明显者，乃阴虚肠燥之故，宜用润肠养阴之品，如当归、何首乌、瓜蒌，也可参用麻子仁丸之类。临床常见大便转为正常时，胃胀、胃痛亦随之消失。

五、能食而不饥与脘中空洞感

胃主纳，脾主运，能食为胃强，不饥为脾弱，此为胃强脾弱之证。胃强并非胃热、胃实之意，乃与脾弱相对而言。治宜健脾消导，枳术丸加味治之。

脘中空洞感，乃病人一种自觉症状，并非饥嘈，但觉脘中空洞无物，为肝阳上扰致。治宜平肝潜阳，柔肝缓中，如珍珠母、煅瓦楞、白芍、甘草之类。

黄某 女，45岁。1980年5月24日初诊。

胃痛2年余，近半年来加剧。终日疼痛持续不休，而且时而抽掣刺痛，痛时厌食拒按，但欲热饮。近2月来，恶心呕吐，除热开水外，无论何种食物，食后10分钟完全吐出。形寒肢冷，胁痛口淡，头晕头胀，失眠心跳，面色黯黑，声音低微。曾有呕血、黑便史。胃镜所见："胃窦部黏膜乳黄色，轻微高低不平，有红斑，血管影显见。胃角小弯部有lcm溃疡"。印象：胃角小弯部溃疡，慢性中度萎缩性胃炎伴糜烂，组织学检查有轻度不典型增生。舌质青紫，苔黄腻，脉弦细。肝胃同病，胃气上逆，湿热交阻，宿瘀停留。先宜泄肝清热，调气化瘀。

代赭石15g　蒲公英15g　紫丹参15g　失笑散包，15g　旋覆梗12g　延胡索9g　金铃子9g　白蒺藜9g　姜竹茹9g　姜半夏9g　小川连3g　吴茱萸1.5g

服7剂后，呕吐已止，守方再服。又1周后，偶有泛恶，胃中烧灼，痛有定处，终日不息。胃气已得下降，湿热宿瘀未化。症情复杂，先以前法加重化瘀之品。

煅瓦楞30g　紫丹参15g　蒲公英15g　瓜蒌皮15g　失笑散包，15g

制香附 9g　广木香 9g　桃仁泥 9g　炒白芍 12g　左金丸分吞，4.5g

服上方 7 剂后，剧痛已除。守方 2 周后，胃中刺痛及烧灼感基本消失，仅终日隐痛。初诊时每餐吃粥 2 匙，现已增至 1 碗。舌质青紫也渐转红。再用调气化瘀之法。

煅瓦楞 30g　八月札 30g　蒲公英 15g　炒白芍 15g　紫丹参 15g　瓜蒌皮 15g　南沙参 15g　生苡仁 15g　熟薏仁 15g　延胡索 9g　金铃子 9g　炙鸡内金 9g　炙甘草 6g（因有不典型上皮增生，方内加入苡仁、八月札之类）

以上方为基本方，稍事加减，治疗 2 个月，胃痛消失，大便正常，每日 1 次，每餐已能吃饭 1 碗，面色转华，体重增加，语声响亮，自觉体力增强。同年 10 月胃镜复查：胃角形态正常，未见溃疡。

（俞雪如　整理）

张镜人

平衡中焦寒温升降，虚实兼顾
调气清热和胃化瘀，谨守病机

张镜人（1923~2009），上海市第一人民医院主任医师，
著名中医学家

胃脘痛一症，泛见于多种疾病，因寒致痛者固然不少，但在慢性胃炎，则以热证居多，病机以木郁化火，横逆犯胃为主。

临床所见的慢性胃炎，患者症状以脘痛，腹胀满，口苦，嗳气四个症状为最多见。胃脘痛的特点是时而隐痛，痛无定时，伴灼热、嘈杂感；久痛者常呈刺痛，而痛有定处。脉象以细、弦、滑、数为多见，舌苔以黄腻苔为多见（若向薄黄、薄白转化则为向愈之兆）。根据以上症状及苔脉分析，慢性胃炎符合于火郁胃痛之特点。

患者初起虽常以胃脘隐痛、嗳气、胀满等气滞之症为多见，但肝气既郁，复加七情怫怒，或是饥饱失常，冷热不当，则屡发不愈，迁延日久。由于肝为脏，胆为腑，互为表里，故肝气失疏，必致胆腑失其通降，胆汁返逆于上即见口苦，泛吐苦水。经云："肝气热，则胆泄口苦。"这是慢性胃炎的又一常见症。同时因为木郁化火，热客于胃，久必灼伤胃阴，于是口干、舌红、脉数种种阴虚之象渐见。若热与湿交困中焦，则脾胃运化乏能，每致脾气亦虚，遂见神疲乏力，面色萎黄，脘腹胀满，大便溏薄诸症。若病经数载，屡治乏效，则胃络受

阻，瘀血停滞，脘痛如刺，气滞导致血瘀，瘀热交灼，迫血妄行，上溢则呕血，下溢则便血矣。

临床辨证施治的经验可以概括为以下四个方面：

调气清热和胃为主

本病既属木郁化火，肝气犯胃，治疗当以调气清热和胃为原则。张氏拟订基本方，随证加减应用，疗效切实，颇觉得心应手。基本方为：

炒白芍 9g　清炙草 3g　苏梗 5g　制香附 9g　生白术 9g　平地木 15g　旋覆花 9g　代赭石 15g　八月札 15g　炒黄芩 5g　铁树叶 30g

此方由《伤寒论》的芍药甘草汤、旋覆代赭汤以及《和剂局方》的香苏散和《证治准绳》的白术芍药汤综合组成，取《内经》“肝欲散，急食辛以散之，用辛补之，酸泻之”以及叶桂“胃宜降则和”之意。方用芍药、甘草甘酸缓急，和中泻木，苏梗辛香和胃，与香附、八月札同用疏肝解郁，不温不燥，寓有“醒胃必先制肝”之意。并取旋覆花、代赭石降逆下气，再考虑胃热的特点，选用铁树叶、平地木、黄芩以清泄之。铁树叶性凉味甘，《本草纲目拾遗》谓：本品“平肝，统治一切肝气痛”。《中药大辞典》以为“功能清热散瘀”。若热象重者再加用金银花、白花蛇舌草、芙蓉叶等。平地木性味苦干，能治“心胃气痛”，故常用之。若胀者加软柴胡，痛者加九香虫。其中芙蓉叶一味是外科常用药，《本草纲目》谓：“治一切大小痈疽肿毒恶疮，消肿排脓止痛”，借用于此，治疗糜烂性胃炎甚有效验。

例 1　王某，男，52 岁，干部。

胃脘痛时发时止，已经数载，近来疼痛增剧，脘部时感灼热，嗳气，口苦，口臭，泛吐酸水，食后脘腹作胀，便溏，脉细，苔薄黄腻。胃镜检查诊断为慢性糜烂性胃炎，十二指肠球部炎，病理诊断为胃黏膜慢性炎，轻度肠腺化生。

曾服乐得胃、痢特灵、生胃酮等药乏效，转辗而来我科求治。治拟疏肝调气清热和胃。处方

苏梗 5g　制香附 9g　生白术 9g　铁树叶 30g　平地木 15g　芙蓉叶 15g　白花蛇舌草 30g　九香虫 5g　炒香扁豆 9g　炒黄芩等 5g　赤白芍各 12g　清炙草 3g　佛手片 5g　丹参 12g　炒谷芽 12g

上方加减，服药 2 周，脘痛大减。3 个月后诸恙均消。5 个月后胃镜复查，胃窦炎糜烂已消失，病理检查，见炎细胞浸润由中度转为轻度。

宗“中焦如衡，非平不安”

此语虽出于《温病条辨》，但在杂病中亦能应用，对慢性胃炎的治疗尤为重要。因中焦脾胃，以膜相连，脾气宜升，胃气宜降；脾喜刚燥，胃喜柔润，恰是相反而相成，故治疗应十分注意“衡”。其应用有：

一、寒温相适

慢性胃炎虽以热证居多，但若投一派寒凉药物必碍胃气，脘痛反而有增无减，故常用辛温之苏梗，取其辛香和胃，行气宽中，温而不燥，与连翘、黄芩、铁树叶、平地木之苦寒清热同用，寒温相配，胃气得护，虽长期服用而不致碍胃。

二、升降并调

慢性胃炎可见嗳气、泛恶、泛吐酸水或苦水等胃气上逆之症，又有消瘦、乏力、腹胀、便溏等脾气不振之象，故在治疗中经常以升降药物同用，如取柴胡之轻举畅达，配旋覆花、代赭石之和胃降逆。且

肝与胆互为表里，肝郁不达，少阳清气失展，必致肝胆液泄，症见口苦，胁痛，泛吐苦水，胃镜检查往往可见胆汁反流，则尤需柴胡以升少阳清气，并配合黄芩之苦降而泄胆热。

三、营阴兼顾

恒取丹参之和营活血，配芍药、甘草之酸甘化阴，缓急止痛。

四、虚实同理

恒取孩儿参之健脾安中，配香附、枳实之理气除满。

例2 陈某，男，36岁，教师。

脘痛年余，数月以来脘腹胀满，嗳气频作，口苦口干，泛恶吞酸，大便干结，脉细滑，苔黄腻，舌质红，舌下静脉左侧瘀紫增粗。作胃镜检查，见幽门管反流较多，均为黄色胆汁，局部黏膜充血、水肿，并有黏液斑块，诊断为反流性胃窦炎。此肝失疏泄，胆失通降，反逆于上，治拟疏泄少阳，降逆和胃。

旋覆花9g　代赭石30g　制半夏5g　炒黄芩9g　炒枳壳5g　大腹皮15g　制香附9g　铁树叶30g　平地木15g　炒陈皮5g　金钱草30g　煅瓦楞15g　柴胡5g　全瓜蒌15g

服药4周后，胀痛大减，但仍有嗳气，口干且苦，予原方加清热和胃之品，如炒竹茹、石斛、玉蝴蝶等，半年后诸症痊愈。胃镜复查，见幽门前区黏膜充血减轻，胆汁反流较前有明显好转，诊断为浅表性胃炎伴反流性胃窦炎轻度）。

胀满当辨虚实

慢性胃炎患者90%有胀满见症，而且难以消除。胀满一症有虚有实，当细辨之。大凡口苦、口臭、便艰、食后胀甚者，苔多黄腻，大体属实，宜疏导、化湿、清热、理气等法。毋犯实实之戒，治宜选用越鞠丸、中满分消丸、大腹皮、枳实、枳壳等品。若症见神疲、面萎、便溏、苔白腻而胖者，大体属脾气虚，当选用孩儿参、生白术、枳术丸、香砂六君子丸、补中益气丸等。若阴虚而胀者，当选用八月札、佛手片、玉蝴蝶等理气而不伤阴之品。

例3 曹某，男，37岁，干部。

平素喜食辛辣，遂致胃脘疼痛，时或隐隐作痛，甚则痛如抽掣。病经4载，曾有便血1次。目下脘腹胀满，口苦且干，嗳气泛酸，大便常溏，脉细弦，苔薄黄。经纤维胃镜检查，见胃黏膜充血水肿，黏膜嵴肥大如蚓状，近幽门管小弯侧有两个结节状突起，明显充血，其中一个有糜烂。初投以疏肝和胃，清热和络之品，脘痛渐减，腹胀依然。腹胀当辨虚实，细观其晨起口干，胀无定时，大便带溏，为脾虚之象，宜加入健脾之品。

孩儿参12g　南沙参9g　生白术9g　苏梗5g　制香附9g　丹参12g　铁树叶30g　平地木15g　旋覆花包，9g　代赭石15g　炒扁豆9g　炒谷芽12g

服上方后腹胀渐消，大便转实。6个月后，胃镜复查，只见胃窦部稍有充血水肿，胃窦有一松弛的黏膜，幽门管小弯侧两个结节状突起及糜烂均消失，诊断为轻度胃窦炎较前明显好转）。

病久当调气活血并进

叶天士云："胃痛久而屡发，必有凝痰聚瘀。"胃脘痛者久病多见胃阴不足或瘀阻络脉，纤维胃镜检查往往多见萎缩性胃炎或伴有肠腺化生。治宜养阴益胃，调气活血并进。多采用叶氏养胃汤、加减思食丸；冀其酸甘化阴，俾胃阴得复。调气药除苏梗、香附以外，常兼用八月札以疏肝散结；活血药除丹参、赤芍以外，常兼用血竭以行瘀止痛和血生肌，对萎缩及溃疡之愈合均有裨益。

例 4　孙某，女，56 岁。

胃脘疼痛，犹如针刺，胀满不舒，纳谷减少，嗳气频作，嘈杂口苦，大便带溏，曾有便血 1 次。病经数载，渐见消瘦乏力。脉象细弦，舌质紫暗。纤维胃镜检查，诊断为慢性浅表性胃炎伴局限性萎缩。拟养阴益胃，理气和络。

孩儿参 9g　南沙参 9g　川石斛 12g　炒赤芍 9g　清炙草 5g　白花蛇舌草 30g　铁树叶 30g　平地木 15g　旋覆花 9g　代赭石 15g　九香虫 5g　八月札 12g　徐长卿 15g

血竭末研吞，2g　炒楂曲 9g　乌梅肉 9g

服药 4 周后，刺痛大减，胀满亦轻。连服 3 个月，诸症全部消失，食欲增加，大便如常。

（严佩贞　整理）

王士福

缓中濡和疏导，妙用芍甘枳百

王士福（1920~　），天津中医药大学教授，著名中医学家

脘痛始作，多窘急难忍，当此之时，非首缓其痛势则不为功，故多年临证之余，常思《素问·至真要大论》所云："急则缓之"一语，又悟仲景《伤寒论》立芍药甘草汤之训，遂取该方缓中之法，随症加味治疗胃脘痛，竟每收捷效。

常见胃痛之症，以痛及胁背，兼有脘胸痞闷，脘腹胀楚，泛恶欲呕，嗳气嘈杂者居多，究其病机乃胃、脾、肝三脏为患，每呈虚实互见，寒热错杂之势，故治宜缓中和胃兼顾肝脾为先。俟脘痛稍缓后，再议澄源图本。至于缓中法之运用，常以芍药甘草汤加枳实、百合二药为基本方，以奏缓急和中舒肝调脾之效，此实为仲景调合肝脾名方"四逆散"去柴胡之升散而燥，加缓中润燥之百合而成。又《本经》谓白芍主"邪气腹痛"，是以其酸收苦泄能行营气而开结之故。甘草，据《本经·别录》云："通经脉，利血气。"是以其平散甘缓能和逆气而然。"肝苦急，急食甘以缓之"。故芍药、甘草相配，能缓肝之急，通肝脾之结。枳实苦辛微温而入脾胃，为行中焦滞气之要药，枳实配芍药名为枳实芍药散，乃仲景治"产后腹痛，烦满不得卧"之专方，考古今痛莫不以气血不通言之。临证用此，实取芍药和血缓急，枳实行气导滞之意，不独甘缓，尤具濡润之功，

且有调合诸气之效，而增定痛之速耳。

综观上法，虽云缓中，但非执缓中之一途，实另寓濡、疏、导、和四义于一体，俾胃降以濡，脾升以运，肝木条达得以疏泄，导滞气以行，使气行血和以盗助缓中之施，其痛虽急，焉有不愈之理！

昔日曾治李左，患者时值壮年，平日忧思恚怒加以食饮少节，不知慎养，故常发脘痛之疾。一日邀诊，症见脘痛剧作，攻窜胸胁，问其原因，因酒后大怒而发，望面色青滞，六诊沉弦而滑，舌苔薄黄，显为肝气犯胃之气病，急当缓中止痛，药用：

白芍 45g　甘草 30g　枳实 20g　黄连 10g　吴茱萸 10g　百合 30g

并嘱煎汤 2 杯分 2 次服，至翌日再诊，其痛已去八九矣，唯脘闷，纳呆不思饮食，而 3 日未更衣，原方再加厚朴 20g，生大黄 6g。此合前方之枳实乃仲景厚朴三物汤。服剂后，痛止，便通，则思食矣。后又小其剂调理，诸症悉除。

以数十年之实践观察体会，非白芍、甘草、百合之量大力专，则不足以缓其痛势。白芍用量少则 30g，多则 60g，甘草、百合均需 30g，否则不为功。如诸脘痛之剧者（须诊断排除胃穿孔、胰腺炎等），诸西医药之不效者，以本方投之则效，屡验不爽。

又古今医者多谓甘草多饮令人中满气滞，况脘痛一症多兼痞满、胀膜，不思食饮，本当引以为戒，其实本方佐以枳实 20g 行中焦之气滞，破结而除满与之相佐，则独具缓中止痛之功，而无气滞中满之弊，且又佐以左金、厚朴之类，故不足为虑，尽可放胆用之。

如前例所述，若痛而满兼大便燥者，于缓中方中加仲景厚朴三物汤，其剂量应低于缓中药，厚朴、枳实各 20g，大黄 10g 上下为宜，以腑气通为度。

若兼吞酸嘈杂，或寒热互结心下，是为肝胃同病，此非萸、连莫属，名为左金。此因黄连苦降，吴萸辛开，仿仲景苦辛通降、寒温并用之黄连汤及诸泻心汤之意，专主中焦痞满泛恶欲呕纳呆吞酸之症。今观近世治“酸”多主乌贼、瓦楞之属，反弃古法而不用，实属憾事！

设或兼见口干，舌红少津，大便秘结者，此木郁土壅久而化热伤津，使中焦失于濡润，属胃阴不足之候，宜加沙参20~30g，以其甘凉濡润故也。此如魏氏一贯煎、叶氏养胃汤法，以及沙参麦冬饮等，均以沙参为主，以其甘润微寒，滋而不腻，凉而不泻，尤适濡润阳土之故耳。鉴于方中枳实性辛燥，恐有伤津耗液之嫌，故宜减之或去之，可酌加玫瑰花、代代花10g，此宗叶氏“忌刚用柔”之说。

如症兼手足烦热，不思饮食，神疲乏力，舌淡少津，脉细微濡者，当属脾阴不足，此与前者胃阴已伤者，极易混淆，不可不审，于本方中减枳实为10g，引诸药达病所导滞气，并再加生山药30g，薏米20g，旨在甘淡濡脾。

若症见胃中作痛，时剧时缓而喜按，得温则缓，或便溏肢冷而舌淡少苔，此乃一派中焦寒湿之象，当予缓中之法去百合之濡润，加干姜10g、白术10g健脾温中，使中焦阳气得伸，脾气以升，谷气以化，其痛自止。（黄连减为6g，吴萸加至12g）

治胃脘痛，尚参考现代医学诊断，并与“辨病”相参。若经诊断为溃疡病，脘痛，面色㿠白，乏力少气者，则用黄芪建中汤，在其用量上加以调整，黄芪15~20g，白芍30~40g，生甘草30g，桂枝10g，以增强其缓中止痛之效。若便黑者加海螵蛸30g，三七粉6g冲服。黄芪，《本经》谓其“主痈疽久败疮，排脓止痛。”故对慢性溃疡有捷效。若再加小量左金（黄连、吴萸各2g），则具疏邪行气之效，且无壅滞之弊。便溏者以生姜易干姜10g为宜。

有以脘闷腹胀，不思饮食为主症，痛则次之者，多诊断为慢性胃炎，重者为萎缩性胃炎，其证最为棘手，临证多年，细心体察，患者多面枯削瘦，故医者每多用补剂加辛香行气之品，鲜有效者。据《金匮》："痛而闭者，厚朴三物汤主之"，结合该证，有所悟解，"闭"之一字，概括脘胀满闷之甚，上则闭而不食，下则闭而便难，故用此方再加芍药甘草汤以缓中止痛，取效甚捷。但在剂量掌握上甚为重要：白芍、枳实、甘草各30g，厚朴20g，若便不燥者，大黄用3~5g；若便燥者，大黄用10~15g；若脘闷加腹胀可加乌药30g。此法、此剂量或谓患者多日不食而削瘦，惧而不敢用，殊不解，腑气以"通"为用，此证患者舌苔多黄厚或白腻，一派腑气不通之象，腑气得通诸症悉除。况《本经》谓大黄有"调中化食，安和五脏"之功，谓枳实有"长肌肉，利五脏，益气轻身"之效。

大凡脘痛，无论新久，或虚或实，多有纳呆不食者，世医多用砂仁、豆蔻、佛手、代代花辛燥芳香之品，往往效果不彰，临证多年体会，于此选用黄连、大黄各1~2g，其效甚捷。《本经》谓大黄能"调中化食"，《别录》谓黄连"调胃厚肠益胆"，但不可量大，大则有"久而增气"之弊，反而无效。

（王铸斌　整理）

丁光迪

同中求异，脾胃兼论
斡旋升降，曲尽传变

丁光迪（1918~2003），南京中医药大学教授，著名中医学家

同中求异，脾胃兼论

胃脘痛，病在胃，主症为痛。胃宜和降，痛随利减，人们亦很熟悉。但探讨病理，却很复杂。复杂在何处，就是同中有异。论治胃脘痛，必同中求异，脾胃兼论，才能使此病的诊治，有一个全局观念。胃痛一病，实际是脾胃两者相关，不可须臾离者，但变化不同。脾乃胃之柔，胃乃脾之刚，一脏一腑，相因而为表里也。胃痛之所以有外感内伤，阴阳虚实，或逆或从，落脚处就在这里。

胃脘痛之从外感来者，发病骤急，风寒为多，临证最常用李东垣的草豆蔻丸。在《兰室秘藏》中有二首草豆蔻丸方，病情简单者，用脾胃虚损论方，较复杂者，用胃脘痛门方。二方解表止痛，顾护胃气，确有疗效，用量可较方中为重。病从内伤而致者，常见虚实两证：实证以食伤饮冷较多见，一般消导温运能效；虚证较复杂，又可分为阴阳两类。

阳虚者，脾胃不足，病势不剧，但胃中阴冷，缠绵反复，时发时愈。理中汤加益智仁是个妙方，药简效宏，屡能建功，药后胃中舒

暖，得肠鸣转气，其痛即缓。近年时遇脾胃不足之人，入夏饮冷，尤其进入冷气房舍，胃中即阴凉不适，牵痛心腹，甚则大便溏泄，用理中汤加小量草豆蔻、桂枝多效。如其又胃痛，又困乏，周身瑟缩，似感冒状，汗出不透，是非节之寒，遏抑卫阳，虽在夏月，亦应用桂枝汤加草豆蔻、橘皮、香薷，药后温浴取汗才解。

最棘手的是胃阴虚证，尽管酸甘养阴，甲己化土，药符病情（对目前常见的慢性胃窦炎，人们已作为常法），但效果较差。在临床中，并不宜随便套用。阴虚者，必见舌嫩苔微，质红少津，或见舌尖红，涎唾少，口干涩，脉细弦略数。临证体会胃不思纳，谷入无味，是胃阴虚的关键证候，不能忽略。

如其舌质光而口尚润，欲得温饮，这是阴伤而阳气亦虚，前药不尽适用，用之亦不应，药后反而胃中不适。

舌面光，质稍暗，津润有涎者，已不是阴虚，而为胃有痰饮，切勿养阴，反之则更增其病。以上三种病变，均可出现舌尖红，决不可凭此而断为胃阴虚。真属阴虚，质多嫩红；气阴两虚者，质多稍胖；痰饮为患者，质胖而色较淡或稍暗。而最主要的一点，辨其有津与无津。临证以酸甘养阴大量用药，其效并不理想。潜心观察，有两个问题易被忽略，即脾运与通降。养阴方易流于呆板，这从吴鞠通已露端倪，用时每宜参入生谷芽、生麦芽、橘饼、蜜生姜、炮姜、法半夏、建兰叶等 1~2 味，流通气机，助其运化；如胃痛明显者，另加玫瑰花、佛手花、茉莉花、代代花、桂花、苏梗、嫩桂枝等 1~2 味，因诸花皆散，有利于止痛，用之常效。

能擅通补，先识升降

“脾宜升则健，胃宜降则和”，以脾主运化升清，胃主顺降浊阴。

清升浊降，上下通泰，何痛之有。所以不通而胃痛者，多是碍其升降之机使然。前人强调“脾胃之病，虚实寒热，宜燥宜润，固当详辨，其于升降二字，尤为紧要”（《临证指南医案》），胃痛并不例外。亦有对于胃痛从胃气以下为顺，以通为补立论的，强调通降一面，固然是突出重点，但病程有久暂，体质有强弱，在必要之时，还得善于用补，补其正亦是助其升降。叶天士治胃痛，善于在辛通药中，加一味人参，从而取效，最堪师法，这就是所谓“实则阳明，虚则太阴”。不过这里的通和补，并不是一般的“实者泻之，虚者补之”，而是在于升清降浊，流动气机，解决痛与不通的问题，要擅于运用通补之法。

升清降浊，通补兼施，以治胃痛之不通者，首推《金匮要略》的枳术汤，能使大气一转，痛势乃散。张洁古、李东垣更能推演其理，尝谓甘温补脾胃之元气，苦味除胃中之湿热，并新创许多枳术丸方，以调整升清降浊为最根本之处，这是临床上最常用者。

胃脘痛者，痛多兼胀，或痛而泄泻。一般认为：胀由气滞，泄为湿胜；理气则用辛散，治湿则用分利。孰知辛散能耗气，而辛药更上行，以致反而为噫为哕为呕者，并不少见；分利更下渗，而利药亦能伤阳，以致降令太过，气化不行者，亦是有之。临证对此，前者注意一个“浊”字，一个“上”字，气滞由于浊气上逆，常用黄连温胆汤加吴茱萸，和胃以泄浊阴；而其中黄连与吴萸、枳实与竹茹，降浊最为理想。后者注意一个“清”字，一个“下”字，湿胜是为清气下降，宜用胃风汤出入加减。此证实际宜治脾，而用风药升阳，能治胃痛者，唯李东垣最知其详。如此均可获得一定疗效。

寒热喜恶，问其所便

胃痛病情，寒热虚实，往往可以通过问诊从病人的主诉中确定。

《灵枢·师传篇》指出，“临病人问所便”，至今仍有实用价值。例如中热则喜寒，中寒则喜热。胃中热则消谷，令人悬心善饥，脐以上皮热。胃中寒则腹胀。如再参以脉息舌苔，则病情已经了然在目，胃寒脘痛，寒多凝涩，气闭不通，用理中汤合良附丸，温中散寒；胃热脘痛，热则散越，能够迫血，用《金匮要略》泻心汤，通降泄热。临证体会，为寒为热，主证明确，方药应该集中一点，不要过于繁复。即便病情复杂，亦宜分清主次以为治，不能偏仗止痛药。药出多门，看似全面，终非善策，违反了急病急攻的原则。

临床所见的寒热错杂证，是寒热互结，阻碍气机，不通则痛，实际是脾胃两病，尽管寒热可有轻重，见症亦能差异，《伤寒论》的五泻心汤，为不二法门。苦辛通降，升清泄浊，随遇而宜，临证每去参、草，加金铃子散获效。

按之痛者为实，不痛为虚。脘痛拒按，手不可触，定有食积，或者还可能是穿孔出血；脘痛喜按，尤喜温暖，每为虚寒，亦有可能是血虚。饥时痛作，得食痛缓，其病多虚；食入痛加，饱胀不堪，病多属实，这些都是从病人的喜恶中了解病情，有一定的可靠性。实者宜消，保和丸、越鞠丸加减出入；虚寒宜温补，黄芪建中汤、内补当归建中汤，亦是基本之方。用这些药的指标，舌苔每可参考。实证苔厚而腻，这是常见的，有时暴实尚无苔，不能胶执；苔黄少润者，已从热化，上药便不尽合用；有时苔如积粉，白厚无津，病非一般，加之舌绛而暗，其病情就很值得推敲，不能轻易认为实证，迳情直往。至于虚寒证，较为易认，多质嫩稍胖苔薄。

胃痛尽管多实证，但一般不宜用吐法。临证亦多复杂情况，有虚证而为实病者，曾见胃下垂病人，脘痛欲得抚摩，而且喜暖，温运数百遍，得腹鸣矢气则宽。亦是此种病，不忌吐反而宜吐。其人胃痛作胀，脘腹水声辘辘，据述得吐反快，明显是胃中潴留物多，可用控涎丹治之，乘其逆上之势，药后先催吐，以后作泻，吐泻后顿觉爽快，能平安十余日，过时再用此法，仍然有效，叠用几近半年，病情反见好转。常掌握一点，脉来有神，无其他败症，然后谨慎用之。亦有虚证不宜进补的，如虚证病人，不是口和味淡，而泛酸水，不能纳稀粥，吃粥则多泛清水，不喜甜食，吃甜则作吞酸，或见舌苔滑腻者，增属虚不受补之证，宜另想别法。尚有明明是实证，为食积，为气滞，而正治就是不应，攻之其症反剧，这样正治不效，改弦易辙，缓取之，轻取之，其病反得效而愈。

气血痰食，随证调理

胃脘痛由内伤而致病者，主要是气、血、痰、食郁滞，阻碍气机，不通而痛。

气郁胃痛，常见两种病情，一种是胃气本身郁滞，失于通降；另一种是情志因素，肝郁犯胃。前者多猝发，见气机上逆，胃痛不能食，哕噫或呕，嗳出浊气，胸膈胀满，大便不通。常用黄连温胆汤加味，并分析其血、气、燥、实，用汤剂调服小量大黄粉或槟榔粉，或元明粉等，不大用理气止痛药，而重视和降，从通、降中争效机。后者病情较缠绵，或轻或重，或缓或急，每随心情畅抑为转移，人们常谓胃气病。喜用《脾胃论》的散滞气汤（当归、红花、甘草、柴胡、半夏、陈皮、生姜），寓和营于理气之中，最有法度。其中柴胡一味，对肝胃病情不尽适用，嫌其上升，每易以嫩苏梗、川楝子、玫瑰花、合欢皮、柏子仁等 1~2 味，调肝和胃，轻清流动。此病不需用重药，亦不必专治其痛，需要的是开心悦目，返本求真。

胃痛波及血分者，常见的亦有两类情况：一类是胃穿孔或溃疡出血，和痛久入络之瘀血。两病痛势缓急大异，前者暴而后者缓，每为隐痛。另一类是出血后的血虚和寄生虫病性贫血，两者痛势都不剧，而且每喜温按。家传一方，以鲜荷叶捣汁频饮，或炙灰调服，治急性出血。另一方以大黄（生）15g 磨汁，调服炮姜末 3~5g，曾治血吸虫病肝硬化食道下端静脉出血，获效。小量失血，失笑散（要精制）实是一张效方，每以黄酒或醋，调服其末，治痛又止血活血。病急时以童便调服。痛久络瘀，叶天士的辛润通络、虫蚁搜剔法，止痛祛瘀，两擅其长。有些病例，舌紫瘀斑，有终身不退的，值得研究。至于后一类贫血，胃中隐痛，归脾丸还是常药，加用炮姜、川芎更好；如嫌其温燥，再加熟地、白芍。此病亦不宜丸药，最好用膏滋。

痰饮胃痛，痛亦不剧。胃寒喜温，头眩泛恶，病较顽固，多见于慢性胃炎，尤其肥厚性胃炎，胃下垂等，苓桂术甘汤加泽泻、半夏、陈皮、生姜，通阳蠲饮，是为常法。后取李东垣意，加羌活、藁本、桃仁、红花升阳通络；以后又曾用控涎丹（见上文）先吐后利，去菀陈莝，都能建功于一时。

临证体会，对食伤胃痛不需止痛，全在消食。暴积易治，久积难除。

生克制化，曲尽传变

“五藏相通，移皆有次；五藏有病，则各传其所胜”。必须研究生克制化，才能曲尽胃痛的传变之机。就其最常见者而言之，如：

胃与肝的关系，木旺克土，成为肝胃两病，大多肝火胃逆俱甚，痛而上冲，见症多急，是为实邪。叶天士的泄厥阴，和阳明，亦是常法。临证体会，病虽属实，尽可能少用苦寒直折，因胃已伤，虑其苦寒更加败胃。如其土虚招木侮，亦为肝胃病，但实际是土虚而肝亦虚，此症多见于久病伤中。王泰林的缓肝之法亦很好，缓肝之急，又甘以缓中。但须注意，有虚不受补，甘多反酢酸者，这是挟有湿热，虚实错杂之证。

胃与肺的关系，本属母子。临床有胃痛气逆，治胃不应，兼治其肺者，即藉肺气之肃降，从而顺降胃气，这是胃阴伤者，甚为多用，而且阴伤亦易化燥，所以运用甘凉濡润方法，药从肺胃两经着手。不过这里亦有个问题，阴凝之物，非阳不运，痛证郁滞，非辛不通。曾在麦门冬汤得到启发，为什么七升麦冬，配以一升半夏？就是解决上述问题。所以在用甘润药时，参以辛通之味，殊见效机。

胃与肾的关系，本属相克。但在胃寒甚者，中阳闭寒，须得命门阳气温化，因此温肾燠土，附桂理中丸、大建中汤，亦属常用。临证体会，辛热能够救急，但只可暂用；辛温扶阳，不是治病求本者，宜相机运用。

胃与心，虽属母子，似乎相关较少，李东垣具有灼见，提出“安养心神，调治脾胃”（《脾胃论》），在临床实有用处，对肝胃气痛，气机郁结者，可用肝病治心，胃病治心之法。

（丁国华　整理）

徐景藩

漫云下垂皆气陷，阴虚挟湿每细参

徐景藩（1927~2015），南京中医药大学教授，内科名家

治分三证顾虚实，升降润燥贵得宜

一、中虚（脾胃气虚）气滞证

主症为胃脘痞胀，隐痛，嘈杂，空腹为甚，得食则缓，食量减，大便易溏，神倦，舌质偏淡，脉细。治法宜补脾益胃佐以理气。主方为《医方集解》六君子汤，药如炒党参、炙黄芪、炒白术、炒山药、云茯苓、炙甘草，常可加煨木香、炒陈皮、红枣等。兼胃寒者加干姜或高良姜，寒盛加肉桂（或桂枝）、甘松，泛酸加海螵蛸、法半夏等。

二、肝胃不和证

主症为胃脘痞胀，隐痛，嘈杂，得食尤甚，脘痛及胁，嗳气频多，脉象弦，症状的发作或加重，与情志因素，关系密切。治法宜疏肝和胃。常用方如柴胡疏肝散加减，药如炙柴胡或苏梗、白芍、炒枳壳、炙甘草、制香附、佛手片等。脘痛显著加延胡索、广木香或檀香；肝郁症状重者，加合欢花、绿梅花、广郁金；嗳气多而食物反流

者，加刀豆壳、柿蒂、砂壳等；气郁化火者，配加丹皮、黑山栀、黄芩等。

三、胃阴不足证

主症为胃脘灼痛、隐痛、痞胀，食少，口干欲饮水，舌质红干或光红，形瘦乏力等。治法宜滋养胃阴，佐以行气。方用沙参麦冬汤、益胃汤加减。常用药如北沙参、麦门冬、白芍、甘草、石斛、乌梅、绿梅花、木蝴蝶、佛手花等。阴虚胃热甚者配加蒲公英、石见穿、青木香、白毳花；胃中嘈杂无酸，可加小量公丁香、玉竹。

以上三类证候，均可兼有血瘀证（8%~13%），主症为久痛屡发，舌质紫，可配用化瘀通络法，药如蒲黄、五灵脂、妙当归、三棱、紫丹参等。痛甚加九香虫；胀甚加莪术，大便色黑加参三七、大黄炭、地榆等；痛甚而兼黑便，加延胡索、云南白药、降香等。

三类证候在病程中约 4%~10% 可兼见湿浊中阻之症，主要表现为舌苔白腻，胸闷，口黏，不欲饮水。宜根据湿阻的程度加用化湿药。寒湿宜苦温芳化，如藿香、炒苍术、厚朴等；一般湿滞常用陈皮、法半夏、茯苓、薏米等。若兼停滞，消化不良，酌配神曲、山楂、麦芽、鸡内金之类。

胃病一般病史较久，久病多虚，另一方面，胃病则和降失司，胃中常有气滞，功能不足而仍需进食，即易导致食滞；且因寒邪、郁热、湿浊、血瘀等病理因素的存在，所以又有实证的表现。治疗必须兼顾虚实。

胃痛常有气滞，治疗必须理气。理气之品久用多用，又易耗伤胃阴，选药时不宜过寒过燥，治实应防致虚。补气、养阴之时，又要注意治虚防止滞气，故选方用药避免过于壅气滋腻。这些虚实兼顾的治疗原则，对胃病诊疗甚为重要。

胃宜降则和，脾宜升则健。对治疗胃病应十分注意升降，升降得宜则气机调畅。

1. 补气理气寓升降

脾胃气虚而兼气滞证候，用药以党参、黄芪主升而补气，配以木香、陈皮、枳壳主降而理气。中虚气陷而兼气滞者，加升麻、沉香（或檀香、降香）调升降，或配荷叶、茯苓，亦是一升一降。

2. 理气行瘀有升降

胃中气滞，肝郁气滞，久则血瘀。治当理气行瘀，行血必行气，故化瘀药中常须加枳壳、桔梗、牛膝以调升降，血府逐瘀汤中即有此三药。

3. 胃阴不足用升降

胃阴不足证候，治宜滋阴养胃，沙、麦、归、地守而不行，必须配用升降气机之品，庶能奏效。如木蝴蝶能升，与佛手片之降相伍；或配杏仁、青皮；或加竹茹、瓜蒌皮，均有升降之功。若见嘈杂、嗳气，配用橘白、代代花与刀豆壳。上述举例之法，均为理气调升降而不致辛燥伤阴，供临证参考选用。

4. 芳香化湿宜升降

胃中有湿，一般常用芳化之品，藿香、佩兰与陈皮、半夏，即有升降之性。对久病湿浊不化，舌苔白黏、灰腻的病例，常可选择薤白、石菖蒲与厚朴、苍术同用，宣通机窍而调升降，或配砂仁、蔻仁与薏仁、茯苓理气泄湿以调升降。

胃病中久治少效的病例，能在调升降一法中推敲用药，常可改善疗效。

胃病阴津不足者，固当滋阴，但如肝气失疏，胃失和降，气滞不畅，理宜疏肝和胃。胃湿治当温燥，胃寒亦必辛暖。故胃病有喜润、有喜燥，而润燥必须得宜，刚柔必须相济，才能提高疗效。现举几点润燥相宜的用药经验如下：

中虚（脾胃气虚）气滞证常用山药，既能益气，又有养胃之功，与参芪相伍，亦属刚柔、润燥得宜。

太子参微甘性平，补脾益胃之力虽弱，但清而不滋，配白术则润燥相宜。

用桂枝（或肉桂）以温胃阳，或用甘松、高良姜、荜茇等温胃定痛，应配白芍，则润燥相当而具有建中之功。

阴虚胃痛，在滋阴养胃方中配用佛手片（或花）、橘皮或橘白、橘络，理气而不过于辛燥，亦属润燥相伍。

治胃病常用汤剂温服，利于益气、养胃、行气、通络，但如配合散剂则更能运用自如。药物研成极细粉末后内服的优点是：作用较快、功效较持久、配伍和服用方便、节省药材。例如用延胡索、广木香、白芍、甘草、肉桂、海螵蛸、贝母、白及、参三七、黄连、琥珀等药分别研细，置于瓶中盖密，根据病情选用 1~3 味，随时调配，临时 1 次或 1 日数次，开水送服，实为治疗胃病的良好剂型。

胃的病变主要在脘，脘即是腔，饮食不当，易损胃腔，亦即易损胃之内膜。随着中医学术的不断发展，护膜一法已逐渐引起广泛的重视。近贤章次公先生对此有独到经验，如用凤凰衣配马勃以护膜且能制酸，用象牙屑、琥珀、滑石为末吞服以护膜生肌，用赤石脂止血护膜，用阿胶、柿饼霜、威喜丸、当归等养血止血而兼护膜等等，投药别具匠心，每获良效。临床对护膜法的体会大致有如下几点：

1. 白及富有黏性，苦平而入肺经，传统用以补肺止血，现已普遍用治胃炎、胃及十二指肠溃疡出血。用白及粉加水（1∶8）调成糊状内服，不仅能止血，且能改善胃脘胀、痛、嘈杂等症状与炎症、溃疡病理变化，是当前胃病“护膜”的首选良药。若与藕粉相调，卧位服药，还有改善食管黏膜病变的效用。

2. 黄芪、山药、饴糖、大枣等药，辨证配用，均有护膜之功。

3. 胃寒致痛，辛温燥烈之品如姜（高良姜或干姜）、桂枝或肉桂）、川椒等药，不宜多用久用。理气药物同样也要注意勿过辛燥，以免耗伤胃阴，损伤胃膜。

4. 胃病中虚患者，配食薯蓣粥、红枣粥。阴虚胃热者配食藕粉、蜂蜜、牛乳，既有营养价值，又有护膜的作用。

熟语药性，精选慎用

1. 党参、太子参

党参甘平，为补脾益胃的常用药。

太子参微甘，补脾益胃之力弱，但清而不滋，颇有健胃养胃作用。对胃病脾胃气虚患者，一般常用党参。但如其虚不甚，其痛隐隐，初次诊治，未知其效应，不妨先用太子参，如无不合，再投党参。有些胃阴不足证，兼有气虚，舌红口干，胃痛喜按，可在滋养胃阴方药中配加太子参。妇女脾胃气虚，常兼明显气滞证，以用太子参较宜。夏季胃病发作，食思不振，脉濡神怠，午后低热，证属脾胃气虚者，可用太子参。

2. 黄芪、山药

二药同具补益脾胃之功。黄芪甘温升阳，山药甘多温少，兼能滋养脾胃之阴。胃病脾胃气虚而内寒甚者，宜用黄芪。胃阴不足而兼气虚者，宜用山药。证属脾胃气虚，得食脘痛见缓，但食欲欠振，饮食不多，稍多则胀者，多用山药，少用黄芪。

中虚兼湿，药宜健脾燥湿，如方中用苍术、厚朴、草豆蔻（或草果仁）等，为防燥性过度，配入山药，有健脾之效，无过燥之弊。用桂枝或肉桂以温胃阳，若已往曾有出血史，或口干欲饮水，可佐以山药、白芍，润燥建中。

3. 白术、苍术

白术健脾化湿，苍术燥湿健脾。用于胃病，苍术宜炒，白术可生用或炒用。脾胃气虚而兼有湿浊者，二术同用。脾胃气虚证，脘腹痞胀较甚，虽舌上无白腻之苔，然口不欲饮，二术亦可同用，苍术用量小于白术，约为 2∶3~1∶2。有胃阴不足证患者，兼有脾虚生湿，舌红苔薄白，便溏，可配用白术，不用苍术。

4. 姜

姜有生姜、干姜、高良姜、炮姜之别，同具温中祛寒之性，对胃病用姜，有分有合。胃寒用高良姜或干姜，外寒用生姜，内外俱寒，高良姜或干姜与生姜同用。胃中有饮，饮水而吐，宜用干姜。生姜止吐，胃病常见呕吐，生姜打自然汁滴入汤剂中，并事先滴在舌上，再服汤剂，或先将姜切片，嚼姜知辛时再服汤剂，以防药液吐出。脾胃气虚，脘痛便溏，高良姜可与炮姜同用。脾胃气虚，不能摄血，便血（远血）色黑而溏，腹中鸣响，宜用炮姜或炮姜炭。以上用姜的量，根据证候，参考病人平素饮食习惯，喜吃辛辣者，用量适当加重。

5. 桂

桂辛甘而温，桂枝通达表里，桂心温里暖胃，官桂通阳化气。胃病中虚易兼胃寒，气候一冷，胃中尤寒，用桂使胃得温而气畅血行，内寒自怯，腐熟水谷之功能得复。脾胃气虚兼寒者，黄芪配入桂枝，用黄芪建中汤主药之二，建其中气，补脾温胃，并使补虚建中之性行而不滞。内外兼寒，桂枝配苏梗、高良姜，温中祛寒而止痛尤良。胃寒卒痛挛急不已，喜温喜按，舌白脉细，肉桂甚有效，煎剂必须后下，研细粉吞服亦可，也可用肉桂粉与烂饭共捣为丸吞服，作用更为持久。胃寒痛引脐腹，或及于少腹，欲转矢气，可用官桂。

6. 广木香、青木香

广木香辛苦而温，擅于行气消胀止痛，青木香（马兜铃根）辛苦而寒，亦能行气治胃痛。脾胃气虚、胃寒用广木香。胃阴不足，阴虚胃热或肝郁化火之胃痛，用青木香。寒热兼杂者，二药同前。胃脘灼痛，兼咽干而痛，伴食物反流，宜青木香。胃痛兼头晕脉弦，用青木香。辛辣食品所伤，用青木香。

7. 黄芩、蒲公英

二药均属清热药，胃病有热者宜之，惟其苦寒之性，黄芩甚于蒲公英。肝经郁火，常用黄芩。胃阴虚而有热，常用蒲公英。肝胃俱热，二味同用。胃病兼肝胆湿热，湿偏重者可用蒲公英，热偏重者二药同用，并配茵陈、山栀。孕妇胃热，黄芩较好，兼能安胎。胃痛如用温药理气，可配以蒲公英，制其辛燥。胃阴不足，配用蒲公英，可防其里热滋生。

8. 白檀香、降香

二药均辛温。白檀香祛脾胃之寒，理气温中定痛，降香祛寒理气，兼入血分。胃中寒凝气滞，胃脘冷痛，白檀香配良姜或桂心，其效尤增。证兼血瘀，便血远血，可用降香。胃阴不足证候，原则上不宜运用，但值冬天胃中兼有冷痛，参用白檀香以缓其痛，短时用药，取效较良。胃中气滞，欲嗳不遂，胸闷脘痞，或兼腹中鸣响，可用白檀香，水磨服或研细末吞服，消其气滞。胃病卒然吐血，胃热伤络者，降香配黄连黄芩；肝火犯胃者，降香配丹皮、山栀、黄芩。降香降气止血，属缪希雍“吐血三要法”中“降气”之品。

9. 柴胡、苏梗

柴胡微寒，苏梗微温，同具疏肝理气的功用，胃痛常兼气滞，尤以肝胃不和常用二药。脘痛及胁（一侧或二侧），口苦，宜用柴胡，水炙或醋炒。脘痛及胸，胸闷脘痞，口不苦，宜用苏梗。胃痛因受寒而诱发，宜用苏梗，夏秋吃螃蟹诱发，用苏叶、苏梗。妇女怀孕期，胃脘胀痛，无阴虚郁热之证，宜用苏梗，理气又兼安胎。胃病低热绵绵，少阳不和，宜用柴胡。情怀抑郁，诱发胃病，柴胡配合欢花。妇女更年期，肝胃不和，气滞水留，脘痞隐痛，兼有面肢微肿，柴胡（或苏梗）配天仙藤、益母草。

10. 陈皮、香橼、佛手

三药均为理气药。胃痛且胀，多有气滞，不论虚证实证，均常用以配治。按其辛香气味，三药大致相似，惟其温燥之性，陈皮偏重，香橼次之，佛手又次之。胃脘胀宜陈皮，痛宜香橼，胀甚配佛手，痛甚配延胡索等。舌苔白腻宜陈皮。舌苔薄净，舌质微红，胃阴不足，佛手仍可参用。

11. 薤白、草豆蔻

二药均为温中行气之品，薤白宣通胸阳，草豆蔻理脾燥湿。薤白适用于胃寒且有停饮，脘痛且胀，胸膺痹阻，舌苔白或白腻，常配半夏、桂枝。胃脘冷痛及于脐周，食欲不振，舌苔白腻，寒湿中阻，脾胃阳气不运，宜用草豆蔻，常配干姜（或炮姜）、厚朴等。自胸膺至脐部均闷胀不适而属寒者，薤白与草豆蔻同用。一般湿阻之证，用苦温化湿（平胃散）或芳香化湿（藿香、佩兰），效不著时，均可加用草豆蔻。胃病口中多涎，口黏而不欲饮，亦可用草豆蔻。薤白系野蒜，如平素不吃大蒜，恶闻蒜味者，勿用之。

12. 丁香、柿蒂

丁香与柿蒂习用于胃寒呃逆，主要作用为和胃降逆。胃病患者，胃气不和，常有气逆，故可用之。丁香有理气定痛作用。嗳气较多，食后嗳气而食物反流，味不酸者溢自食管下段，味酸者泛自胃中，只要没有明显的阴虚证，可用丁香、柿蒂配以赭石、半夏。胃寒脘痛，伴呃逆嗳嗳，丁香、柿蒂配橘皮、白檀香，寒甚还可配肉桂。胃脘嘈杂，欲进酸食，得醋可缓者，可用小量丁香，促进胃酸分泌功能。胃镜检查，见有胆汁反流至胃，胃液反流至食管，可在辨证基础上加用丁香、柿蒂，有助于改善反流。

13. 木蝴蝶、八月札

二药均为疏肝理气之品，可用治胃病肝胃不和之证。木蝴蝶性平，色白体轻，兼能利咽开音。八月札微寒，兼能除烦泄热。一般胃病肝胃不和证，二药可作辅佐之品，兼有咽中不适，配用木蝴蝶，兼咽干者加入麦冬。可作煎剂，亦可用木蝴蝶与麦冬作为代茶剂频服，取效亦佳。胃病心中烦热，宜用八月札。胃中郁热，阴虚生热，胃中失濡，灼痛隐隐，可用八月札。食入即吐，胃中有热，如用大黄甘草汤，可酌配木蝴蝶、八月札。幽门不完全梗阻，幽门水肿，呕吐食不下，在辨证基础上，可配加八月札、通草。

14. 海螵蛸、瓦楞子

海螵蛸微温，瓦楞子性平，均有制酸作用，适用于胃痛泛酸嘈杂之症。海螵蛸制酸作用较强，且兼止血，用于上消化道出血（远血）应研细末吞服。瓦楞子制酸作用较逊，但兼能行瘀消癥，出血之后，常多用之。

15. 九香虫、五灵脂

二药均为行瘀定痛之品。九香虫偏温，其性走窜，兼能理气；五灵脂性平，兼能通经和络。胃病久痛，痛位固定，舌质有紫色，二药可单用或同用。血瘀证兼阳虚者，宜九香虫；兼阴虚者，宜五灵脂。出血后胃脘痛仍作，宜五灵脂，不用九香虫。胃寒冷痛兼瘀，九香虫配肉桂。肝胃不和气痛，用疏肝理气药物效果不著，可加入九香虫或五灵脂，行血以助理气。妇女经行不畅，月经前后胃痛辄发，可加入五灵脂，胃痛而兼肢体痛，亦可加入五灵脂。

阴虚挟湿棘手事，斟酌先后亦相宜

临床上遇到有的慢性胃炎患者，胃阴已虚，却又挟湿，治疗用药颇为棘手，现就此问题，谈谈个人的意见，以供参考。

胃病阴虚挟湿，一般症状较多，其中具有特征意义的表象之一，就是舌质红而干、舌苔腻。既然阴津亏虚，为何又有湿浊，这不是相互矛盾吗？我是这样理解的，这类患者有三种可能性：一是整体属阴虚，也包括胃阴虚，局部脏腑有湿浊，一般源于脾胃；二是由于肝胃气滞而生郁热，久则耗伤阴液，气滞津凝而成湿浊；三是由于药物因素，辛燥过度，或某些化学药品“制酸”太过，导致明虚，而原有部分湿浊尚未尽化所致。这都是从临床所见的病史资料中分析而获得的认识。

体素阴虚而脾胃有湿者，可以先从化湿为主，湿去后重在养阴。

气滞化热伤阴挟湿者，宜行气清热，佐以化湿。热清湿祛而阴未复时，再予养阴。

药物所致阴虚而尚有余湿者，停服原来之药，先复其阴，阴液渐充，再化其湿。

上述治则步骤，在某些患者的治程中，还当根据具体症征，灵活掌握。

胃阴虚，需养阴，有湿浊，应化湿。用药必须注意：养阴勿过于滋腻，化湿勿过于辛燥，以免滋阴助湿，燥湿伤阴。养阴以甘凉为宜，如麦门冬、沙参、芦根等，佐以甘平、甘酸，如山药、白芍、甘草等品。鲜石斛（铁皮石斛或金钗石斛）甘凉微寒，生津之效著而不致碍于化湿，枫石斛亦擅生津养阴，实在无药，暂用川石斛干货，但养阴之力甚微。若湿渐去而胃阴尚亏者，可据证参用玉竹、乌梅、生地黄等。化湿以微辛微苦为主，炒陈皮（或橘皮、橘白）、法半夏、川朴花、佩兰等为一般常用之品。参以甘淡的苡仁、芦根、茯苓、川通草之类。湿浊经久难化者，可用石菖蒲宣窍化湿（按《灵枢》所述，胃亦有窍），此外，如藿香芳香化湿，鼓舞脾胃，益智仁温脾化湿，均可据证配入。

汤剂以外，也可配合“代茶剂”，如用麦冬 10~20g，薏苡仁 20g，陈皮 2~3g，每日 1 次，开水泡焖，代茶饮服，可以加强疗效。

慢性胃炎的症状较多，应根据病情配用理气（勿过于辛燥）、清热（勿过于苦寒）、消食、行瘀等方药，兹不一一列述。至于胃阴虚而又挟湿者的饮食调护，尤为重要，总以清淡而富营养为主，戒除烟酒，饮茶勿过浓。

胃病舌质干红而舌苔白厚，经治疗少效，舌象依然，症状不见改善，进食日少者，提示预后严重，应及时复查，以便及时发现不良转归。

漫云下垂皆气陷，疏肝化饮每应参

《内经》所述的“胃下”、“胃薄”、“胃不坚”，与现代医学所称的“胃下垂”的形态十分相似。“胃下”是指胃体位置下垂；“胃薄”、“胃不坚”是指胃的结构形态。

我认为胃下垂的病机具有脾胃中气虚弱的一面，同时还兼有气滞和痰饮的病理因素；久病还可出现气虚气滞血瘀。在脏腑病变方面，除脾胃本身外，还涉及肝（胆）、肾。

据我多年的实践经验，诊治胃下垂必须以辨证为主服药调治，重视饮食、情志、起居等方面的调摄，适当锻炼身体，增强体质，X线钡餐检查也有不少患者可得到不同程度的改善。

一、补中益气

也就是上文提到的“通补法”。此法旨在补益脾胃，兼以理气，补气与理气同用，寓通于补。适用于一般胃下垂疾患，表现为脘腹坠胀，饮食不多，饥时胃中不适，稍多食则又觉胀，神倦，脉细或濡，舌苔薄白等症。当用药如黄芪、党参、白术、炙升麻、怀山药、炙甘草、炒枳壳、广木香、炒陈皮、红枣等。遇寒则症状尤著者，加用高良姜，若胃脘隐痛喜温喜按者，酌加桂枝或甘松以温中，并配加白术等。

二、肝胃同治

此法系疏肝理气与和中健胃相配之法，旨在疏调肝胃之气，增加消运功能，适用于胃下垂疾患自觉胃脘痞胀，甚则胀及胸胁，嗳气较多，得嗳则舒，食后尤甚，故常须走动或用手按揉，否则消化不良，脉象小弦或细弦，舌苔薄白等症。上述这些症状的发作或加重，往往与情志因素有一定的关系。常用药如苏梗、炙柴胡、炒白术、炒枳壳、香附、佛手（或佛手花）、白檀香、当归等。性情易郁，胸闷不畅，加合欢花、广郁金、百合；腹胀甚及于小腹者加乌药、炒小茴香、防风；神倦乏力，口干欲饮，舌苔薄净，病久肝肾阴虚者，加川石斛、乌梅、麦门冬、木瓜、枸杞子，去白檀香。它如麦芽、鸡内金、建曲等和胃消滞药物，均可随证酌用，特别是麦芽，兼有良好的疏肝作用。

三、温肾化饮

此法温肾助阳，壮其命火，化痰饮，利小便。适用于胃下垂而胃中辘辘有声，泛涎清冷或呕痰涎，食少脘腹胀满，胃寒怕冷，甚则腰背部亦有冷感，舌苔薄白，脉细或沉细等症。用药如制附子、肉桂（后下或研粉另吞）、益智仁、法半夏、白术、泽泻、茯苓、猪苓、干姜、炙甘草等。如脘腹鸣响甚者，配加防风、藿香。呕甚者，配加煅赭石、旋覆花、通草、蜣螂等与上药相伍，通利走窜，有利于使胃的“下管”通畅，胃中痰饮下行。

胃下垂、胃薄之人，汤药宜浓煎，药液一般不宜过多，且须温服。还有一点值得一提，治胃下垂、胃薄疾患的药味、剂量，均不宜过重，以免有损胃气，所谓“药多伤胃”，务使医者与患者共同注意。

妇女更年期慢性胃脘痛的诊疗特点

在1260例慢性胃脘痛患者中，妇女更年期（45~55岁）计385例，占30.6%。该组患者主要证候属于肝胃气滞者占72%，远高于1260例中该证28.7%的比例。

一、治用疏肝和胃参照“三不”原则

在385例患者中，病因以情志善郁、易躁为主者计208例，占54%。临床表现为胃脘痞胀、隐痛，痛及胁、背，胸闷不畅，得嗳气则舒，嗳气不遂则脘痛腹胀加重，症状的发作或加重常与情志不畅呈平行关系。舌苔薄白，脉象细弦或细。一般在上腹胃脘部压痛不著，常无固定的痛点，心下（剑突部）及上脘疼痛多于中、下脘，右胁胀满不适或疼痛者多于左胁。

主要治法为疏肝和胃，在柴胡疏肝散的基础上常需加强理气开郁，常需酌加合欢花、广郁金、佛手片、绿萼梅、白蒺藜等。凡脘胁痛而兼胸闷不畅、胸膈不利者，苏梗为必需之品。此药温性极微，其

色白，其味不辛，《本草崇原》谓其“性平”，此说甚为确当。苏梗疏肝和胃而宽胸膈、开郁气，实为肝胃气滞证之良药，不必以“辛温”而畏避之。

若嗳气频多者，可用沉香或白檀香、刀豆壳、青皮等降逆顺气；嗳气不遂而脘痞胀痛加重者，可加木蝴蝶、桔梗与枳壳相配，调升降气机。

麦芽健胃消滞，又能疏肝，配炙鸡内金、陈皮、六曲等调和胃气，增进食欲，亦属个人临证常用之品。

柴胡疏肝散中有白芍、甘草，亦寓芍药甘草汤意，酸甘相合，入肝入胃。张山雷《藏府药式补正·肝部》谓白芍能“收敛耗散之阴气，摄纳而涵藏之……实是肝胆气浮，恣肆横逆必需之品。”对更年期妇女胃病脘痛肝胃不和之证而无湿阻兼夹者，白芍可以重用，柔敛和阴，缓急定痛，实为常用要药。

宗《内经》“肝苦急，急食甘以缓之”之意，在疏肝理气和胃药中参用耳合，有助于舒调心肝气郁而兼益胃柔肝，善为配用，可以提高疗效。

此类患者，虽经纤维内窥镜检查为萎缩性胃炎，若无明显口干、舌质光红之症，胃阴不虚，胃中气滞，不必妄用麦冬、石斛、生地等滋阴之剂；虽有神倦乏力、大便易溏、面色不华、脉细等脾虚之症，却不宜擅用黄芪、党参、白术等甘温滞气之品。

此外，如兼见头皮麻、手麻，亦不能泥于“麻为气虚”之说，需知肝气不调，即可引起麻木。肝气上逆，犯于巅顶，该部疼痛，联系经络关系，足厥阴与督脉会于巅。

亦非风邪所袭。肝胃之气郁滞，容易化热，然此属郁热而非肝经实热。且因胃病脘痛屡发，胃气易损，故一般清热以微苦微凉之品为宜，如丹皮、象贝母、蒲公英、淡子芩等随证选用，勿因苦寒过度而有损胃气。叶桂治疗肝气郁滞的经验“用苦泄热，而不损胃；用辛理气，而不破气；用滑濡燥涩，而不滋腻”的“三不”原则，对妇女更年期肝胃气滞证具有实践指导意义。

二、若见胆胃同病，辅以通降清化

胆附于肝，同主疏泄。更年期妇女患慢性胃脘痛的同时，常伴有胆病。据不完全统计，该组患者既有慢性胃炎，又伴有胆囊炎者占75%，其中半数兼有胆石症。由于肝胆疏泄失常，气机不畅，湿热互蕴，久则导致结石。究竟是先有胃病？还是先有胆病？有时甚难分清。当胆石症在急性阶段，表现为胁痛、结胸或黄疸时，诊断不难，与胃脘痛容易鉴别。但在缓解期及慢性胆囊炎而兼有慢性胃、十二指肠炎症、溃疡者，疼痛位于心下、上脘，痛及右胁、背部，多表现为肝胃气滞证候，这也是该年龄组患者的特点之一。

凡是胆胃同病者，不少具有口苦症状。据《素问》所载，口苦由于胆热。又按《灵枢·四时气》篇谓“胆有邪，逆在胃。”此“邪”可能包含气滞、湿热等病理因素。胆与胃俱属腑，腑宜通。“胆随胃降”，胃病和降失司，甚易影响胆腑，胆腑有病，邪逆于胃，胃胆同病，故胆与胃疾互为因果，互相助长。

治疗当从胆胃兼顾，一是宜降宜和，二是参以清化。因其基本病机仍然是肝胃气滞，所以疏和肝胃之气仍是基本治法。应据证而相互参用。

降与和，药取微辛微苦，如枳壳、青皮、陈皮、广郁金、法半夏、砂仁，并可酌加刀豆壳、柿蒂、代赭石、制大黄等，降胃气而有利于改善胆汁反流。参以清化，是针对胆经湿热，常用者如茵陈、青蒿、黄芩、金钱草、海金沙、薏苡仁、芦根、玉米须等。

人在卧位时胆液容易经幽门而反流入胃，故应嘱患者取头位略高之卧位。适当的卧位，结合药治，有利于改善症状与胃黏膜病损。怡悦情怀，戒躁怒，避免过度烦劳，以及肝气之调畅，注意饮食起居等，均需善自调摄，其重要性自不待言。

三、健脾防止滞气　消肿着眼肝肾

该年龄组患胃病经久，必及于脾，且常因肝气横逆，易犯脾土，以致脾气虚弱，运化不力，表现为食后常伴胃脘、腹部痞胀，稍多食则善胀，神倦乏力，大便或干或溏等症。

此类病人一般以肝、脾、胃不和为多，不同于单纯脾气虚弱证，故宜健脾和胃调肝并重，可用香砂六君子汤合疏肝理气之品，或选逍遥散加味。健脾以党参或太子参、怀山药、茯苓、甘草为主。挟湿者参以藿香鼓舞肠胃而化湿浊，陈皮、半夏和胃祛湿，防风祛风胜湿，与白芍相配，抑其肝木。不少患者进黄芪、白术而增脘腹痞胀，提示宜通补、运补而不宜甘温滞气，这也是更年期妇女胃病脾虚证的特点之一。

朱丹溪《格致余论》曾谓："主闭藏者肾也，司疏泄者肝也。"说明肾的气化亦与肝的疏泄功能有关。疏泄不及，也可影响肾的开阖，引起溲少、浮肿。妇女更年期胃病患者，在病程中亦有伴见面肢轻度浮肿，小溲不畅之症，但一般无尿痛、尿频。每于肝胃气滞证加重之际，晨起面浮，入暮跗肿，肢体觉胀，多次查尿未见异常，心脏与肝功能检查正常，颇似特发性水肿。治疗时当善于运用疏肝理气方药。据个人经验，以乌药、炙柴胡、香附、合欢花、麦芽（重用）等配天仙藤、潼蒺藜、杜仲、茯苓、泽泻等疏调肝气，益肾利水，肝肾同治，以肝为主，常获良效。待肿胀渐消，仍从胃病辨治。

步玉如

虚证唯求通补，实痛妥施开郁

步玉如（1919~1995），原中国中医研究院主任医师，胃病大家

治虚证强调通补

胃脘痛虚证，虽以正气虚馁为本，但所以作痛，多因虚中挟滞，故治疗当以叶天士所倡通补法为主，即在补益之中加通调气血诸郁之药，使补而不壅，通勿伤正。

在用通补法治疗气虚、阳虚、阴虚、阴阳两虚之胃脘痛时，要注意调节通与补的比例：痛甚标实较重的，加大通调药物之量；痛缓本虚重的，减少通药比重。

对于中阳虚胃痛以理中汤治疗，方中虽有干姜的温阳兼通，但参、草有补气壅滞之嫌，于阳虚寒凝作痛者不利，故加入乌药辛温通气，助干姜破寒凝，可使全方通闭止痛的疗效显著增强。

例1 陈某，男，34岁。

胃痛反复发作7年，胃镜检查确诊为胃溃疡。4天前受寒而发病，痛呈闷胀兼抽疼状，轻按可减，重压反增，热敷后痛减，纳差，便溏，面白，神疲，舌淡苔白润，脉沉迟。辨为脾阳不足，复感寒邪，凝滞作痛之证。施以理中汤加乌药：

党参 10g　干姜 10g　炒白术 10g　炙草 10g　乌药 12g

服 1 剂即痛减大半，3 剂全止，唯仍纳差，便溏，疲乏，遂予香砂六君子丸调理。

对于胃阴亏之脘痛，多主张用养胃汤合芍药甘草汤治疗。此证虽系阴失濡养，虚热内迫为主，但气血郁滞亦是致痛病机之一，故单纯柔润，不如合入行气和血药收效更捷。用上方时，必合入金铃子散，疗效显著提高。治疗本证可用一贯煎，方中于养阴中配有川楝子行气，当归和血，使补中有行，辛而不燥，再经巧妙加减，必显卓效。

例 2　靳某，女，39 岁。

患者自 20 岁起即患胃痛，经某医院胃镜确诊为萎缩性胃炎。3 月前胃痛频发，每痛呈烧灼样，伴口干，乏力，饥而欲食，食后脘胀，便干，舌红苔白，脉细。辨为胃阴虚证，以一贯煎加减：

生地 12g　北沙参 12g　麦冬 10g　当归 24g　川楝子 10g　石斛 30g　天花粉 12g　炒枳壳 10g　延胡索 10g　焦六曲 12g　甘草 10g

5 月 7 日复诊，服药 4 剂，疼痛已止，惟食后仍脘胀，上方加槟榔 10g，继服 6 剂，诸症俱失。

实痛开郁有法

实证胃痛，多由饮食不节，七情所伤，内生气、血、痰、湿、食、火诸郁阻滞而致。六郁虽属实邪，但多无有形之物，故施治关键不在攻邪，而在开郁，郁结之势一开，则气、血当各归其道，郁邪化为乌有，疼痛自愈。

郁热胃痛分胃脘积热与肝胃郁热两类，治宜“火郁发火”。对肝胃郁热证，用左金丸，以吴茱萸“辛燥开其肝郁”，散郁火，并配合金铃子散加味，疗效良好。而胃脘积热证则以左金丸配温胆汤，其中吴茱萸、生姜辛温开郁火，黄连与诸辛药相伍又有辛开苦降之功，对胃闷痛兼胀者十分得当。

例 3 刘某，女，43 岁。

胃痛 5 年，多发于春秋两季，经胃镜检查为浅表性胃炎。

近半月疼痛复发，呈闷痛，伴嘈杂，嗳气，泛酸，口干苦，胁微胀痛，性急，食纳一般，便干，1 日 2 次，苔黄，脉弦。

诊为肝胃郁热证。给予左金丸合金铃子散加味：

马尾连 10g　栀子 10g　吴茱萸 3g　川楝子 10g　延胡索 10g　枳壳 10g　陈皮 10g　旋覆花 10g　代赭石 10g

半月后胃痛全止，惟口干苦，便秘未除，继服前方 4 剂，诸证皆平。

对气郁、食郁、痰湿郁滞证胃脘痛，无不重在开郁。对重症多加猛悍之药，如治脾胃气滞作痛者，用调气散（香附、乌药、陈皮、木香、青皮、砂仁、藿香、甘草）加减，以开气郁，重症加入槟榔、莪术以破气；食郁痛者用保和丸改汤剂，莱菔子重用，郁甚加入槟榔等；痰湿郁滞则以二陈汤为基础方，视偏寒、偏热适当加减：寒者加生姜、厚朴；热者加马尾连、竹茹、枳实等。

例 4 陈某，女，33 岁。

患者胃脘胀痛，腹胀，嗳气，恶心，便溏，苔黄厚腻，脉弦滑。诊为痰湿郁滞偏热，治以温胆汤加味：

马尾连 10g　竹茹 20g　枳实 10g　法夏 10g　陈皮 10g　茯苓 16g　甘草 10g　槟榔 10g　厚朴 10g

服药 4 剂后痛止，稍胀，以进食后明显，原方继进 4 剂而收全功。

临床所见诸郁，每兼有气郁。所以，在治疗郁证胃痛时，“无论是血是痰，必兼顺气为主”。对血瘀证，亦习用丹参饮，取气为血帅，气行则血行之意。

例 5 陈某，男，36 岁。

患胃痛 7 年，诊为胃溃疡。近 1 周疼痛又发作，局限于上腹偏右部分，呈持续刺痛，不喜按，无恶心，不反酸，纳食尚可，大便正常，舌边瘀斑，苔薄白，脉沉。辨为血瘀痛，予丹参饮：

丹参 15g　白檀香 10g　砂仁 6g

4 剂后疼痛已止，照原方继服 4~8 剂，以巩固疗效。

复杂证综合调理

胃脘久痛者，其病机往往变得虚实兼并，证情复杂，所以诊治胃痛之难，并非在于区分四虚（气虚、阳虚、阴虚、阴阳两虚）和六郁（气郁、血郁、痰郁、湿郁、食郁、火郁）等单纯证及典型证方面，而是难在复杂证中辨各种兼杂病机，并予以恰当地综合调理。

久痛患者多见脾虚湿滞与食积郁热，其临床表现，既有口苦、苔黄、喜冷饮似热证，而食冷痛增又似寒证；痛不喜按，苔厚似实证，然病程长，不思食，神疲肢软，脉弱又似虚证。乍看起来真不知当辨为何证，只有擅于详细诊查，才能全面本质地把握病机。盖因脾主运化，病久脾虚生湿；胃主受纳腐熟，病久胃虚食滞，阳气被遏，郁热停滞。若补气健脾易增壅滞，消食化湿多损中气；纯清则伤脾碍湿，纯温又助其郁火。可用香砂六君子汤合温胆汤加神曲、冬瓜皮为基础方，围绕病证加减调治：正气虚甚重用太子参；不太虚则稍减参量；湿盛重用冬瓜皮、茯苓；热重去砂仁加黄连或栀子，食积甚的用焦三仙；过食香燥耗伤胃阴加百合汤（百合、乌药）；郁热明显合用金铃子散（川楝子、元胡）；反酸增入左金丸；嗳气加旋覆花、代赭石，每获良效。

例 6 李某，男，58 岁。

胃痛反复发作19年，西医确诊为慢性浅表性胃炎合并胃溃疡。近10天痛又作，伴脘胀闷，痛不喜按，嗳气泛酸，口干苦，不思饮，喜冷饮食，食后痛增，身倦，少纳，便溏，面色萎黄，体瘦，舌胖有齿痕，苔黄白相夹且厚腻，脉沉小。证属脾虚湿滞，食积郁热。方用：

木香10g　砂仁6g　太子参12g　茯苓16g　白术10g　炙草10g　陈皮10g　法半夏10g　焦六曲12g　竹如20g　枳壳10g　冬瓜皮30g　马尾连10g　吴茱萸5g　旋覆花10g　代赭石10g

服药4剂，痛止，诸症平伏，改为丸剂调理善后。

另外，复杂证尚有气、食、痰、湿、热诸郁并存者，以保和丸合木香槟榔丸化裁为治，此师法丹溪越鞠丸之意，而效力较强。气虚兼气滞，或兼痰湿食积的，则以香砂六君子汤为主，随症加减变化。总之，对诸复杂证，辨证应全面，施治有重点，有兼顾，疗效方可满意。

疑似证辨治分明

中医教材中，往往将小建中汤证、理中汤证、香砂六君子汤证统称为“中焦虚寒证”。三方证虽相似，均表现胃痛喜温按，不思饮食，乏力，苔白，脉虚等共同症象，然在“大同”之中，又有不可忽视的“小异”，即：香砂六君子汤证属气虚，“气不足便是寒”，但寒轻微，又兼痰湿、气郁，痛喜轻按，重按痛反增，脘腹胀闷，嗳气，吞酸，便溏，苔白润等；小建中汤证，系中阳虚兼营阴弱（实为中焦阴阳两虚证），症见痛喜重按，口稍干，便调或略干，手足心热与胃寒喜暖并存；理中汤证乃中阳虚兼寒湿，症见痛喜轻按，畏寒喜热食，得冷则痛剧，痛热比前二证为剧。既然三者病机脉症均有区别，三方当然不能混用。偏阴阳双亏时用小建中汤，属于温润法（黄芪建中、归芪建中亦属温润方）；阳虚夹寒湿证则以温燥之，理中汤及其衍生方（附子理中、桂附理中力较强）为代表方。若小建中汤证误用了理中汤则温燥足以伤营阴；若该用理中汤，反错投小建中汤，则柔润又易恋寒湿。同样，香砂六君子汤与前二方也不宜换用，它施于小建中汤证便嫌香燥，应用于理中汤证则温阳力不逮。

再如气郁证，除区分胃气滞与木郁犯土两类外，对木郁犯土又别为：肝气犯胃的柴胡疏肝散证、肝郁脾虚的逍遥散证、肝郁脾虚而气郁化火的丹栀逍遥散证。绝不一见胃痛伴胁痛，即泛用柴胡疏肝散。胃脘痛因于木郁三证，大多可见胃痛兼两胁或单侧胁部胀痛，急躁、生气可引发胃痛，脉弦等共同表现。但是，柴胡疏肝散证，病程较短，脘胁胀痛较剧，伴嗳气，纳食正常，不乏力，脉弦有力；逍遥散证，脉弦细；丹栀逍遥散证在前证基础上又见心烦、便干、苔燥黄等。三方不能混用。曾用逍遥散治肝郁脾虚证胃痛，痛久不止的加川楝子、延胡索，兼喜悲伤欲哭的加甘麦大枣汤，每获良效。

至于食积胃脘痛，亦应注意区分其中各种疑似证。尤其对体壮者缘暴食而积与久病中虚者勉强进食致积，需分辨论治。

效方两首

一、百合汤

百合汤原载于陈修园《时方妙用》、《时方歌括》二书，是陈氏采录的验方。本方的组成和服法：百合 30g，乌药 9g，水 2 杯，煎七分服。并谓："治心口痛，服诸热药不效者，亦属气痛。"《时方妙用》中则载："气痛，脉沉而涩，乃七情之气郁滞所致，宜……百合汤（微凉）。""大痛，脉数而实，口渴而赤，身热便秘，其痛或作或止，宜……百合汤。”可见本方原为治疗胃脘痛属气郁化火，或热积中脘，服热药无效或增剧者而设。

从40年代，临床即开始应用本方。把气郁气滞之胃脘痛分为偏寒、偏热两种。偏寒者，选用辛温行气之方；偏热者，即用本方，每收佳效。如曾治陈姓患者，男，44岁。脘痛而胀，按之痛减，嘈杂，嗳气，泛酸，知饥纳少，舌苔微黄，质淡红，脉弦细。曾服理气止痛诸方，初尚有效，继则复痛如故。因思此痛而兼胀，必属气痛；嘈杂泛酸，知饥纳少，服辛温行气之药不效，其病偏热无疑，故用百合汤。服3剂之后，痛胀减轻大半，继服数剂而愈。此外，某些胃脘热痛者，初用清热之药能使症减，但终不彻底，反复发作，经改用百合汤治疗，效果亦十分突出。如一王姓患者，男，40岁，胃脘灼痛，吞酸，口苦，便干，舌苔黄，脉滑数，服用苦寒清热剂，病反复不愈，乃改予百合汤，服4剂后，热痛基本消失，继服数剂获愈。

在临床治疗胃脘痛的处方中，百合汤是以气郁化火或热痛效果较为突出的一首方剂。一般治气痛的处方中，多用辛温香燥之行气药，这对于单纯气滞者较适用。但是对气郁日久而化火者，则不宜继进香燥行气，而当配凉润之品，百合汤即符合此义。一般热痛而势甚者，治疗可苦寒直折，但如遇热不盛，或用苦寒药后热势已减，则不可过用苦寒，此时当以性微寒之百合配辛温行气之乌药，使其热得清，气得行，则疼痛可止。

百合汤疗效卓著，其故何也?《神农本草经》中载：“百合，味甘平，主邪气腹胀心痛。”缪希雍《本草经疏》亦谓：“百合得土金之气，而兼天之清和，故味甘平亦应微寒，……解利心家之邪热，则心痛自瘳。”陈修园亦谓：“百合合众瓣而成，有百脉一宗之象，其色白而入肺，肺主气，肺气降则诸气俱调”(《医学从众录》)。百合有治心腹疼痛之功，其关键在于百合入手太阴肺经，能降肺气。肺为诸气之总司，肺气得降则诸气皆调。且百合甘润微寒，兼可清热。乌药辛温行气止痛，《本草从新》谓其能“疏胸腹邪逆之气，一切病之属气者皆可治”。两药相配，一凉一温，柔中有刚，润而不滞，故对胃脘部的气痛、热痛均宜。

二、金佛手丸

台党参 10g　十白术 10g　炙甘草 10g　广陈皮 10g　广木香 10g　法半夏 10g　云苓皮 20g　缩砂仁 6g　旋覆花 10g　生赭石 10g　马尾连 8g　吴茱萸 6g　干百合 30g　台乌药 15g　金铃子 10g　延胡索 10g　炒谷稻芽 10g　焦六曲 12g　生枳实 8g　中厚朴 10g　大腹皮 10g　炒内金 8g　炒秫米 12g　醋青皮 10g　炒枳壳 10g　火麻仁 18g　佛手片 10g　炒莱菔子 10g　玫瑰花 8g　代代花 8g　荷梗 3g

上药共研细面，炼蜜为丸，每丸重 9g，1 日 2~3 次，每次 1 丸，白开水送服。忌辛辣油黏食物。

方以香砂六君子为主，合旋覆代赭石汤、左金丸、金铃子散、平胃散、百合乌药汤等方，更以佛手、代代花、玫瑰花舒气，内金、神曲、谷稻芽、莱菔子消导，秫米化湿，麻仁润肠，虽无深意，却亦平安，有健脾和胃舒肝，行气宽中润肠之功。主治：胃脘疼痛痞胀，呕恶纳差便干。

（周乐年　整理）

朱良春

温中化湿，益气化瘀
清养胃阴，以制木横

朱良春（1917~2015），江苏省南通市中医院主任医师，国医大师

温中益胃，兼以化湿

阳明中土，万物所归，脾胃又互为表里，乃后天之本，生化之源，气机升降之枢纽。久患胃疾，脾胃虚弱，中焦气虚，水谷精微无力推动，日久之后，则水湿中阻，故胃虚之证，多见挟湿，湿浊不得宣化，清阳岂能上升。故治疗脾胃气虚者，在补气之中多分别伍以芳香化湿，淡渗利湿之品，常选藿香、佩兰、苏梗、苡仁、苍术等；对于中气下陷者，化湿之品更不可少。每用苍术饮配以补中之品，治疗中气下陷如胃下垂者，辄获佳效。可见治胃补虚，必兼宣化湿浊，才能湿化清升，补而不腻，以健脾运中。连续服苍术饮，并无伤阴化燥之弊，盖以其能助脾散精也。

例 1 薛某，女，36 岁，工人。

形体消瘦，宿有胃痛病史，脘痛常作，得食更甚，且感坠胀，平卧稍舒。舌薄，舌质偏淡，脉象细软。证属脾虚气陷（消化道钡餐检查提示：胃下垂 8cm），治宜健脾举陷，拟苍术饮合补中益气汤出入：

苍术（每日 1 包，泡茶饮服）20g

炙黄芪 20g　炒白术 12g　炒白芍 12g　茯苓 12g　陈皮 6g　炙升麻 6g　炙柴胡 6g　炒枳壳 6g　炙甘草 6g

10 剂后脘痛渐除，服至 62 剂时，诸恙悉平（钡餐复检胃小弯于髂脊连线下 2cm 处）。

益气健胃，参用化瘀

胃病既久，耗气损精，气衰无力推动，血行瘀滞，“久病多瘀”，“久病多虚”。因此常呈气虚血瘀之候。此类病证应取益气化瘀之品方能奏效。益气化瘀之法，补气而壅中，攻伐而不伤正，破中有补，补中有行，可以相辅相成。治疗慢性胃病常选补气药党参、黄芪，配伍莪术、失笑散、九香虫、八月札、桃仁、红花等最为常用。黄芪配莪术，黄芪用量 30~60g，莪术用量为 6~15g。临床实践证明，凡服益气化瘀之剂者，胃痛多趋缓解或消失，食欲显著增进，病理变化亦随之改善或恢复，可见其大有推陈致新，健脾运中之功。

例 2　殷某，女，31 岁，工人。

病历年余，纳呆脘痛，痛如针刺，或有窒塞重坠感。苔腻，舌质衬紫，脉细弦。证属中虚而痰瘀交凝（胃镜检查报告：胃黏膜 I 级慢性炎症，轻度肠化），治宜补气运中，兼化痰瘀：

生黄芪 20g　太子参 15g　合欢皮 15g　鸡内金 10g　绿萼梅 10g　刺猬皮 10g　莪术 6g　玉蝴蝶 6g　参三七末分冲

6 剂后精神较振，自觉甚适，纳呆稍馨，唯喉际时有窒塞之感。苔薄腻，脉细弦。前法既效，率由旧章。上方加柿饼霜 10g，分次含化。25 剂后诸证悉平（胃镜检查：未见异常），为巩固疗效，嘱继服 20 剂。

清养胃阴，以制木横

清养胃阴，以制木横，叶天士《临证指南》中多有论述。木横乘土，中宫受病，然土有阴阳之别，当分而论治。若肝木浊阴郁气，致伤脾土，仲景垂训在先："见肝之病，知肝传脾，当先实脾"。若肝木之厥阳逆气侵犯胃土，则叶氏立说于后，其清养胃阴，以制木撗之法，殆脱胎于仲景之说。肝气横逆犯胃为慢性胃病证候中所常见，体秉阴虚者固可见之，而肝木横逆日久，亦致胃阴受劫，而现胃阴不足之象。肝木肆横，胃土必伤，而胃阴不足，则肝木易乘。其治法虽曰肝胃同治，但非单纯甘寒或咸寒之品可治，盖咸寒滋腻，胃关不权者，必不能受；而单纯甘寒滋阴，则难治肝木之横。《内经》云："肝苦急，急食甘以缓之"，"肝欲散，急食辛以散之，用辛补之，酸泻之"。故宜阴柔清养之法，取其酸甘化阴，以制肝木，乃为妙法。常选用北沙参、麦冬、天花粉、芍药、知母、乌梅、五味子、柿饼霜等，以清胃阴而制木横。

例 3 刘某，女，62 岁，工人。

素有胃痛病史，刻下头眩胸闷，脘腹撑胀，神疲无力，口干欲饮，时时脘中嘈杂。苔薄，舌质偏红，脉小弦。证属肝郁气滞，胃阴不足（胃镜检查：浅表性萎缩性胃炎），治宜疏肝和胃：

北沙参 12g　麦冬 10g　炒白芍 15g　徐长卿 15g　生麦芽 20g　绿萼梅 8g　凤凰衣 4g　失笑散 4g　乌梅肉 5g　生甘草 5g

4 剂后脘部不适消除，苔脉同前，上方又服 60 剂告痊（胃镜复查未见异常）。

治疗萎缩性胃炎的用药经验

萎缩性胃炎，临床常分脾虚挟瘀、阴虚木横、阳虚挟湿三型辨证论治。据多年实践经验，凡见病理切片报告，有肠上皮化生者，均应加用刺猬皮、炮山甲以软坚散结，消息肉，化瘀滞。凡脾气虚损、胃脘作痛者，用黄芪配莪术以益气消瘀，剂量视病情而增减，胃痛多趋缓解或消失，坚持服用，病变常可以消散于无形。疼痛甚者，可以加用活血化瘀，散结止痛之失笑散，因其不仅善于止痛，而且有改善微循环，调节代谢失调和神经血管营养的作用，从而使肠上皮化生和增生性病变得以转化和吸收。凡脘胀甚者，徐长卿必不可少，取其善于行气消胀，缓急止痛之功。至于凤凰衣、玉蝴蝶二药，功擅养阴清肺，多用于久咳、咽痛、音哑，还有补虚、宽中、消除慢性炎症及促进食欲之殊功，尝用其治疗消化性溃疡及慢性萎缩性胃炎，屡获佳效。在症情稳定后，改用散剂，坚持服用，可获根治。常用的散剂基本方为：

生黄芪 90g　莪术 30g　炙甘草 30g　鸡内金 60g　党参 30g　山药 90g　刺猬皮 60g　生蒲黄 60g　五灵脂 60g　徐长卿 60g　炮山甲 45g　玉蝴蝶 45g　凤凰衣 45g

偏阴虚者加北沙参、川石斛、甘杞子各 60g，生白芍 90g；偏阳虚者加高良姜、炒白术各 60g，荜茇 30g。共研极细末，每服 4g，1 日 3 次，食前半小时服。

例 4　范某，男，33 岁，工人。

患胃疾 6 载余，时作时止，经中西药治疗罔效。面晦无华，神疲气怯，脘胀而痛，劳则更甚，纳呆，便溏，1 日 1~2 次，舌淡胖，舌边夹有瘀点，苔薄白，脉细弦。

1985 年 1 月钡剂检查诊断为慢性胃炎。1985 年 5 月 24 日在南通市肿瘤医院经胃镜检查诊断为：慢性萎缩性胃炎（重度）。本病中虚已久，瘀阻胃络，气机失调。治宜益气化瘀，调气和中，处方：

生黄芪 30g　莪术 6g　凤凰衣 6g　炒白术 20g　玉蝴蝶 6g　甘

松 10g　鸡内金 10g　徐长卿 15g　失笑散包，10g　刺猬皮 12g

二诊：服药 7 剂后神疲渐复，脘胀显减，纳谷稍增，舌苔同前，脉细，药既获效，续服上方 20 帖。

三诊：症情已趋平复，自觉甚适，胃痛已除，偶感食后脘胀，纳谷渐增，大便由溏转实，舌瘀点渐消，苔薄白，脉细，此乃中气渐复，瘀阻已化，胃气调畅之佳象也。前药合拍，毋庸更张，续予散剂以善其后。

生黄芪 80g　玉蝴蝶 40g　凤凰衣 40g　鸡内金 50g　甘松 50g　生白术 60g　生白芍 60g　莪术 30g　炙甘草 30g

上药研极细末，1 日 3 次，每次 4g，饭前服，配两料。

药服月余，面色较前大有好转，症状基本告愈，自觉甚适，每日纳食 500g 左右，已能正常上班，再次在南通市肿瘤医院复查：诊断为慢性浅表性胃炎。

（张肖敏　朱婉华　朱建平　整理）

叶熙春

首辨体用太过不及，次别乘侮在气在血

叶熙春（1881~1968），临床家

首辨体用太过不及

脾胃属土，脾为脏，胃属腑，脾属太阴而多湿，胃属阳明而主燥，故脾为阴土，胃属阳土。胃以阳气为本，津液为用。胃者体阳而用阴，与脾之体阴用阳相反。胃之纳降功能，赖乎胃中阳气之温运，津液之涵养。若体用之间平衡失调，或太过，或不及，则胃痛、脘胀、泛酸、呕恶等症作矣。

其一为胃火内炽。盖胃火杀谷，胃热耗液，则胃痛、口苦、嘈杂、善饥、呕酸等症俱作，苔黄脉数。热者清之，主用黄连、黄芩、公英、银花之苦寒清热，佐以石斛、花粉、粉草、芦根等甘寒凉润，既清胃家有余之火，又濡阳明不足之液。“诸呕吐酸，皆属于热”，热清津还，胃得和降，脘痛、呕酸等症自然得愈。

其二为中阳受遏。寒邪伤胃，阳气不展，症见胃痛彻背，口淡不渴，形寒喜温，呕吐清水，脉沉紧，苔白滑。寒者温之。投以良姜、荜茇、川椒、甘松、淡干姜、荜澄茄辛通腑阳，佐入天仙藤、南木香、九香虫、娑罗子、生香附行气止痛。呕酸者，苔薄白加海螵蛸，

苔白腻加白螺蛳壳。其中香附生用，取其辛燥之性，辛能散气结，燥能除胃湿，用于胃寒者其功更彰。

其三是胃阴不足。胃中燥热，阳明失润，常见胃痛，脘胀，口干，纳呆，舌质红，答薄燥，或中剥，脉细数。燥者濡之。常用生地、麦冬、沙参、玉竹、石斛、甘草等甘寒濡润，佐入银花、公英、竹茹等微苦清热。呕酸者加海螵蛸与左金丸，胃酸缺乏者加乌梅、五味子等以酸补酸。

其四乃胃湿内停，湿邪中阻，阳气不舒，致胃痛，胸闷，口中黏腻，不饥纳呆等症作矣，苔白腻，脉濡缓。湿者除之。可用桂枝、姜夏、薤白、干姜、茯苓、米仁、苍术等辛燥淡渗，佐以香附、甘松、天仙藤等温中化气。呕酸者加白螺蛳壳。

次别脏腑间生克乘侮

五脏之间，生中有克，克中寓生，生克结合，合乎五行制化之机，故得生生不息，循环无端。脏腑之间，表里相合，经络相通，气血循回，浑然一体。胃既病，手足相传，腑病及脏，克我者轻而侮之，我克者乘而侮之。

其一为肝犯胃，木土相仇。胃既病，肝乘之，常见胃痛、脘胀、胁痛、呕酸、脉弦、苔薄。肝苦急，急食甘以缓之，肝欲散，急食辛以散之，以辛补之，以酸泻之。肝乘胃，治在肝，宜苦辛并进。如黄连配吴萸、川楝子配玄胡、丹皮配川椒，合甘草、白芍，以奏辛开、苦降、甘缓、酸敛之功；佐入当归、郁金、娑罗子、青陈皮、金沸梗、四制香附等，以疏肝、行气、养血、止痛。中焦湿浊盘踞而舌苔白腻者，加吞小苏合香丸化浊、行气、止痛。木属曲直，曲直作酸，木乘上者常见呕酸，此与伤寒少阳口苦者同义，治呕酸，宜叶香岩法，热者用连梅，寒者用椒梅，以酸治酸，即“以酸泻之”之意也。

其二为胃病及肺，母病及子。今胃液不足，土不生金，肺津也亏，肺虚不能平木，木无所制而横侮于胃，于是乎肝升太过，胃降不及，胃痛、胁痛、脘胀、呕恶、口干咽燥等症蜂起。治宜沙参、麦冬、玉竹、生地、当归、甘草之濡润；佐以桑叶、枇杷叶、川楝子等苦降。胃病治肺，乃系叶天士佐金平木之法。

其三为病及心肾。胃阳式微，久则子盗母气，以致心肾阳衰，阳气不布，阴霾窃踞，遂见胃痛，胸闷，心悸，肢冷，形寒，口淡等症，舌淡苔白润，脉细弦。用桂枝、肉桂、甘草、炮姜、红枣、白芍、附块、甘松、川椒、当归等辛热通阳，宣痹散结。俾丽日当空，则结开痛止也。

其四为脾胃俱病。脾胃属土，同属后天之本，脏腑相合，气血相通，胃病久而累及于脾，土德不振，脾轴失运，以致升降失调，清浊混淆。症见胃痛，痞满口淡，便溏，肢冷，神怠等，舌胖淡，苔薄润，脉虚软。宜党参、白术、甘草、炮姜、桂枝、白芍、红枣、饴糖、黄芪等甘温补虚，佐以南木香、天仙藤、香附、甘松以理气止痛。方中炮姜一味，系干姜煨黑，干姜辛热色黄入脾，炮姜苦温色黑入肾。建中汤本用干姜，今改以炮姜者，因身中阳气隶于命门，肾阳鼓动，脾阳亦振。循此以进，则附子、肉桂等温肾助阳之品，俱可酌情选用。

其五为胃肠同病。胃肠同属阳明，别为手足，胃气内结，腑气不降，大便秘结，浊邪中阻，以致胃痛、腹胀、口苦、口臭、嗳腐、厌食，苔黄厚，脉沉实。六腑宜通，胃气当降，治以黄连、大黄、黄芩通腑泄热以降逆，佐入姜夏、瓜蒌、枳壳辛通调气而开痹，若便秘多日，腹胀拒按者，再佐川朴、芒硝，泻阳明实热，复胃气之升降。

再探气分血分之别

每见邪气之传递，病情之演变，由表传里，由经入络，由气及血，气血俱病，络道不利，故气分血分之辨，必须深究。至于辨证之法，凡舌色暗红泛紫，舌边出现瘀斑，脉来滞涩，或呕出便下紫血瘀块者果属瘀阻之候，而面色青晦，肌肤甲错，病程绵长，胃痛如刺，痛处固定不移者，亦系血瘀之兆。再论治法，不论呕血、便血，急宜止血。止血需防留瘀，以免遗留病根，酿成后患，可在蒲黄、灵脂、旱莲、茜草、槐米等止血剂中，偏热者佐以制军、丹皮、红藤；偏寒者参入当归、姜炭；中气虚者，再用参、术、甘草，合炮姜甘缓温涩；胃火炽者，参以公英、黄连、银花，合大黄泻火降逆；若胃痛如刺，加用桃仁、苏木或花蕊石化瘀通络，瘀散结开，其痛可止。亦有虽无出血而病久不已者，治气不愈，当治其血，气为血帅，血为气母，血病宜调其气，气病亦可治血，治血之法，或用桂枝、赤芍、当归、桃仁等温经活血，或以蒲黄、五灵脂、红花、玄胡等化瘀散结，或在通治方中，参入血分之药。

（李学铭　整理）

钟新渊

升降不及病痛胀，形质气血每推敲

钟新渊（1923~2013），江西省萍乡市中医院主任医师

胃病常有，而治胃无常方，绝无通治胃痛之灵丹。胃病不论急、慢，而胀满，疼痛，嗳气，泛酸，吐逆，呕血或下血，是常见之症情，而尤以胀满与疼痛为最著。

胀满是胃气滞的表现。胃气降是其常，胃气升是其逆。嗳气、呕逆、泛酸等即升之病态。须知“升”之病，实属降之不及，故只有胃气降才无升之见证。然则胃气降，固不为病。若只降不升，胃所受纳之食物，须臾即下，怎能在一定时间内完成磨运。从而推之，胃气虽主降，而降中仍有升，这正是为完成磨运蠕动功能所需。这个“升”并不为病。

慢性胃病之胀满，是因胃纳受限，升降功能减弱，饮食稍过量则滞于胃而成。这类患者，每惧进食多，而常限量，从而导致营养不足，体力因而减弱，胃之功能亦同时受累，是以胀满愈难改善。这一恶性循环，多起于情志郁抑，郁则气失通调，首先表现在消化功能上，渐渐演成慢性过程。如萎缩性胃炎患者，起于情志的多以进食不多、易饱满为其特征。

例 1　刘某，年 55 岁。

素有胃病，进食稍过则胃脘胀满不适，嗳气则舒，但无疼痛。时

觉口干舌燥，苔薄白，少津质嫩。1984 年经胃镜检查，胃黏膜有散在糜烂点，诊为萎缩性胃炎。病属气阴不足兼气滞，予益气养阴为主。

白参 5g　北五味 5g　麦冬 9g　怀山药 15g　扁豆 15g　石斛 15g　砂仁 2g　谷芽 9g　内金 6g　甘草 3g

或加沙参、玉竹、山楂，或间服白参 3g 与瘦猪肉同蒸，经年余服药，或断或续。1985 年胃镜复查，萎缩性胃炎好转，见陈旧性出血点。之后继服上方，间停间续，1987 年月复查，为浅表性胃炎，临床症状仅见口干而已。

可见慢性胃病之胀满，为升降功能减退所致。因该病例既是气阴虚之胀满，就不可专用行气解胀，再耗胃气，耗气则胀将愈加，并胃液受累，胃阴更虚。所以治疗以酸甘化阴益气为主导，方为合拍。但也有些病不属气阴虚者，则治法应有所变通。

例 2　刘妇

因胃部胀满，每限量进食，惟恐过量，若不慎则饱胀难受，嗳气方稍舒，经胃镜检查及钡餐，均未发现胃实质病变，患者舌苔薄白，面少光泽欠红润。其纳食既少，必不耐多量药汁，药量从轻，俾其易于受纳运转，采取轻可去实法。

桂枝 3g　太子参 6g　砂仁 2g　内金 5g　谷芽 5g　甘草 2g　生姜 1 片　大枣 3 枚

煎汁 1 次，去渣和冰糖 6g 溶化后，分 2 次饭前服。

服完 10 剂，进食增而未见胀满。将太子参改为皮尾参或白参。

此例药偏于辛甘温，甘温益气以促胃之运转功能，微佐酸甘以养胃阴。本方药味平和，宜乎调理，以待胃之功能自壮，并非全恃药力之意。

脘胀多因胃虚气滞，脘痛则多涉及胃的实体病变。中医历来把气与形（体）、气与血，看作一个整体，气形、气血相互联系，无论气病与血病，或气病与形（体）病，最终都累及另一方。胃脘疼痛，既是有形之病态，也会引起气之病变。一般说，先有形质的渐变，而后有气运不足之表象（胀满），所以胃脘痛多与胀满并存，当然也有只胃痛而不胀满的，但这是胃病的某一阶段性证情，若病变加重，也会出现胀满。从疼痛与胀满并见来判断，一般属于实证。且这种疼痛并无得食则安的现象，反有得食则剧的。疼痛得食则安者，则属于虚证范围。

例3 孙某，某校教师。

嗜烟。1983年冬初，感进食稍多则腹胀，不以为意，渐次胀满而疼痛。因之自控饮食，不使过量。1983年12月间，胃镜查见胃黏膜糜烂，并有芝麻样出血点，散布于胃体的三分之一，诊为糜烂性胃炎。患者于1984年2月就诊时，舌质暗红，苔黄白厚腻，口干，便燥，隔三四天解便1次，脉弦滑。考其证情，胃黏膜糜烂出血，胃痛而口干，为热郁于内，胃液受损，由形质先病累及气病致胃气滞，运转功能减弱而胀满，故舌苔呈黄白厚腻，病属实中兼虚证。自1984年2月至8月，分3个阶段治疗。前期3个月以清热化浊，行气活血法。

藿香　蔻仁　枳壳　陈皮　连翘　丹参　茯苓　太子参（间加大黄5~6g）

中期3个月以益气养胃，润燥通运法。方用：

太子参　麦冬　茯苓　半夏　陈皮　枳壳　谷芽　扁豆　柏子仁（间或以沙参或白参易太子参）

经2个疗程治疗，胃痛与胃胀明显减退，知饥食增。后期见胃纳渐复，大便虽不干，日便1次，但仍不爽，舌苔以薄白苔为主，但间或复见黄白厚腻苔，于是用养胃润燥，益气清热行滞法以善后。

皮尾参　沙参　麦冬　瓜蒌仁　柏子仁　枳壳　砂仁　谷芽　大黄

服药1个月，症状消退，胃镜复查，胃黏膜糜烂出血消失。此例前期用大黄是取其清胃之郁热，热泄则出血点不致加重，且可望其消退，故用量较重；末期之用大黄，是因舌苔之间见黄白厚腻，乃胃之浊邪尚残存，余热尚未全清，故用量轻；中期用药偏于调补，是因前期清疏已久，恐其复耗损胃之形气。待胃之受纳健运，功能增强，再清除余邪。终用通补之法收功。

上面是从疼痛与胀满并见的实中夹虚证而论治。胃及十二指肠溃疡患者，其疼痛“得食则安”，并不因进食而胀满的，这是形病尚未累及气病，宜作虚证治疗。用补形助运兼行气止痛法。方用散剂：

蛤粉炒阿胶30g　乌贼骨30g　白及15g　怀山药15g　云苓15g　薏米10g　浙贝15g　太子参15g　陈皮5g　枳壳5g　降香3g　甘草15g　胎盘烘干，1只

均研成细末和匀，每次服3g，饭前半小时或1小时用蜂蜜汤送服。

这个方可常用，有止痛、止血，促进溃疡愈合的作用。

这里所谓治“形质”，即治“溃疡”。方中乌贼骨、白及、阿胶珠、甘草是治形之主药。溃疡愈合则胃之功能得保，溃疡出血可免。不过，治形质之药，可致“胀满”，故方中佐些理气药，这样就补而不滞了。

印会河

辨治据主症，疏方须应机

印会河（1923~2012），北京中日友好医院教授，临床家

印氏治疗胃脘痛，制定出新的根据主证分型的辨证施治方法，效果颇佳。

一、酸多、便干型

本型临床最为常见。症见呕吐酸水，心烦嘈杂，不喜甜食，食甘则吐酸加重，大便偏干或数日一解。胃脘胀闷，有时疼痛，舌苔薄黄或黄厚，或舌质红，脉弦细或滑。前人有“肝经郁火吐吞酸”之说，指出吐酸之症多由肝火内郁所致；大便干艰，则多因肝胆气逆，腑气不降之故。方选大柴胡汤加减：

柴胡 10g　半夏 10g　陈皮 10g　黄芩 12g　竹茹 12g　芍药 20g　大黄 6g　生姜 6g　煅瓦楞子 30~60g

若舌苔厚者，加薄荷 3g；吐酸多者，加川连粉（冲）3g，吴茱萸 3g；纳少者，加龙胆草 2g。

本方健胃制酸，通腑降逆，疗效甚好。其中薄荷一味，辛散芳香，能化积滞，对舌苔厚腻者有较好疗效。

二、纳少型

本型特点为纳食少而不知饥，勉强进食则脘腹胀满，疼痛，且多见胸闷不舒，嗳气，恶心，脉弦细，舌少苔。方选小柴胡汤加减：

柴胡 10g 半夏 10g 黄芩 12g 竹茹 12g 生姜 6g 龙胆草 2g 大黄 1g

若胃脘胀满甚者加陈皮 10g。本方健胃舒肝，增进食欲。其中龙胆草、大黄为常用“对药”，取其小量苦寒健胃，以增强食欲。

三、压痛型

本型特点是胃脘痛，压之加重，有时兼见恶心或大便干燥，脉多弦象，舌苔腻。方选柴陷汤加减。

柴胡 10g 半夏 10g 陈皮 10g 黄芩 12g 竹茹 12g 生姜 6g 全瓜蒌 30g 川连粉冲，3g

若纳食少者，加龙胆草 2g，大黄 1g；舌苔腻者，加苏叶 10g，藿香 10g。本方为小柴胡汤与小陷胸汤合方，具有舒肝理气，和胃涤痰的作用，对于痰热结聚胃脘，阻滞气机而引发疼痛者，多能奏效。原方中参、草、枣等甘味补品，对胃脘胀满不利，故减去。

四、嗳气、胀闷型

症见胃脘胀痛，压闷，胀甚于痛，或不见痛，嗳气频作，得嗳气则胃脘胀闷减轻，稍感舒适，脉多弦细，舌苔多净。治宜舒肝理气，方选香苏饮加减：

生香附 12g 苏叶 10g 陈皮 10g 柴胡 10g 佛手 6g 玫瑰花 3g

胃纳差或呃逆者，加川连粉（冲）3g。

五、痉挛型

本型多见于青少年，疼痛多突然发作而剧烈，拒按；食物冷热对疼痛无影响，或兼见纳少，呃逆，脉多弦细或紧，舌质紫黯，乃胃部痉挛所致。治宜舒挛止痛，方选芍药甘草汤加味：

赤白芍 30g　甘草 12g　木瓜 12g　丹参 12g　当归 15g　延胡索 10g

若腹胀者，加乌药 10g；大便干者，加炒决明子 30g。

芍药甘草汤酸甘化阴，补血滋液，养筋脉止痉挛，用治多种痉挛性疼痛，效果满意。

六、食后饱闷，嗜甘型

本型症见食后饱闷，甚则胀痛不适，纳少，口干，喜食酸甜之味，脉多细象，舌质偏红。此多由胃酸偏低，消化能力下降之故。方选益胃汤加减

沙参 15g　天花粉 15g　生地 15g　白芍 15g　玉竹 10g　黄精 10g　川贝粉冲，3g　蜂蜜 30g

以滋养胃阴，调补机体为主。

（董连荣　整理）

朱希亨

血虚脾弱证，养血益胃方

朱希亨（1912~？），女，蚌埠医药大学教授

曾见吴隐治疗胃脘痛有血虚脾弱之说。他认为，人之五脏，二脏属气，三脏属血。思虑则伤脾，心脾相连，心生血而脾统血，血枯脾弱，致失其职，不能司转输。用参术补之燥之则误，枳术消之健之则非，自处一方，用当归、白术、香附、茯神、黄连、木香，名正中散，收神效，颇受启发。

临床上，萎缩性胃炎久治效差，心情忧郁，多见舌红口干，牙龈出血，纳呆便秘。外证如此，实为血枯阴亏。血为营，乃水谷之精也。思虑过度，饮食日少，焉能阳生阴长，气化血润。诸涩枯涸，干劲皴揭皆属于燥，燥胜则干，其为血液之涸，草木之枯，得雨滋荣，人身之燥，非血不泽。胃中血枯，致阴液受伤，欲滋其阴必先养其血，血液充足，则阴液自复，脾胃健运，则诸症可除。自拟养血益胃汤，药用当归、白芍、生地、北沙参、石斛、麦冬、白术、甘草、茯神、郁金。

当归、白芍为养血药，故用之最多。滋养胃阴，取生地、沙参、石斛、麦冬；白术、甘草养胃实脾次之；宁神者，茯神为先，则又次之；思虑者，开郁为主，择用郁金或香橼。用于临床，甚为满意。

李某 男，40岁。胃脘痛年余，口干欲渴，牙缝出血，大便秘

结，食欲不振，面色苍黄，夜寐不安，倦怠无力。经本院胃镜检查诊断为萎缩性胃炎、轻度贫血，住市某医院3个月，中西药并进，效果不著，顾虑重重，尤怕癌变，故来门诊求医。诊见舌红，苔光，脉细数，予养血养胃汤：

生当归15g 白芍15g 生地12g 石斛20g 北沙参15g 麦冬15g 白术10g 甘草3g 茯神12g 川楝子10g 郁金12g

药后，大便通畅，每早1次，甚规律。口干渴大减，胃纳渐香，病情基本稳定。偶然觉胃脘微痛，来复诊。守原方，去生地，加元胡，前后治疗2月余，诸症消失。

李浚川

脘痛虚寒或湿热，化裁香砂六君汤

李浚川（1926~　），武汉市职工医药大学教授

胃脘痛，原因复杂，见证不一，但最常见者，要以脾胃虚寒和兼蕴湿热者居多。

脾胃虚寒

临床所见虚寒性胃脘痛，并非沉寒痼冷，乃多由中阳不足所致。中阳不足，运化迟滞，气机不利，而疼痛、胀满、嗳气诸症遂见。辨证每因本证表现喜暖、喜按，饥时加重，得食稍安，并结合脉舌（脉多细弱，舌多淡而苔薄）诊为脾胃虚寒。实际只是脾胃阳虚，运化功能减弱，故治疗只宜甘温补脾，不宜大辛大热之剂。香砂六君子汤可作首选。因为该方甘温补脾，性味和缓，且有香、砂、陈、夏辛开行滞之品，补而不滞，温而不燥，如能根据具体证情，加减应用，每多良效。也有人认为黄芪建中汤用于此证较为贴切。诚然，黄芪建中汤对此证也有一定的效果，但它甘缓之力有余，行滞之力不足，从临床观察来看，其实际疗效要比香砂六君子汤略逊一筹。

香砂六君子汤用于此证，虽然也应随证加减，但不宜繁琐，要有针对性和有规律性。如一般可加草蔻仁、刀豆子加强暖胃行气的作

用。如气虚突出者，加黄芪；痛甚者加白芍；泛酸加瓦楞子、乌贼骨即可。切忌重复杂乱。只要加减得宜，每能得心应手。

例 1 邓某，女，35 岁，工人。

患者 3 年来反复胃痛，常在气候寒冷或劳累后发作，症见脘痛，泛酸，喜暖喜按，得食稍安。诊得脉虚弱无力，舌淡苔腻，辨证为虚寒性胃脘痛。治以健脾和胃，缓中止痛，用香砂六君子汤加味：

黄芪 12g 党参 12g 白术 10g 砂仁 6g 木香 6g 草蔻 6g 陈皮 6g 法夏 6g 茯苓 12g 刀豆子 12g 甘草 6g

服上方 3 剂，复诊时诉疼痛、泛酸明显减轻。再进原方 5 剂。数月后，因公来我处述及，病已痊愈。翌年冬又因感寒复发，仍仰前法治愈，现已 4 年未见复发。

脾虚不运兼蕴湿热

此证多见，但由于虚中夹实，往往不易辨认。从临床表现看，因为是久病，虚象明显，甚至还有食少便溏，四肢欠温等脾胃虚寒之证，而内蕴之湿热反被掩盖，其实只要稍加留意，便可问知患者有口苦和烧心感，察舌也常可见薄黄苔或黄腻苔，大便虽溏，但便出不爽或时干时溏。所有这些都是内蕴湿热之候，脾虚是本，湿热是标。因此，在治本的同时，必须兼治标，也即是补脾健运的同时，还须佐用苦寒以清化湿热，故仍可取香砂六君子汤合香连丸再加地榆、苦参每奏良效。

或谓香砂六君子汤甘温补脾，辛香行气，似与湿热不合。殊不知脾虚是本，湿热是标，如果不补脾而只清湿热，便是舍本逐末，无疑是错误的。况香砂六君子汤甘温补脾，性质平和，又有香、砂辛香开结，也有利于清湿热的药发挥作用。所以本证用辛热之品，不仅无妨，而且也有必要。

另一方面，苦寒的黄连、苦参，也无碍脾胃，因脾恶湿，苦能燥湿，湿去脾自健运。这样组方用药，既不悖于理，又能切于用，故应用多效。

例 2 某男，52 岁，黄冈县某小学教员。

患者常胃痛嗳气，逐年加剧，于 1979 年 10 月来汉检查，胃镜发现胃部多处黏膜充血、水肿，胃小弯处糜烂，并取出组织作病检，认为有恶变趋势，建议手术治疗，患者未同意。诊见胃痛，嗳气，胀满，饮食减少，大便不实，便出不爽。脉弦滑，舌紫苔黄腻，辨证为脾胃虚弱，湿热内蕴，治以健脾和胃，清热化湿。

党参 12g　白术 10g　茯苓 12g　川连 6g　地榆 12g　陈皮 6g　苦参 10g　木香 6g　甘草 6g　刀豆子 12g　草蔻（因当归缺砂仁以此代用）6g　半枝莲 15g

嘱服 5 剂后，如无不适，可间日 1 剂。3 个月后复诊诉胃已不痛，饮食增加，惟仍嗳气多，食后微胀，大便时干时溏。原方去苦参加赤芍 12g，嘱 3 日服 1 剂，并注意饮食，忌辛辣及酒。

胡建华

治求证病同辨，药识灵通升降

胡建华（1924~2005），上海中医药大学附属
龙华医院教授，内科名家

治疗慢性胃炎用药，一须注意“灵通”，二须注意“升降”，三要在辨证用药的同时，注意结合辨病用药。因本病虽着重在于脾胃，而实与肝郁气滞血瘀有关。故《临证指南医案》指出“肝为起病之源，胃为传病之所”。本病常见食后饱胀、嗳气、泛恶、胃痛等症状，如果用药不注意轻灵流通，则可使症状加剧。因此，虽见脾胃气虚而用党参、黄芪、白术、炙甘草之类以益气健脾，也须配以陈皮、半夏、木香之属以理气和胃；虽见胃阴亏虚而用石斛、麦冬、沙参等品以清养胃阴，亦当佐以川楝子、绿萼梅、佛手等药以疏肝醒胃。同时在选择灵通药物中，要善于运用活血化瘀药，丹参、赤芍可以优先选用。莪术、红花亦有很好的化瘀止痛作用。其次，由于脾气宜升，胃气宜降，如果脾之清气不升，则见中满腹胀，泄泻；胃之浊气不降，则见呕吐，泛酸，嗳气。升提药常与益气药同用，如升麻、柴胡、党参、黄芪、枳实等。枳实具有苦降破气作用,《神农本草经》认为枳实能“长肌肉，利五脏，益气，轻身”，枳实用于补气升清，可与参、芪、升、柴相配；用破气降气可与青皮、降香、厚朴、川楝子相配。和降药常与泄肝药同用，如旋覆花、代赭石、川连、左金丸等。偏寒者加

生姜、紫苏；偏热者加竹茹、枇杷叶（有清泄苦降作用）。在用升提或和降药中，均可配伍白芍，柔养以制肝木之旺，有很好的缓急止痛作用。

在辨证用药的同时，还须注意辨病用药。本病常兼肝失疏泄，可以影响胃液的正常分泌。如胃酸过多，可选用煅瓦楞、煅乌贼骨以制酸；如胃酸减少或缺如，可选用生山楂、乌梅、木瓜等以助酸。胆汁反流性胃炎，常因肝失疏泄，使胆汁的正常排泄受到障碍，导致胆汁郁遏而反流，可以选用柴胡、郁金等疏利肝胆。慢性萎缩性胃炎，如经病理学检查，见肠腺上皮化生，可选用八月札、薏苡仁、莪术、菝葜等，以预防恶变。一般认为莪术破血祛瘀作用较峻，其实药性平和，本品含芳香挥发油，能直接兴奋胃肠道，有很好的健胃作用，化瘀消痞，止痛作用颇佳，在治疗慢性胃炎中，可以配合一些清热药，蒲公英最为适宜，清热而不甚苦寒，且有健胃作用。

章次公

制酸马勃五灵脂，护胃杏仁凤凰衣

章次公（1903~1959），著名中医学家

章氏治溃疡病着重按辨证论治，对胃阴虚者，不任用香燥之品，常取叶天士法，方用白芍、煅瓦楞、北秫米、知母、麦冬、黄精、怀山药、茯苓、川楝子等甘寒育阴，忌刚用柔。

伴疼痛明显者，喜用当归、桃仁、杏仁等化滞行瘀止痛。章氏认为，归芍同用可调营和血，缓急止痛；杏仁据古医籍载有“补脾胃”、“排脓消肿”的作用，对溃疡病灶的修复愈合有一定帮助。对脾胃虚弱者，章氏常以凤凰衣、马勃、象贝母、琥珀粉、天花粉、野蔷薇花、柿饼霜、血余炭等。胃溃疡脾气虚弱者常见嘈杂、腹胀、腹泻等症，为脾虚湿聚生痰，故用天花粉、柿霜、杏仁、象贝母化痰散结、护胃缓痛；马勃、血余炭、琥珀等有通络、活血止血之功；凤凰衣、野蔷薇既可保护溃疡面，且与马勃同用，能制胃酸；补脾用党参、白术。如脾胃虚寒者，常用小建中汤加味，方以当归、桂枝、白芍、甘草、半夏、秫米、生姜、大枣、饴糖、柏子仁等温中补虚，缓急止痛。其中半夏、秫米合柏子仁能和胃安神。对溃疡病胃酸过多者，用五灵脂、瓦楞子、当归、柿饼霜、象牙屑、黄柏炭、杏仁泥、延胡索、伏龙肝、乌贼骨等，能制酸止痛，并有收敛之功。亦可加百草霜，取其收敛，对溃疡面之修复可能有一定作用。

章氏治消化道出血按寒热虚实论治。对脾虚不能统血者，常用温阳补脾摄血法，方用人参、炮姜炭、炮附块、炒白术、清炙草、淡条芩、伏龙肝、阿胶珠等；对湿热下注，腹痛下血，肠道有炎症者，常用清化湿热，凉血止血之法，方用生地榆、槐花炭、当归、白芍、银花炭、白头翁、秦皮、白槿皮、旱莲草、仙鹤草、藕节等。前者属中宫虚寒，故取黄土理中合法，其中黄芩一味意在反佐；后者热灼阴络，故以地榆散、白头翁汤意，凉血和营化湿。

钟某 男。

胃脘痛阵作，泛吐酸水，食后痛与酸皆瘥减，但数小时后又复如此，大便秘结，痛之甚，腹背亦胀。由此观之，胃部实质之变化，最为可疑，似溃疡病之胃酸过多。

煅瓦楞 15g 杏仁霜 30g 伏龙肝 15g 油当归 30g 五灵脂 30g 象牙屑 9g 柿饼霜 9g

上药共研细末，每服 3g，1 日 3 次，饭前服。另脾约麻仁丸 9g，便秘时服 1 包。

方中瓦楞富含钙质，善治嘈杂吞酸。伏龙肝除有止吐作用外，亦有制酸作用；杏仁霜、当归既有镇痛作用，又因含有油质对溃疡面有保护作用；柿霜治口腔黏膜溃疡有良效，对胃及十二指肠之溃疡面亦有治疗作用；象牙含磷酸钙、牙基质、脂肪，研成细粉外用能生肌长肉；五灵脂去瘀止痛。因此，本方总的作用是止痛制酸，保护溃疡面，祛瘀活血，使溃疡早日痊愈。由于药物含有脂质，故服后没有便秘的副作用。凡是胃溃疡及十二指肠溃疡，服此散剂而痊愈者，不可胜数。章氏研究用这类处方治疗本病，是受到了《隋山宇方抄》的启发，经过临证实践，不断充实而渐趋完善的。这种处方，既方便病人免去煎煮汤药的繁琐，又减轻病人的经济负担，而其效果又更非汤剂所可企及。

（王冠庭　李二从　整理）

魏长春

论病识浅深，疏方求应机

魏长春（1898~1987），原浙江省中医院主任医师，临床家

气 化 失 调

胃病初起，气化失司，运化失调，症见胃脘饱闷，嘈杂不舒，偶有短暂胃痛或嗳气泛酸，食欲不佳，晨起口苦，舌苔薄白，脉平和或稍弦。宜用轻剂宣通，忌用补涩恋邪。常用下列三方治疗。

1. 瓜蒌薤白半夏汤合二陈汤

本方具有通阳宣气，和中降逆的功用。其中瓜蒌按习惯用瓜蒌皮仁，如夹有风寒则加苏叶、防风，夹暑则加香薷、藿香；夹湿则加青木香、佩兰、厚朴。若夹有燥火，则加焦山栀、淡竹茹；若兼湿困气滞，则合平胃散；若兼有胃热，则加蒲公英、胡黄连；若兼有胃寒则加桂枝、吴萸；若夹停滞则合保和丸。

2. 五花芍草汤

本方系自拟方。方用白扁豆花、厚朴花、玫瑰花、绿梅花、佛手花、白芍、甘草。主治体虚气郁肝胃失调证。具有芳香行气，解郁醒胃，缓急止痛的功用。

3. 加减连朴饮

由黄连、厚朴、菖蒲、姜半夏、豆卷、炒山栀、天仙藤、陈皮组成，主治湿热中阻，升降失常。

功能受损

胃病初起失治，病情加重，或病愈后复发，功能受损，升降失司，运化无力，气血阻滞，其病情较气化失调为重。

症见胃脘定时疼痛，痛引及背，经常发作，或得食稍安，或食后胀痛尤甚，食欲不佳，嗳气泛酸，吞腐频作，夜寐欠安，脉沉弦，舌苔薄白。若胃中有热，则自觉胃脘灼热，大便干结，心烦咽干口苦，舌红苔黄，脉弦数。若胃气下陷，则兼有气短懒言，食后腹胀，心下痞闷，大便溏薄。舌淡胖嫩，苔白滑或微黄，脉缓无力。治宜标本兼治，疏补并进。其中气滞宜疏肝理气，温胃止痛；燥热宜清胃润燥，和中止痛；气陷宜补中益气，升清降浊。常用处方有：

1. 丹参良附小金瓜散

本方由《医宗金鉴》丹参饮、《良方集腋》良附丸及天津中医院验方小金瓜散加味而成。

方用丹参、檀香、砂仁、高良姜、香附、小青皮、瓜蒌皮仁、鸡内金、乌药、姜半夏。具有疏肝理气、温胃止痛、消食的功用，适用于胃脘痛之属气滞者。若腹胀者加厚朴、地蝼蛄；便闭者加火麻仁；若阳虚体寒可加半硫丸；若脘痛阵发呈痉挛状加九香虫、八月札；若疼痛甚剧加金铃子、延胡索；个别泛酸多者，可酌加海螵蛸、浙贝母；若气滞血瘀而有间断小量出血者，可加蒲黄、五灵脂、侧柏炭、山茶花、玫瑰花，以消瘀止血止痛。

2. 加减乌梅安胃丸

本方从仲景《伤寒论》方化裁而来。

方用乌梅、桂枝、川椒、干姜、川连、木瓜、生白芍、陈皮、炙甘草、吴茱萸、生麦芽。本方乃酸苦甘辛合用，刚柔寒温协调之平治之剂，具有理肝和胃、敛酸降逆的功效。适用于胃功能受损的患者，对萎缩性胃炎，胃酸缺乏者最为适宜。

3. 蒲乳清胃汤

具有清胃润燥和中止痛的功用。本方由蒲公英、羊乳参、无花果、白芍、玄参、炙甘草、生地、陈皮、竹茹、黄芩组成。适用于燥热者。燥热兼便秘者可加大黄或更衣丸；兼肝郁化热，口苦烦躁者加丹皮、决明子、钩藤，或胡黄连、胆草；若胃热而兼有呕血或黑便干燥者，可先用大黄黄连泻心汤清胃降火，凉血止血。

4. 乌梅安胃丸合良附丸蜜剂

本方即乌梅安胃丸 30g，良附丸 15g，捣碎加白蜜 60g，用滚开水泡后热服，具有良好的止痛作用。适用于气滞胃脘剧痛不止者，亦可用于蛔厥。

5. 吴萸理中汤

本方为《伤寒论》理中汤、吴茱萸汤之合方，具有温补中气，升提陷阳的功效，适用于气陷偏于中寒的患者。

6. 李时珍升葛补中汤合刘河间清震汤

本方用升麻、葛根、白芍、炙甘草、西党参、苍术、茯苓、柴胡、黄芪、荷叶，具有补气举陷，和中化湿的功效，适用于气陷偏于中虚的患者。

器质病变

胃病反复发作，迁延日久，胃部发生明显器质性病变，人体气血阴阳受到损害。症见脘部胀痛，不易缓解，恶心呕吐，剧烈频繁，食量稀少或食入即吐，面黄形瘦，四肢乏力，精神困倦，或兼有呕血便血，或兼有反胃噎膈。其中虚寒证，症见脘痛喜按，喜热，脉沉微或弦细，舌淡红胖大，边有齿痕，或有横裂纹，苔白滞厚腻。虚热证，症见形体消瘦，脘痛持续，胃中嘈杂灼热，大便干燥或秘结，夜寐不安，烦躁易怒，颧赤，舌红或中有裂纹或光滑无苔，脉弦细或弦滑。血瘀癥瘕证，症见脘痛如刺，痛处固定不移，或可触及肿块，拒按，舌紫黯或有瘀斑，或有呕血，便血，形瘦肤干，纳钝或反胃噎膈，便闭，脉涩。

本类治法以补虚扶正为主，或佐以降逆止血，或佐以温中行气，或佐以清热润下，或佐以祛瘀通络。

胃病并发消化道出血，中医文献多在呕血、便血中论治。二症均有轻重缓急寒热虚实之别。一般实热证出血来势急骤，先有明显脘痛，出血后反觉脘部稍舒，舌唇色红，苔黄口臭，溺赤，脉象弦滑，虽经出血，但精神尚可，胃痛反减，出血亦能自止，此为实证热证（但连续不断则可由实热证转化为虚寒证）；若呕血则多为瘀块，便血则粪便色黑而干燥。治疗方法，出血量多者宜凉血止血；出血量少，或出血后内有积瘀疼痛不止，固定不移，拒按，大便艰，色黑而干燥，舌紫黯脉沉涩者，为内有积瘀，宜乘势利导，消瘀止痛。

若出血来势较缓，而连续不止，面色苍白，肢冷神疲，唇色黯淡，舌淡嫩苔白润或紫黯有瘀斑，脉虚大或沉细，为中虚不能摄血，宜扶元止血为主，消瘀止血为佐。

1. 建理汤

本方即黄芪建中、当归建中、附子理中之合方，再加甘松、天仙藤而成。具有温中止痛，补气益血的功效，适用于虚寒证。若出血断续不止，可用琥珀粉 3g，参三七粉 6g，用饴糖白蜜各 30g，冲汤吞粉送服，以扶元止血、消瘀止痛。若出血量多，肢冷，汗出，面白舌淡脉迟者，可用别直参 9g，淡附子 6g，参三七粉 3g，或用茯苓四逆汤（茯苓、人参、淡附子、炮姜炭、炙甘草）加黑锡丹以回阳救逆，固脱止血。

2. 加减沙参麦冬汤

本方由《温病条辨》增液汤、沙参麦冬汤、《金匮要略》芍药甘草汤、橘皮竹茹汤化裁而成。

方用玄参、麦冬、生地、沙参、无花果、白扁豆、炙甘草、白芍、陈皮、淡竹茹。本方具有养胃润燥，和中降逆功效。

临床上可加减运用，或加九香虫以止痛，或加火麻仁、白蜜以润肠，或加丹皮、木瓜、瓜蒌皮柔肝清肝。适用于虚热证。若兼有出血者，可选用陈远公壮水汤（大生地、大熟地、参三七、荆芥炭）滋阴纳气，补血止血。

3. 大半夏合大黄甘草汤

本方由《金匮》麦门冬汤、大半夏汤、大黄甘草汤变通化裁而成。方用麦冬、生半夏、北沙参、生姜、炙甘草、白茅根、红枣、白蜜、生大黄、参三七粉。具有降逆止呕，通下逐瘀之功效。

4. 加味旋覆代赭石汤

方用旋覆花、代赭石、生半夏、西党参、炙甘草、生姜、红枣、蒲黄、五灵脂、蜣螂虫、杜红花。具有扶中降逆、祛瘀消癥功效。

以上 2 方多用于血瘀癥瘕，反胃噎膈或幽门梗阻，朝食暮吐，暮食朝吐的患者。

5. 加味失笑芍甘汤

方用蒲黄、五灵脂、赤芍、炙甘草、丹参、玫瑰花、九香虫、香附。用于气滞日久导致血瘀者。

张　琪

胃痛十法

张琪（1922~　），黑龙江中医研究院研究员，国医大师

疏肝和胃

此法适用于肝气犯胃。主要证候有头眩易怒，胃脘胀满牵掣胁肋，游走窜痛，嗳气，呃逆，泛酸，食入胀甚，饮食减少，或有大便泄泻。苔白脉弦等。

柴胡 15g　白芍 40g　川楝子 15g　香附 15g　陈皮 15g　甘草 10g　白术 15g　枳实 15g

方中柴胡疏肝散结，枳实宽中下气，枳实与柴胡同用可以调理气机，消除胀满；白芍敛阴柔肝，甘草缓肝之急，“肝苦急，急食甘以缓之”；芍药与甘草合用，可以调理肝脾。肝脾得和，气机疏畅，挛急可缓。川楝子“苦、微寒，清肝火，治热厥、心痛疝痛、虫积腹痛”，为疏肝理气要药，且性微寒，肝气亢盛化热者，用之尤为适宜；临证治疗少腹疝痛，每剂用此药 30~40g 尝随手奏效。本草言其有小毒，有杀虫作用，用量不宜大。但据临床观察，治肝气犯胃及少腹疝痛，量小则效果不显，且每剂用至 30~40g 并未发现有任何副作用。香附、陈皮疏肝和胃，白术健脾胃，合之为治疗肝胃不和之有效方剂。

疏肝泄热

本法适用于肝郁热结之证。主要证候为胃脘胀痛，胁痛灼热，口苦咽干，心烦易怒，吞酸呕吐，便秘尿赤。舌质红，苔白干。处方：

柴胡 15g　大黄 10g　枳实 15g　黄芩 15g　半夏 15g　白芍 30g　生姜 15g　红枣 5 枚

本方为《伤寒论》之大柴胡汤。临床运用治疗肝胆邪热犯胃见上述脉证者，皆有卓效。方中柴胡疏郁，枳实理气，白芍平肝，生姜降逆止呕，黄芩、大黄清热泄热，相互配伍，共同发挥疏肝泄热的作用。辨证要领为肝郁邪热内结，脉象现滑数或弦滑，舌质赤、苔白燥，此乃热郁伤津之候。

柔肝滋胃

主要证候为胸胁满闷，胃脘灼热痛，食纳减少，口干咽干，嘈杂，手足烦热，心悸少寐，消瘦，大便干，尿黄。舌光红无苔，脉细数或弦细。

生地 20g　麦冬 20g　沙参 15g　石斛 15g　川楝子 20g　白芍 20g　香橼 15g　丹皮 15g　枳壳 15g

白芍、川楝子柔肝疏肝；生地、麦冬、沙参、石斛滋养胃阴；香橼、枳壳疏达气机，俾其“凉而毋凝”，不致滋腻害胃。此方立法遣药以甘寒滋阴为主，阴复则肝胃自和。

辨证要点以舌光红，脉弦数或细数为主，再结合胃脘饥饿痛、口干苦、嘈杂、纳少等症，自然不会有误。凡不欲食属于胃阴虚，见舌绛赤无苔者，此方屡用屡效。

建中温脾

本法适用中焦阳衰，脾胃虚寒证。主症脘腹挛缩痛，喜暖喜按，畏寒，四肢不温，脘痛发作有似牵拉样，泛清水，口润便溏。舌淡苔白滑，脉象沉迟或弦缓。

黄芪 30g　桂枝 20g　白芍 40g　甘草 15g　生姜 25g　红枣 8 枚　白术 15g

本方即黄芪建中汤加白术。黄芪益气；桂枝、生姜温中驱寒；芍药、甘草、红枣缓中止痛；白术健脾。方中重用芍药，因其有柔肝止痛缓解痉挛之作用。本证特征为脘腹挛缩痛。此挛缩盖因“虚寒”而成。姜桂温中除寒，芪术补虚，草枣和中，又必重用芍药以缓解痉挛而止痛。本方治胃、十二指肠溃疡属于虚寒者，具有卓效。

若因寒凝气结，胃胀，喜暖怕凉，二便不通，脉弦紧者，可取鲜姜 4 两，大葱白 4 两，小麦麸 1 斤，黄酒半斤，将葱姜切碎与麦麸合之，用黄酒拌匀分为 2 份，纱布分包，置于锅内蒸热。用时先以一干净毛巾铺在患者脐上，取 1 包药热熨之，冷后交替更换，至脘腹痛减转舒，欲便尿时为止，熨时应谨避风寒。

益气健脾养胃

用于脾胃虚弱证，症见胃脘胀满隐隐作痛，饱闷泛吐清水，痰多，气短乏力，消化不良，泄泻，面白无华，四肢不温，舌淡，脉虚或沉迟。多见于慢性胃炎、溃疡病、胃扩张等。

党参 20g　白术 20g　茯苓 15g　甘草 10g　半夏 15g　陈皮 15g　木香 7.5g　砂仁 10g　公丁香 10g

本方即六君子汤加味。方内党参甘温，扶脾胃益中气为主药；白术苦温，健脾燥湿，助运化为辅；茯苓淡渗健脾除湿为佐；甘草和中为使；半夏、陈皮理气化痰；木香、丁香、砂仁芳香除湿和胃。合而为剂，用治上述胃肠功能减退疾病有良效。

消食和胃

适用于食积停滞，脘腹胀满，恶食嗳腐，腹痛或泄泻等症。若脾胃不虚，可以用此法；如脾胃虚弱，又当配以健脾胃药，消补兼施。积滞不甚而虚象较甚者，投药可以补多于消，虚象不甚而积滞较甚者，用药宜消多于补，临床上应视病情变化灵活化裁。通常脾胃不虚仅食滞胃不和者可用下方：

神曲 20g　麦芽 30g　焦山楂 15g　莱菔子 15g　陈皮 15g　鸡内金 20g　焦槟榔 15g　甘草 10g

神曲、焦山楂、麦芽、槟榔、鸡内金、莱菔子化食导滞，陈皮和胃理气，合之以治疗食积，胃脘痞痛。如食郁化热，身热面赤，夜睡不安，舌苔厚腻，脉象滑数或沉滑有力，可加大黄 10g；热偏盛，口干苦，胃脘灼热，亦可加黄芩 15g，龙胆草 10g。

清胃温脾

适用于寒热互结的胃脘痛。临床表现为胃脘痛胀灼热，吞酸，嘈杂嗳气，肠鸣呕吐，大便秘或黏滞不爽。舌边红苔白，脉弦或弦滑。

黄芩 10g　川连 7.5g　大黄 5g　公丁香 7.5g　半夏 15g　吴萸 7.5g　干姜 7.5g　甘草 15g

本方为寒温并用法。芩连清胃热，大黄泻热，胃清则气降而下行，公丁香、吴萸、干姜以温脾，脾气得温则恢复运化而升清，清升浊降则胀痛呕逆自除，更加半夏降逆，甘草和中，方从大黄黄连泻心汤及半夏泻心汤衍化而成。

溃疡病多见此类型，吞酸嘈杂痛，用此方后湿热除，诸症随之而解，溃疡面亦多愈合。可随证加减，吞酸者加海螵蛸、煅牡蛎，胀甚加金铃子、槟榔、川朴等。

活血通络

用于久痛入络，胃络瘀阻之证。临床表现为胃脘刺痛，痛有定处，拒按，食后较甚，或吐血便黑，舌质紫黯或有瘀斑，脉沉。

当归 15g　生地 20g　丹皮 15g　桃仁 15g　赤芍 15g　红花 15g　枳壳 15g　柴胡 15g　川芎 15g　丹参 15g

本方即血府逐瘀汤加减，活血通络止痛。如吐血便血可加汉三七冲服，兼胃热阴亏者酌加石斛、麦冬、沙参等。

如兼胃脘胀满可加疏气行气之品，如郁金、香附、木香等。

凡血瘀之证，重者多表现舌紫黯有瘀斑，轻者则无表现，往往用其他治法无效，改用活血通络法而收效。

疏气温中

适用于气郁中寒之胃脘痛。临床表现胃脘胀满痛，胁下胀满，喜暖怕凉，呕恶吐逆，泛酸多吐清水涎沫及不消化食物残渣，或便溏清稀。舌淡苔白滑，脉弦迟或沉迟。

吴茱萸 10g　干姜 10g　肉桂 10g　延胡索 10g　广木香 7.5g　紫苏 15g　乌药 15g　醋香附 15g　青皮 15g　甘草 10g　白术 15g　茯苓 15g

本方具有疏郁温中散寒的功效。治寒气攻冲，脘腹胀满，郁闷作痛，呕吐等症较适宜。方中药物皆理气疏郁，温中止痛之剂，辨证以胀满攻冲及舌脉为依据。本类型与肝者有寒热之不同。临床观察多见于肥厚性胃炎及胃肠神经官能症等。

和中安胃

适用于脾胃不和，上热下寒之证。临床表现：脘腹胀满，恶心呕吐，口苦，咽干，腹胀痛，泻利；舌白黏腻，脉弦缓或沉迟。多见于慢性胃肠炎、结肠炎一类疾患，皆适用此法治疗。

乌梅 20g　附子 7.5g　党参 15g　桂枝 10g　干姜 7.5g　川椒 7.5g　细辛 5g　黄柏 10g　黄连 7.5g　槟榔 20g

本方即乌梅丸原方，略有增减。方中黄连、黄柏苦寒清热，乌梅酸敛生津，附子、干姜、川椒、细辛、桂枝辛温，以温中驱寒，因而治疗胃热肠寒的蛔厥症及慢性胃炎、肠炎等症。

李克绍

师承前哲窥精奥，治从六法体验多

李克绍（1910~1996），原山东中医药大学教授

中医治疗胃痛，既有涤痰、消瘀、活血等治标的方法，也有促使炎症消散、溃疡面愈合的清热、祛寒、养胃等治本的方法。

涤痰止痛

凡胃痛表现有口干，口黏，或呕出黏液等症状者，就是胃中有痰浊。这样的痰，都胶着难消，或嵌入溃疡的龛陷之中，既难清除，也不易搜剔。对于这样的痰，轻者用清热化痰法，仿丹溪海蛤丸方加减。如效果不大，兼胸满气粗，大便秘结等症状，则改用小胃丹。《金匮要略》中之瓜蒌薤白半夏汤、枳实薤白桂枝汤等，切勿看作是单纯治心绞痛的专方，用来治痰饮痹阻的胃痛，都有很好的疗效，而且药性平和，有利无弊，临床应酌情选用。

攻下止痛

“瘀”，是胃肠道的瘀滞。据临床经验，凡中医诊断为胃肠道有瘀滞的病人，通过现代医学检查，大都有十二指肠球部溃疡存在。在对

症用药之后，有的泻下白冻状物、烂肉状物，或黑色坚硬的粒状物，以及异常坚硬的粪块等。因此可知，这些瘀滞物，实际是炎症或溃疡渗出物的积存，以及因胃肠蠕动迟缓，使部分食物或残渣不能顺利下行，又与渗出液混合积久而成。

胃肠道瘀滞形成之后，不但疼痛加剧，而且由于胃肠蠕动迟缓，能使大便干结，多日不大便，以及嗳气，食少，腹部阵痛等症。也常伴有胃痛的一般常见症，如脘部常怕风冷、不敢吃冷食等。治疗这样的胃痛，可选用遇仙丹、大黄附子汤等有泻下作用的方剂。

例1 李某。胃痛多年，经检查为十二指肠球部溃疡，服中西药数年无效。据述从前有手足多汗症，自患胃痛后，手足不再出汗而反发干，大便经常干涩不爽快，据此推想，此乃素有里湿，湿结成瘀。因仿遇仙丹方，去皂荚，用黑丑6g，槟榔、莪术、大黄各9g，水煎服。连服2剂，大便泻下白冻一大堆，腹中顿觉轻松。后酌加薏米、苍术等祛湿药调理，终至饮食正常，症状消失。

例2 某男，农民，年40余。脘腹痛多年。每痛时数日不大便，脉沉紧。出示从前服过的药方，大多是枳实、厚朴、大黄行气泻下药，其中大黄有用至30g者，但大便仍不通畅。给予大黄、附子、细辛各9g，1剂即大便畅下，粪中有黑色粒状物，大的如黄豆，数甚多，坚硬异常。自后腹部舒适，脘腹疼痛再未发作。

以上两方，都能消瘀止痛，一般是大便秘结，舌苔白腻，偏湿重的用遇仙丹；若大便秘结，脉象沉紧，肢冷舌淡，寒象明显的用大黄附子汤。用大黄附子汤要注意两点：

二是必须其人不呕。因为呕则病机向上，不宜下法；二是细辛必须用至9g，至少也要用到6g。因为细辛有“辛以润之”的作用，不加细辛或用量过少则肠道不润。细辛与附子合用，使久已处于呆滞状态的肠管活动起来，大黄才能起到泻下的作用。

活血止痛

瘀血作痛，大多是溃疡病的结果。因为溃疡面不断渗出的血能留滞而成死血，且常与渗出的津液混杂在一起，胃肠道的瘀血，不但妨碍溃疡面的愈合，而且一有冷热不调，或辛辣触动，就会疼痛发作，使溃疡缠绵难愈。

有瘀血的胃痛，多呈针刺样疼痛，望诊舌上常有瘀点，脉多呈涩象。治疗应以活血化瘀为主，失笑散是最常用的有效方。方中的五灵脂和蒲黄，既能活血，又能燥湿化瘀，所以对于痰血混杂者最为对症。此外，还有用炒五灵脂配入枯矾，共为细末，温酒调服者；有将五灵脂配桃仁，研末醋糊为丸，温醋佐下者。配制不同，其理则一，临证可以随宜选用。

解热止痛

这种胃脘热痛，是临床最多见的，其特点是胃中灼热，舌赤脉数，时痛时止，痛重时不敢吃冷食喝冷水，甚至额上自汗，或全身冷汗，手足发凉等。

治疗胃热疼痛，以栀子、黄连为主药，热极出现假寒症状时，须以辛热走窜药以为反佐。如《医彻》之仓促散方中之用生姜汁。此外尚有用生、枯白矾等份研末糊丸酒服者，用酒送服也是辛温走窜之意，与反佐道理相同。总之，栀子黄连都能解热，栀子导热下行，是其长处，而黄连白矾则守而不走，又兼能燥湿，宜于热而兼湿者。

治胃热作痛有几张名方，如《统旨方》的清中汤,《张氏医通》的清中蠲痛汤,《沈氏尊生》的清热解郁汤。这些方子都是以栀子黄连为主药，所不同的是：清中汤里有二陈汤，清中蠲痛汤和清热解郁汤都配有越鞠丸，故前者适于胃痛夹痰，吐酸多者，后二方能理气开郁，对于情志不舒所诱发的胃痛最为相宜。应当引起注意的是后两方都有炮干姜，这是反佐法。凡热极痛极都是热邪郁结最重的时候，热结越重，越会出现表面似寒的假象，如四肢发凉，周身冷汗，不敢吃冷食喝冷水等。在这种情况下，如果只用寒凉药，不用辛热药配伍，那么寒凉药就会与郁热相格拒，起不到清散宣泄的作用。

明明是胃热疼痛，但病人却胃部怕凉风，不敢吃冷食、喝凉水，这就是提示医生也不能单纯用寒凉药，只有在寒凉药中加入一点温热药或走窜药，才能纠正热邪对寒凉药的格拒之性，从而发挥其解热的作用。如前面所讲的几个方剂，就用栀子配生姜、配川芎、配香附等，都含有这个道理。还要补充说明一下：对胃热疼痛，不敢吃冷食喝冷水者，一般于寒凉药中配干姜，对于胃脘部怕凉风者，则配入白芷。治胃热疼痛，服药后胃不痛只算有效，不算痊愈，必须服至吃冷食饮冷水也不再发作，才算痊愈。

郁热胃痛经选用上述诸方后，一般都能迅速止痛，但有个别人痛止后不久又再次发作，再服前方效果不大，就是郁热虽解，但胃中还有些秽浊郁滞未净，这时可用元明粉 3~6g，温水化服即愈。

胃热疼痛有痛而兼胀，连及两胁，脉象弦数的，当泻肝火，金铃子散效果最好。

温中止痛

胃痛表现为喜温恶寒，脉迟舌淡，大便溏薄，四肢发凉的，应温中祛寒，干姜、良姜、肉桂、吴茱萸、草豆蔻等为常用药，理中汤是常用方。这样的胃痛，诊断、用药俱不困难，兹不赘述。

建中、养胃止痛

此法是在胃肠道没有病理产物，或病理产物不占主要地位的情况下才可使用，如果有痰、血、宿食等存在，用之就毫无效果。建中以当归建中汤为代表，养胃以叶氏养胃汤为好。

凡胃痛喜按，舌红苔少，或中心光剥无苔，脉象沉弦者，宜当归建中汤；胃中觉热，舌质红者，宜丹参饮，兼有口燥口干者，宜叶氏养胃汤。当归建中汤甘温养液，叶氏养胃汤甘凉养液，都有养胃的作用。所以不但胃痛时各有其主治的指征，而且在不少胃痛治好痊愈后，也常被选为巩固疗效的善后之方。

杨志一

溃疡肝胃多虚寒，吴萸温胆建中方

杨志一（1905~1966），江西省中医研究所所长，著名临床家

我们所见之病例，大多数以肝胃虚寒为主，其临床表现多为胃痛放射到胁部，呕吐恶心，泛酸嗳气，大便闭结，口唇黯，脉弦数等肝胃症状，而便溏、脉缓、唇舌俱淡等脾胃症状反较少见。又溃疡病的形寒肢冷，与“阳明为卫”有关，以阳明为水谷之海，其气独擅御邪，胃病则气失调，谷气不充，卫气不振，故往往表现为内而胃中冷，外而形体寒，但与肝肾阳虚出现下利厥冷者不同。因此，我们把脾胃虚寒、肝寒犯胃和中寒停饮 3 个类型，精简为肝胃虚寒一个类型，以辛苦温的吴茱萸汤加味治疗，取得了较为满意的疗效，若此时用甘温的黄芪建中之类，不仅药不对证，也违反了《伤寒论》“呕家不可用建中汤，以甘故也”的论述。

此外，胆逆犯胃也不少见，临床上胆逆犯胃每每见于发病前期，待其症状消失，肝胃虚寒症状才突出，所以本病转归，由实转虚，由热转寒。至于冲气上逆型，在我们的病例中发现很少，没有把它作为固定的类型。

由于溃疡病在临床上肝胃虚寒为多，因此采用辛胜酸的吴茱萸汤加味，以吴茱萸辛苦大热，直入厥阴，温肝通阳，达木郁，降浊阴，佐人参补脾而养胃，配姜枣以和胃。喻嘉言《医门法律》指出胃寒一

证“其气阳虚者，阴血必虚”，因此我们又以本方与当归四逆汤合用，即照本方加当归养血，桂芍和营卫，对本病胃痛畏寒肢冷脉细等症状的治疗大有帮助，而对久病多虚，症状反复发作的溃疡病来说，既能温肝和胃解除症状，又能收到气血双补以培其本的效果。临床初步证明，此方治疗溃疡病，对于止痛、制酸、除嗳气、消腹胀、通大便以至溃疡愈合皆有较好的疗效。

至于清胃降逆的温胆汤治疗胆逆犯胃型，我们考虑到此型常兼有气血不和的情况，故加丹参以养心和血，檀香以调气止痛，以达到症状消失、溃疡愈合的目的。不论是肝胃虚寒型或是胆逆犯胃型，一旦症状消失，或溃疡愈合，我们谨守《内经》“调以甘药”之旨，采用归芪建中汤调理善后。在一般治疗过程中，也有个别病例，如严重的脾肾阳虚型则用附子理中汤，以及男子兼有遗精者用桂枝加龙骨牡蛎汤，女子兼有月经不调者则用当归四逆汤，均以温药取效。

关于温经散瘀的问题。在溃疡病患者中，常有出现黑使（大便潜血）、呕血，以及口唇紫黯、舌质有瘀块等症状。按照已往的一般文献记载，多认为此乃内有瘀血之征，因而有人主张采用活血化瘀的方法治疗。我们曾遇到具有上述证候的患者数例，起初也采用膈下逐瘀汤等活血化瘀，效果不佳，后根据整体辨证改用温肝和胃的方法，不仅黑便渐止（大便潜血试验转为阴性），而且舌质紫块及口唇紫黯亦渐见消退。因此，我们认为溃疡病的黑便，以及唇黯舌有紫斑，应考虑到与厥阴寒瘀有关，为寒邪盛于厥阴，寒性凝滞导致气血运行不畅，而产生瘀血为患，瘀血阻于血脉，又可引起出血，只要据证采用温经散寒剂，则寒自散，瘀自去而血自止。

关于泛酸寒热的问题。对此问题，历代医家各有见解，自《素问·至真要大论》指出“诸呕吐酸，……皆属于热”以后，河间、丹溪皆言其为热，而东垣、景岳则以为寒。从本组病例来看，每每泛酸之时，多为受寒之后，且常与胸闷、口冒清水、舌苔白润、肢冷不渴等寒象同时出现，这就很难认作是热了。推其泛酸之由，其病在胃，其本在肝，因“肝生酸”，“酸为木味”。其具体机制，系为肝失疏泄，胃失和降，中阳不布，水液内停，酿成酸液，随胃气上逆而泛出。其治疗，我们根据《内经》“辛胜酸”的启示，以及喻嘉言所说“甘反作酸，木来侮土，故驱其酸而反其甘，惟有用刚药一法”的论述，采用辛苦温的刚药吴茱萸之类，取得了较好疗效。近有人认为溃疡面宜保护，忌用辛香药，这种说法是拘泥于局部病灶，而忽视了整体病机，值得商讨。

溃疡甲方（吴茱萸汤加味）：

吴茱萸 6g　党参 10g　生姜 10g　红枣 6g　桂枝 5g　当归 10g　白芍 10g

适用于肝胃虚寒患者。

溃疡乙方（温胆汤加味）：

竹茹 10g　枳实 6g　法夏 10g　陈皮 6g　茯苓 12g　丹参 15g　檀香 6g　甘草 3g

适用于胆逆犯胃患者。

溃疡丙方（归芪建中汤）：

当归 6g　黄芪 12g　桂枝 5g　白芍 10g　生姜 6g　大枣 10g　炙甘草 5g　饴糖 30g

具有调理脾胃，巩固疗效的作用。

（杨扶国　整理）

顾丕荣

重调理，重祛邪

顾丕荣（1912~2009），上海第四人民医院主任医师，临床家

胃脘疼痛积年不愈，辨证投药，虽能取效一时，但不曰复发，难以根治，摄片或胃镜检查无明显病变者，西医习称为胃神经官能症。顾师认为必有厥气郁火痼冷伏痰宿瘀窃踞其间，复杂之病，当取复杂之方以调理。因疗效显著，兹择要介绍。

肝郁犯胃，疏调佐化凝痰

凡胃痛以胀闷为主，痛而不呕，嗳气则舒，胸胁郁闷，或有吞酸，每因郁怒触发，脉来弦细而滑，舌苔薄腻，此肝郁犯胃之候，而延久常发者，以有胶痰伏于仓廪，丹溪所谓"百病中多有兼痰者，世所不知也"，因肝胃不和，扰乱气机，升降失度，输化不清，聚浊为痰，凝滞胃府，痰气相搏，故每为情志诱发，惟恃疏和，不治其痰，病终不去，所以胃痛暂止而旋发也。顾师尝用傅青主治老胃痛方：

焦白术 12g　茯苓 10g　当归 12g　炒白芍 10g　柴胡 6g　白芥子 3g　炙甘草 6g

本方以逍遥散为基础，佐之白芥子以消胃膜之痰，平中见奇，每收捷效。凡无热象者，可加桂心 3g 以辛通郁阳；纳后腹胀者加焦谷麦

芽各9g，炒莱菔子以化滞助运；如曾诸药杂进，积久难已者，当仿古人隔二隔三之例，调燮脏腑，拨理气机，参合双治汤：川连6g，淡附片6g，白芍15g，炙甘草10g。取意“实则泻其子”，川连泻心火以折肝火之有余；“虚则补其母”，附片煦肾火以扶中州之不振，伐木安中，屡收捷效。

曹某 女，81岁。中脘为脾胃所居，两胁为肝之分野，脘部时痛，痛引两胁，由于忧思恼怒，肝气拂郁，横乘中宫，所以每因恼怒则痛发更甚，嗳气则舒，丹溪所谓“上升之气，自肝而出”，恙延多年，当治肝以安胃，但久病难愈，由于阴阳不和，拟逍遥散佐之双治汤以治之：

焦白术12g 茯苓10g 当归12g 炒白芍12g 柴胡6g 白芥子3g 淡附片3g 川连3g 炙甘草5g 九香虫6g

复诊：前予5剂，痛势已缓，近惟纳后腹胀，因脾运不捷，再予前方去九香虫，加党参12g，砂仁3g，木香3g。7剂。药后痛胀递消，3个月后随访，胃痛未复发。

寒热互结，升降须配建中

顾师认为，凡胃痛而呕吐，呕后痛止，移时又痛，反复发作者，此乃仲景所谓“胸中有热，胃中有邪气”，热在膈间则呕，寒在胃中则痛，而寒热之作，由乎阴阳失调，责在中土之虚，当取黄连汤合小建中汤，辛开苦降调其气机，甘温酸敛建其中宫。药用：党参12g，制半夏9g，川连6g，干姜6g，桂枝6g，炒白芍12g，炙甘草6g，生姜3片，红枣7枚，饴糖1匙。辨证偏寒者加良附丸，偏热者加金铃子散，屡获良效。

施某 男，46岁。胃病年久，近月以来，胃痛则呕，呕则痛缓，屡屡发作，诸治罔效。仲景谓寒在胃中则痛，热在膈间则吐，良由中气不足，升降乏力，阳在上不降，阴在下不升，舌淡红苔薄腻，脉细弦，拟寒热并用，斡旋其中，黄连汤主之。

炒党参 12g　制半夏 9g　桂枝 6g　川连 6g　干姜 6g　炒白芍 12g　炙甘草 6g

6 剂。

复诊：药后痛呕已止，惟纳谷欠馨，脉来濡细无力，土德不及，当建其中。上方川连改 4.5g，加生姜 3 片，红枣 7 枚，橘红 6g，药汤兑饴糖 1 匙。6 剂。服后胃和纳振，3 个月来未再复发。

宿瘀阻络，活血参合温散

顾师认为，凡胃痛经年不瘥，诸治乏验，胃脘隐痛持续，状如针刺，痛处按之板滞，温熨久摩少安，舌质紫黯，脉来涩滞，为瘀血阻滞。《素问·举痛论》云："寒气客于胃肠之间，膜原之下，血不得散，小络引急，故痛"，前贤所谓："初病在经，久病入络"。治当活血化瘀，以除陈莝，俾死血去，胃络和，则顽痛自愈。顾师尝用古方游仙散。药用：草果、延胡索、五灵脂、没药各等份，共研细末，每服 6~9g，日服 2~3 次，米饭或白开水送下。本方取五灵脂化胃腑之瘀滞，没药散胃络之宿血，元胡调血中之气滞，三者均擅化瘀止痛，合用则其效更宏，佐加草果，长于开达膜原，祛寒散滞，诸药并用，化瘀温胃，与经旨不谋而合，故收效甚彰。

秦某　男，55 岁。心下硬满而痛，按之尤甚，每于春暖发作，入夏痛势略缓，已延 5 年，胃镜检查无病变。古称痛有定处、痛而拒按者为瘀，由于肝郁在先，气伤入络，络血凝阻膈间，所以脘痛引胁，舌质淡红边黯苔薄腻，脉细弦涩。奇之不去，当以偶之，拟游仙散合血府逐瘀汤，疏肝消瘀治之：

五灵脂 12g　炒延胡索 12g　没药 9g　煨草果 6g　柴胡 6g　炒赤芍 9g　当归 12g　桃仁 12g　熟大黄 6g　莪术 9g　生甘草 6g

8 剂。

复诊：告以服药 3 剂痛势显减，服完 8 剂，脘痛已止，但重按仍感微痛，乃迳书游仙散一料。半月后往访，诸恙尽蠲。

溃疡宜补不宜通

溃疡病，虽属中医“胃脘痛”范畴，但不能与一般“胃脘痛”等同论治。书称“诸痛为实，痛无补法”；“不通则痛，通则不痛”。常遵此以治由于气血、寒热、痰饮、食积所致的胃脘痛，每多取效。但溃疡病属虚，为思虑伤脾之证。虚者当补，以通治虚，势必虚者更虚，溃者益溃，非但无益，而反有损，故溃疡病宜补不宜通也。

溃疡病的形成，大多以精神因素为主要原因。如思虑伤脾，或肝郁犯胃，导致胃肠功能紊乱，机能损伤，逐渐形成溃疡。亦由于饮食因素，如饥饱失常，或酸辣生冷等损伤脾胃，致使溃疡复发或加重。

经云：“治病必求其本”。因本病属于体内溃疡，常用托补而效。体内溃疡，亦宜填补。读叶天士、丁甘仁等医案，有求助于食之胃痛，主张用甘温填补等法。由此足见，溃疡病宜补不宜通，补可保护黏膜，促进溃疡早日愈合。但也不可拘执甘温一法，唯用黄芪建中一方。如前贤程钟龄用归脾汤以治虚痛，丁甘仁用妙香散以治求食胃痛。

临床治疗溃疡病，肝强犯中，脾胃损伤者，可用四君合逍遥散治之。或因郁火伤阴，则宜一贯煎之类以滋养之。若因饥饱生冷，损伤脾胃者，当以理中、六君以温中健脾。亦需整体与局部相结合，故常加乳没、乌贼、瓦楞、白及等制酸、止血、止痛以治局部病灶，且有保护溃疡作用。通过临床观察，辨证与辨病相结合，可收相得益彰的疗效。

张某 男，59 岁。

胃痛多年，大便曾有 2 次隐血阳性，某医院诊为十二指肠球部溃疡。自觉饥则胃痛，得食则缓，冷则痛甚，得热则减。经常嗳气吞酸，有时便黑如漆，舌淡苔白，脉细弦。因于饮食生冷，脾阳损伤，方用黄芪建中汤合理中汤甘温填补，佐之乌贼、瓦楞、乳没等制酸、止血止痛以治局部病灶，服药 10 剂，全身和暖，但饥则仍痛，求助于食。中虚未复，宗丁甘仁法，改予妙香散加减，调理而安。

胡希恕

溃疡病为里之阴疮

胡希恕（1898~1984），经方大家

胡师云：平日体质虚弱，胃阳不振，感受寒或七情六郁，忧思恼怒，肝失条达，横逆犯胃，伤及气血，使气滞血瘀，胃之纳降失其常态，以致胃内发生溃疡。经X线造影可看到龛影，其溃疡平塌凹陷，口小底大，向深层溃破，甚则穿孔，此病为里之生疮。此疮在最里，当属阴疮。然胃可与外界直接相通，一日三餐均直接受到刺激，所以疮面很难愈合，不易治愈，故在治疗上应调和阴阳，托疮，生肌长肉，鼓动气血，补益中气，振奋胃阳，温暖中焦。方药可选黄芪建中汤、十全大补汤、理中汤，以黄芪建中应用机会尤多。因此方温中补气，托疮生肌长肉，佐以制酸止痛、止血之品。二十多年来，我一直遵照胡老师这一教导，在对溃疡病治疗上取得了较为满意的效果，不少患者，溃疡愈合以后，不再发生胃脘痛。

如有溃疡病、大便潜血阳性时，胡老师常用下方配成散剂冲服：

白及 12g　三七 3g　大黄 4g　延胡索 10g　乌贼骨 20g　甘草 10g　白芍 20g

上药共为细末分12包，日服3次，用蜂蜜水送服，胃酸多的可用开水送服，无三七可用云南白药1瓶代替。如见大量柏油样便或呕血，可大剂量用白及15g，三七5g，用独参汤（凉后）调服，可收到迅速止血之效。胡师还讲“肺胃同源。如见肺之空洞时，可用白及120g，山药120g，三七12g，制成粉剂，每次4g，1日3次，可填补肺之空洞”。临床使用，每每取效。

治溃疡病要重视气滞血瘀

胡老师讲：溃疡病的部位在胃脘，然胃的正常功能活动，有赖于肝气疏泄与肝血调节。胃为中土，是水谷之海，又为多气多血之腑，如有七情所伤，肝先受害，而后病胃，所谓“肝为起病之源，胃为传病之所”，醒胃必然制肝，就是这个道理。气行血则行，气止血则凝，这是中医的基本病理现象，气郁日久化火，伤及血络，而致血瘀，甚则出血。症见恶心呕吐，胸胁胀满，灼热泛酸，脘部痛甚，刺痛拒按，持续作痛，缠绵不休，脉沉，舌质稍暗红者，均可在舒肝和胃之剂中加入活血化瘀药物，常可取效。

治溃疡病要调脾益气

胡老师强调，在治溃疡病时，要重视人体正常生理功能，生理的反常就是中医的病理所在。“胃主纳谷，脾主运化，一脏一腑，升降交错，润燥相济，化纳相助，以协同完成转输生化气血之功。”脾胃之间相互影响。脾之虚弱常影响胃之功能下降，促使溃疡发生和加剧。

此型多见过劳、受凉或思虑过度而伤及中气。脾阳不振，运化无权，则中满腹胀，甚则中气下陷，脾阳不升，胃气虚弱，胃失通降，无力腐熟水谷，则脘腹痞闷，纳谷呆滞，胃中冷痛或隐痛绵绵，体质瘦弱，形寒肢冷，泛吐清水，神疲乏力，舌质淡，苔白，脉虚弱。胡老多用理中汤加补中益气汤加味。

胡老治疗溃疡病方较多，我在临床多采用以上三法，都取得较好的治疗效果。

（张景桂　整理）

吴少怀

治疗胃脘痛的经验

吴少怀（1895~1970），济南市中医院名中医，临床家

胃为水谷之海，禀气冲和，腐熟水谷，蒸化精微。如病邪干胃，邪正相搏，气机不通，不通则痛。

胃痛之因，不外气滞、血瘀、食积、痰湿、挟热、挟寒等几个方面。邪气盛则实，精气夺则虚。所以治疗胃痛，首先当分虚实寒热。

凡久痛喜暖喜按不渴者，多属虚寒；暴痛喜凉拒按口渴者，多属实热。气机不通，似宜攻伐行散治之，但伤其胃气，十不愈其一二。此所谓通，为通调之意，必须调和气血，不违冲和。所谓治中焦如衡，非平不安，实为治胃之要旨。

虚者助之以气，实者调之以气，热则清之，寒则温之。余个人临床治胃痛，旨在调和胃气，既不碍脾，又利于肠，以维后天之能，用药每多平淡，不伐冲和。凡过燥、过寒、攻伐之品，时时慎重，因为胃府虽能容物，但为诸脏腑之藩篱，不宜损害。倘一旦被伤，则调补亦难。叶天士主张治胃以通为补，不用攻伐，多以二陈汤加减化裁。余仿用之，常收良效。

1. 胃热痛

口渴唇干，灼热泛酸或食入即吐，二陈汤加栀子、黄连、香附、川朴、枳壳。单纯热痛，金铃子散亦效。

2. 湿热痛

胃脘灼痛，口渴不欲饮，嘈杂泛酸，或呕血，吐血，黑便。如瘀血阻络，丹参饮加栀子、失笑散、降香、茜根、连翘、黄芩炭、竹茹、杷叶、苏子。湿热伤阴，宜甘凉化热，切忌香燥，叶氏养胃汤或王氏一贯煎配合金铃子或乌药百合治之。黑便不减，加三七、海螵蛸、茜草炭、丹皮炭等；泛酸不止，加焦楂炭。

3. 胃寒痛

胃脘隐痛，喜暖喜按，少食，泛溢清水，宜温中健胃，二陈汤加干姜、吴萸或良附丸、理中汤治之。

若吐利交作，肢冷脉微，宜用四逆理中，以助阳气。

4. 气滞痛

胃脘胀痛，干呕拒按，攻冲作痛，宜疏肝理气和胃，枳朴二陈汤加郁金、香附、乌药、山栀、川楝子，少加柴胡以疏肝；痛甚者宜用沉香降气散（局方）。

5. 血瘀痛

胃脘刺痛，拒按不移，食后痛重，或吐血便血，治宜凉血化瘀。体实者桃仁承气汤，火甚者泻心汤，一般用失笑散加味。

6. 食积痛

脘闷胀饱，嗳气腐臭，厌食，宜消积和胃平胃，二陈汤加焦三仙、香附、山栀。

总之，治疗胃痛，初病宜和，久病宜补，在上脘宜舒，在中脘宜化，在下脘宜导。治胃勿伤脾，顺其冲和之气，调其和降之能为要。

任继学

阴伤津涸需细审，温经展气用每多

任继学（1926~2010），长春中医药大学教授，著名中医学家

胃脘痛为临床常见病，但要与厥心痛、脾心痛、胆胀加以鉴别，以免误诊误治。本病有虚实寒热之分，亦有痛久入络而成瘀血者。

外在寒邪或暑湿，乘虚而入，初犯经络，久伤胃体，经络不通，气血失调，气机不畅，小络拘急而生实证胃脘痛。症见脘痛拘急，拒按，嗳气矢气其痛不减，舌淡红，苔白，脉见迟紧或弦紧，治以舒展气机，温通经络之法。所用基本方中，君以藿香 15g，羌活 5g，舒展气机，收拨乱反正之功。臣以白芷、公丁香各 10g，官桂 15g，温经散寒，以解阳明之急。佐以娑罗子 10g，九香虫 20g，理气和胃，以下郁滞之气。使之干姜 10g，肉桂 5g，导引寒邪，由经络而去。有嗳气矢气不除者另加甘松 15g，木香 5g。

羌活、防风等风药均入肝经，使土不壅，而疏泄机能旺盛，故有疏肝理气和中健胃之能，故临床喜用之。另娑罗子、九香虫理气而不伤正，亦属常用之品，尤其九香虫既补命门之火，又利胸膈之气，更属必用之品。

亦有因脾阳素虚或恣食生冷而致中阳不振，升降之能呆滞，气机不畅所致胃痛者，症见形寒肢冷，喜暖按喜热饮，大便时溏，小便清长，颜面苍白，口唇色淡，舌质淡红，苔薄白而滑，脉沉迟无力。宜

用温中散寒之法佐以解痉之品。基本方中：君以公丁香 10g，山柰 10g，草果仁 15g，附子 15g，干姜 5g，大队温中散寒之剂使阳气通而气机得伸，其痛自止；臣以白豆蔻 10g，砂仁 5g，茴香 10g，理气和胃进食；佐以川楝子 5g，延胡索 15g，理气活血止痛；使以甘草 10g，调和诸药，安内攘外。

另有久病脘痛，阳伤则阴不化，或七情郁结，久而化热，或过用香燥之品，伤阴损津者，可致胃阴不足之胃脘痛，症见腹胀嗳气，口燥咽干，甚则手足心热，两颧红赤，舌红苔薄黄，脉虚而数。法宜养阴和胃。基本方中：君以石斛 20g，炒麦冬 15g，姜玉竹 15g，木瓜 10g，滋阴和胃，养血填精；臣以姜生地 5g，当归身 15g，以滋胃体之燥，并和络脉之血；佐以黑芝麻 5g，炒鸡内金 15g，养胃进食，并用草豆蔻 10g 开结反佐；使以白芍 20g，甘草 10g，和中解痉止痛。

（袁世华　整理）

曹鸣高

漫云萎胃液多涸枯，每需温振阳气鼓舞

曹鸣高（1907~1985），原江苏省中医院主任医师

通过临床观察发现，虽同为萎缩性胃炎，不同病人之证治可以迥异。如舌质偏红、舌体瘦小，中脘灼热胀痛，喜食酸甘，大便干燥，一派液枯胃燥者，须以沙参、生地、天冬、麦冬、石斛、乌梅、白芍、生甘草、谷芽、绿萼梅等，酸甘濡润，滋养胃体，是为正治。但此类典型病例并不多见，而舌苔白垢浊腻，大便溏薄，中脘痞满者却所见颇多。正如《内经》所谓“上焦不行，下脘不通，胃气热，热气熏胸中，故为内热”，当舍甘凉濡润而取甘温益气之法，用参苓白术散加减，行阳气以化阴浊；如怯寒肢冷，舌质淡，喜热饮，便溏次多，中阳不振者，宜附子理中汤鼓舞乾阳，佐以乌梅、白芍、甘草酸甘化阴，阳旺则运健，精微得以化生，而胃得濡养，“萎缩”可望渐复，如此温润兼施，刚柔并济，对改善症状，增强疗效，均有裨益；若心下嘈杂灼痛，泛恶，脘胁窜痛，口苦舌黄腻，可予左金丸合四逆散，或以半夏泻心汤加减，以泄肝和胃；若大便如栗，数日一行，可加大黄、苁蓉以复阳明通降之常，浊气降则清气升，而阴精得以上奉。如病理检查发现肠上皮化生、多发性息肉或假息肉形成，是络损血瘀，可于上述辨证施治的方药中，选加丹参、当归、红花、川芎、三棱、莪术、九香虫以活血行瘀，软坚散结。余曾治一薛某，1975 年

7 月 21 日经胃镜检查确诊为慢性萎缩性胃炎、多发性息肉，胃液分析示游离酸 0 度，总酸 10 度；同年 7 月 31 日来诊，症见脘胀，食入更甚，多嗳喜热，舌苔糙黄，口干，脉细弦，太阴阳运不足，阳明阴液又亏，兼之肝郁气滞，宜兼筹并顾，即进上法，温运太阴，通降阳明，佐以活血软坚散结，调治 1 年，至 1976 年 3 月胃镜复查见“胃及十二指肠息肉样改变明显减少”，症状几近消失。1980 年 5 月胃镜复查“胃息肉已消失”，病理报告为“黏膜组织”。

陈道隆

慢性胃炎体会

陈道隆（1903~1973），上海华东医院名中医，临床家

陈老认为，慢性胃炎临床表现为胃脘疼痛反复发作，日久由表及里，由寒化热，由热化火，火郁热蕴，可见胃有灼痛，口有秽气，牙龈肿痛，胸脘痞闷，烦躁不宁，嘈杂善饥，寐多慌梦嚼齿，便干溲黄，舌苔黄腻，脉象浮大，可用清降胃火法，方用玉女煎加减，用药如石膏、知母、竹叶、山栀、石斛、麦冬、川连、甘草、滑石、芦根、瓜蒌、鲜建兰叶等。有因肝气犯胃，脘痛流窜，胸脘痞满，或有时剧痛，自觉气从左胁逆上，呕恶吞酸，拒纳便结，舌苔两边微糙、中薄白，脉左关弦濡而急，右关微弦而细，用疏肝降逆，和胃畅气法，方药如旋覆代赭汤、瓜蒌薤白汤合温胆汤，加川连、吴茱萸、制香附、川楝子。若胃脘疼痛，痛掣背部，甚至俯而不能伸直，心烦脘闷，呕吐嘈杂，发作在饭后，舌苔薄黄，舌边尖或有红刺，脉弦紧，用疏肝和胃之法，用药如炒川连、吴茱萸、川朴、半夏、茯苓、佩兰梗、大茴香、九香虫、白豆蔻、绿萼梅、煅瓦楞（或白螺蛳壳）、甘松、白芍等。若胃痛发作，胸次懊闷，难过异常，内热，呕恶泛酸，噫秽，食后则吐血频来，或突然大量吐血，精神困惫，舌有红刺，脉弦而中空无力，用清胃宁络之法，用药如小川连、黄芩炭、鲜茅根、鲜藕汁、当归头、参三七、蒲黄

炭、血见愁、侧柏炭、白芍、炒丹皮、鲜生地、童便。肝胃郁热，迫血妄行，气不摄血，血频频而出，脉弦而中空无力，可用炮姜炭以引血归经。

周仲瑛

治需酸甘化阴，更酌温凉柔润

周仲瑛（1928～　），南京中医药大学教授，国医大师

酸与甘合，不但可以加强养阴的作用，而且还能化阴生津。因为酸能敛阴生津，甘能益胃滋阴，酸甘配伍，一敛一滋，则可两济其阴，相互合用，更能促进脾胃生化阴液的功能，即酸得甘助而生阴。同时由于某些酸与甘味药具有“酸先入肝，甘先入脾”的特性，因此，酸甘化阴法尤以养脾胃津液和补肝阴为其特长。

具体地说，酸味药入肝而能补肝，敛肝。凡肝虚而致厥气横逆，予疏肝理气药不效者，则当从《金匮》“夫肝之病……补用酸”之意，用酸味补肝之品，敛其横逆之势，也就是根据“肝以敛为泻”的理论指导，用酸敛药从补中寓泻，补肝体而制肝用。《内经》说“肝欲酸”，又说“以酸泻之”，即属此意。另一方面，酸味能开胃气，少用之每能健胃开食。从临床观察，似有促进胃液分泌增加的作用，尤其对胃酸缺乏所致的消化功能不良更有直接助益。

甘味药入脾而能补益脾胃，有甘缓养胃之功，故《内经》说：“脾欲甘”，“脾欲缓，急食甘以缓之，以甘补之”。如中虚肝气盛而乘胃者，尤当用甘味补脾养胃之品，培中以缓肝。另一方面，甘味药能缓肝急，因肝为刚脏，其性苦急，病则表现肝气横逆或上逆，根据《内经》“肝苦急，急食甘以缓之”的理论，治疗应采用甘味药以调肝缓

急。由此可知，某些甘味药有补益脾胃和缓肝的作用。

如上所述，说明阴虚胃痛，病涉肝胃两经，肝胃相互影响同病，需用酸甘复法者，当选用入脾胃和肝经的酸甘类药，补养肝胃之阴，根据肝胃两者病理变化的主次，治疗的具体目的要求而有所侧重，欲补肝者当用酸味为主，欲缓肝者当用甘味；欲补脾胃则当用甘味为主，欲开胃气则应佐用酸味之品。

凡阴虚胃痛，久延不愈，反复发作，脘部痞胀隐痛，或觉灼热而痛，嗳气，干呕、泛恶，食少乏味，或嘈心如饥而不欲食，或以进食酸味和甜味为舒，口干、口渴，大便多见干燥，面白形瘦，苔薄欠润，或舌干质红苔少无津，脉细或兼弦、兼数而无力，表现轻重不同程度的阴虚证候。经投甘寒滋养胃阴之法而胃阴仍然难复，症状改善不著者，则当采用酸甘化阴法进一步治疗。

阴虚胃痛虽然以胃阴不足为其主要特点，但往往可以发生错综兼夹的病理变化，一般常见的兼症有二：

1. 胃阴不足，兼有虚火

此为气郁化火，或胃热内蕴，久而伤阴，亦可在胃阴虚的基础上导致火旺。

2. 气阴两虚

此为津虚不能化气，或气虚不能生津，而致津气俱虚。

胃每易与肝相互影响而同病。或为肝经气火久郁，横逆犯胃，灼伤胃阴，因肝旺而致胃弱；或因胃虚津伤，肝少滋荣，肝气乘克于胃，甚则肝阴胃液俱伤，或见肝阴与胃气两者俱虚的错杂情况。

酸甘复阴法虽然以养阴为其主要作用，但在治疗阴虚胃痛时，还当辨清其具体的病理表现，根据阴伤程度的轻重，区别单纯的胃阴虚，还是兼有虚火，或是气阴两虚，掌握肝胃之间的影响同病，虚实的夹杂并见，采用各种适当的治疗措施。

一般用于治疗胃病的酸味药有乌梅、山楂肉、木瓜、白芍等，这几种药既可合用，也可按其不同特性，分别选择应用。如乌梅以敛阴生津为长，可用于胃津不足，脘中灼热疼痛，口干较甚者；山楂以消食助运为主，可用于食少纳呆，脘腹胀痛明显者；木瓜和胃理脾，舒筋和络，可用于脘部痞痛涉及胁肋，噫气呕逆；白芍养阴缓急，可用于肝脾不和，脘腹拘挛急迫疼痛及胁痛。甘味药则须根据病情，分别配伍甘寒、甘平及甘温等类药物。同时必须注意胃阴不足，胃失濡润，而致胃气失于和降的病理变化，适当佐入理气而不辛燥的玫瑰花、佛手（花）、川楝子、橘皮、竹茹、谷芽、麦芽等和胃调肝，并借以助胃运药，且能防止单纯阴柔呆滞之弊。

至于酸甘化阴法在临证的运用，从个人初步体会来看，主要有如下几种具体方法：

酸甘凉润

此为将酸味药与甘寒滋阴生津的重剂配伍使用，使两阴相济，以资助胃液和肝阴。用于胃阴耗伤的重症，脘中灼热疼痛，或嘈杂如饥而不欲食，甚则厌食不饥，咽燥，口干、口渴，大便干燥，舌质光红而干，苔少或无苔，或口舌起糜、生疳。治用酸味敛阴生津，且防胃虚肝气相乘；并取甘寒润泽之品，如鲜生地、鲜石斛、天冬、麦冬、天花粉、知母等，以滋阴润燥。至于因肾亏肝脏，阴虚血燥，肝邪横逆，耗伤胃液者，又当进一步重用滋养肝肾之品。如因火盛伤津而胃热内炽，脘中烧灼热辣疼痛，痛热急迫，心中懊憹，口苦口燥，渴而多饮，唇赤，苔黄质红绛，脉细数者，可在大队酸甘凉润的滋阴药中，酌情少佐黄连、黄芩、山栀等苦寒之品清胃泄肝，取酸苦相伍，泄热存阴，苦甘合化，泄热润燥之意。虽然胃燥阴伤之证，每见虚火灼胃，但不能过予苦寒清火之品，必须采取滋阴制火，以润胜燥的原则，因苦药有劫伤胃阴之弊，对胃阴不足的虚火证尤当慎用、少用，叶天士即曾提出“慎勿用苦燥劫伤胃汁”的告诫。

卜某　男，38 岁。门诊号 28127。

胃痛 5~6 年，时时发作，此次发作持续 2 周不已。上腹脘部疼痛，痛势烧灼如辣，有压痛，自觉痞闷胀重，纳食不多，食后撑阻不适，口干欲饮，头昏，舌质光红中裂，无苔，脉细。是属胃阴耗伤，胃失濡润，而致纳运不健，胃气失和。治予酸甘凉润，和胃调气。

麦冬 12g　大生地 12g　炙甘草 2.4g　白芍 9g　乌梅 4.5g　山楂肉 6g　橘皮 6g

药服 3 剂，脘痛灼热痞胀食后撑阻等症均止，舌苔新生，惟入晚脘部微有闷感，原方再服 3 剂，症状消失。

酸甘柔润

此为将酸味药与甘平养阴的轻剂配合使用，以化阴生津，调养肝胃。用于阴伤的轻症，仅见脘部痞胀隐痛，食不甘味，纳少，口微干，大便虽干不燥，苔薄欠润等胃津不足之候；或伴肝胃不和的病理变化，因久痛不愈，肝胃两伤，胃弱气滞，肝少滋荣，厥气横逆，而致虚实错见，兼有脘痛涉及胸胁，每因情志怫郁而加剧，噫嗳较舒等症。经投疏肝和胃理气药不效，且已不宜再用疏肝理气辛味香燥等耗劫胃阴液之品者。治当用酸味养肝、敛肝，制其横逆之势，使肝气不致犯胃，复合甘平薄味濡柔之品，如干石斛、沙参、玉竹、扁豆、莲肉、谷芽等以养胃生津，使肝能得到滋荣。如虽见肝胃两伤之证，但尚无明显阴虚现象者，可取酸甘合化之法，用乌梅、白芍配伍甘草、大枣等以养胃缓肝，而不必直接用滋柔养阴的药物。

彭某 男，29岁。门诊号395658。

有胃痛病史，近来当脘疼痛持续3周不愈，阵剧阵缓，痛势隐约如刺，甚则剧痛如锥，痛涉胸胁，脘宇胀结不舒，食少，喜食酸甜，每餐均需佐食腐乳1块，或饮酸醋，肠鸣，大便不实，色黯，时夹不消化食物（大便隐血试验一度为强阳性），舌苔薄白，脉细弦。叠投疏肝和胃、苦辛通降、理气化瘀之剂，痛不能平。是属肝气犯胃，久痛入络，胃弱肝少滋荣，肝虚厥气横逆，宗“治肝安胃”之义，拟了酸甘合化，理气和营，缓急止痛。

乌梅肉6g 生楂肉9g 炒白芍12g 炙甘草4.5g 大枣3枚 川楝子9g 青皮4.5g

服药6剂，脘痛得止，食纳亦振，大便转黄，惟头昏、神疲、脉细。久延中虚，从原法参入补气建中义，加炒党参、炒白术各9g，培中以缓肝，再服6剂，病情稳定，疼痛不再反复。

酸甘温润

此为在酸甘柔润法的基础上，配合甘温补气类药物，以益气养阴。用于津虚不能化气，或气虚不能生津，而致气阴两虚，津气俱伤，生气薄弱，或肝阴与胃气交亏。既有阴津不足的症状，同时又见神疲、气短、音低、头昏、肢软、口淡、大便不畅或欠实，舌质淡红而光，脉虚细濡等气虚诸候。这类情况，虽见胃津和肝阴不足之象，但一般多未至胃燥阴伤，虚火内灼的严重程度，加之又有气虚的一面，故养阴当取上述酸甘柔润之法，不用或少用酸甘凉润的纯阴厚腻药，同时还当配伍补气的太子参、党参、黄芪、白术等，使酸与甘温相合，通过补气以化阴生津，对于津因气而虚者尤为重要。此外，即使单纯表现胃阴虚证，用酸甘柔润法而阴不复者，只要没有虚火现象，亦可根据“阳生阴长”之义，参以甘温补气之品。

汪某　女，成人。

胃痛多年，脘部疼痛痞胀，嗳气，泛恶，食少，纳后脘阻运迟，喜食酸味，大便常溏，面白不华，形瘦，神疲，气短，头昏，腿软，口唇干，苔少，舌质淡红欠润，脉细。经胃液分析：胃酸缺乏。气阴两伤，运降失司，取酸甘温润，益气养阴和胃法。

乌梅肉 6g　白芍 9g　炙甘草 3g　川石斛 9g　炒麦冬 9g　太子参 12g　炙黄芪 9g　炒谷芽 12g　陈皮 4.5g　竹茹 9g

服 5 剂脘部痞胀及疼痛减轻，嗳气亦少，食纳好转，消化得健，续守原法出入，继续服药调治一个阶段，随访观察，胃痛少作，体力亦有改善。既往终年嗳嗳泛出之胃液无酸味，经治后得有酸意。

养胃阴法一般均以甘寒滋阴为主，酸甘化阴仅是一个侧面，由于酸与甘味的复合配伍，从而加强了养阴作用，但在临床应用时，还当根据病理表现，分别选择酸甘凉润、酸甘柔润、酸甘温润等各种不同的具体方法。

实践证明，酸甘化阴法用于阴虚胃痛，经现代医学检查诊断为萎缩性胃炎及溃疡病并发慢性胃炎久延不愈、胃酸缺乏的病例，有较好的疗效，从病证推测其药理作用，这一疗法似有促进胃液分泌和增加胃酸的作用，与单纯用甘寒滋阴法对比，确有它的特点。

李振华

斟酌脾胃阴液伤，芍药益胃自拟方

李振华（1927~2017），天津市中医院主任医师

胃脘痛之病因颇多，常见的有脾胃虚寒、肝气犯胃、气滞血瘀、饮食停滞等等，多以温中健脾、疏肝和胃、理气活血、消食和胃等法治之。其实在临床上常见的阴虚胃痛亦属不少，笔者在治疗胃脘痛中，注重养阴益胃，对于某些缠绵不愈之胃痛每能建功。兹将体会介绍为下：

重养胃阴，遵古不泥

阴虚胃痛，其表现隐隐作痛或有剧痛，其痛如割，不思饮食，胃脘嘈杂，口干欲饮，大便秘结，形体消瘦，皮肤干燥，舌红苔少，脉象细数。对于阴虚胃痛历代医家均有立方，如仲景立“麦门冬汤”，叶桂立“养胃方”，吴瑭立“益胃汤”等等，皆为养胃益阴而设，以上各家诸方临证应用均有疗效。余在临证中除注重以上脉证之外，还着重审视其既往治疗经过，病者往往迁延日久，郁热伤阴，胃络失养，医家亦多从理气止痛或温燥之类投治，致使胃阴更伤，诸症难解。凡对此者，吾则据古方立法，遵“益阴宜远苦寒”之旨，自拟“芍药益胃汤”（白芍、沙参、麦冬、石斛、生地、砂仁、延胡索、甘草）。方中

重用白芍、沙参、石斛、麦冬以养阴益胃，使阴气复，津液生，胃气自复。此方补而不腻，行而不散，润而不凉，通而不泻，临床应用得心应手。例如曾治曹某，男，42岁，自述患胃痛5年之久，早在部队工作时发现胃痛，不思饮食，胃脘作痛乍轻乍重，纳食后胃痛尤甚，患者体力日渐衰惫，终因精神体力不支而不能坚持正常工作，后经纤维胃镜内窥，确诊为萎缩性胃炎，屡经市内各医院诊治均无显效而来求治。笔者检查时，见患者皮肤枯槁，形体瘦削，舌质暗红，苔少无津，脉细微数。此患者胃痛多年，又过服温胃理气之品，胃津大伤，胃阴耗损无疑，急需养阴益胃，投以“芍药益胃汤”：

炒白芍 30g　沙参 12g　麦冬 12g　石斛 10g　生地 10g　砂仁 6g　延胡索 6g　甘草 5g

嘱服5剂，再来复诊。

二诊：自觉服药后胃中稍舒，细思良久，此药服后虽无大进并无不适，可能药已中病，按原方再服7剂。

三诊：病情大有转机，胃痛减轻并已知饥思纳，说明胃阴渐复，胃气欲回，前方已应，效不更方，再服7剂。

四诊：胃痛已瘥，纳食倍增，舌质转红润，苔薄白初蒙，脉象亦有转复。

五诊：时隔2个月复诊，自述前方服30余剂后，饮食正常，胃脘不痛，体重增加，精神抖擞，与前判若两人，已恢复工作。因时值盛夏，自觉服煎剂不便乃改丸剂“芍药益胃汤”合“参苓白术散”进服，远期观察，安然无恙。

脾胃体同，各不相谋

前人往往把脾胃并论。脾胃虽同属中土，然脾为湿土，胃为燥土，脾喜燥而恶湿，胃喜润而恶燥，脾主运化，胃主纳谷；脾胃虽为表里，但性能各不相谋，因此脾胃应分治。李东垣立“脾胃论”，但其论脾胃，重在阳气的升发而未详及脾胃之阴，因此他在辨证论治时，详于脾胃而略于胃，迨丹溪始论“脾土之阴”，但对脾与胃仍合一而论；明代医家对脾阴有所论述而较少论及胃阴。叶氏倡言胃阴，创立了养胃阴一法弥补了历代脾胃不分的不足。

笔者认为，脾为五脏之一，主健运化生精微，藏而不泻，以升为补；胃属六腑之一，主纳食职司传导，化而不藏以通为用，故有“脏宜藏，腑宜通，脏腑之体用各殊也”之说。脾胃之病在治则上应以“太阴湿土，得阳始运，阳明燥土，得阴自安”为准绳。余在治疗阴虚胃痛一证中体会到，凡有胃脘嘈杂，隐隐作痛，口干欲饮，不饥不纳，形体消瘦，舌红苔少等胃阴不足之证，皆宜甘养胃阴，以使通脾，即有效验。若予四君、异功等治脾之方，则方效多不满意。

阴虚胃痛多以病日旷久，病程长、反复多为其特点，故在治疗之始，虽辨证准确，药中肯綮，疼痛乃止，诸症渐瘥，但不用善后之剂调理，一旦复发，则前功尽弃，因此善后之法不可不讲，而善后之剂亦不可不服，常用“参苓白术散”加减培补气阴，以收全功。

（韩禅虚　整理）

路志正

慢性萎缩性胃炎的阴虚挟湿证

路志正（1920~ ），中国中医研究院广安门医院，国医大师

萎缩性胃炎，属中医胃脘痛、嘈杂、痞证等范畴，为临床常见脾胃病之一。

胃为阳脏，实证居多，萎缩性胃炎初起，一般亦多表现为湿热内蕴之实热证，治疗上多从清热祛湿入手。但如病久不愈，正气渐耗；或清利过度，正气损伤；或素体虚弱，正气不足，都可出现虚象，而形成虚实挟杂之候，其治较为复杂，特别是出现了阴虚挟湿之证，治疗就更棘手，滋阴则助湿，使邪更盛，燥湿则伤阴，使正更虚，互相影响，互为因果。医生应详为辨证，根据虚实孰重、孰急，而决定治则，选用方药，并随时观察病情变化，以灵活化裁，始能恰中病机，取得疗效。

曾治一女性患者，陈某，35岁，1981年4月9日初诊。

据述胃病已有16年之久，经多方治疗不效而不堪其苦，遂来广安门医院就诊，患者形体消瘦，两胁攻胀，烦躁易怒，胃脘部隐隐作痛，有灼热感，嘈杂胀满，纳食欠馨，若强食则胃脘胀满更甚，尤以早晨4~6时诸症明显加重，神疲肢倦，痠软无力，无嗳气泛酸，无呕血便血史，大便溏薄，每3~5日1行，舌红苔黄腻，脉濡细而数。

患者脾胃素弱，纳化失常，久病正虚，故神疲肢倦，痠软无力。

阴虚津少，胃络失养，则脉络拘急，故隐隐作痛。痛有灼热感，形体削瘦，舌红嫩，脉细数为阴虚内热之象。脘闷嘈杂，大便溏薄，苔黄腻为湿热内蕴之征。两胁攻胀，烦躁易怒，为木盛克土，肝用过亢所致。证属脾胃阴虚，湿热蕴结，肝用有余。治宜清化湿热为先，柔肝养阴辅之。药用：

藿荷梗 9g　杏仁 9g　薏仁 12g　怀山药 12g　佛手 6g　谷麦芽 15g　绿萼梅 10g　茯苓 12g　预知子打，9g　白芍 12g　甘草 6g

并嘱其忌食生冷油腻，煎炸炙煿及辛辣动火等刺激性食物，宜清淡松软食物，尤忌过度思虑及忧郁，注意调养情志。

4 月 23 日再诊：进上方 11 剂胃部灼热感已失，脘胀嘈杂减轻，唯纳谷欠馨，时有头晕，夜寐尚可，精神见振，舌质暗滞，苔薄白微腻，脉濡数。湿热基本已去，病有好转之势，法宜益气养阴，柔肝和胃。药用：

白人参去芦，4.5g　麦冬 10g　玉竹 9g　白扁豆 12g　怀山药 20g　白芍 12g　绿萼梅 9g　香橼皮 9g　乌梅 9g　谷麦芽 20g　甘草 6g

4 月 30 日三诊：进上方 7 剂，胃脘隐痛消失，偶有食后脘胀，纳谷见增，嘈杂未作，大便仍不成形，但能每日一行，苔白腻，脉细弱，既已见效，依上方去玉竹，加藿梗 10g，7 剂。三诊后，诸证均杳，为巩固疗效，守方不更，再进 7 剂，2 日 1 服。

6 月 16 日六诊：诸症未作，食欲增加，大便成形，形体见丰。两年后随访，一直工作，未再复发。

本例属脾胃虚弱，胃阴不足，湿蕴久化热。既有胃阴不足，又有脾虚肝旺之候；既有湿热中阻，又兼后天失养。其中，湿热之邪为标，脾胃虚弱为本，故当先祛湿邪，湿祛则热孤，继则柔肝养阴，甘凉濡润，益胃阴以增强胃之腐熟功能。故以宣化、渗利、疏理三法合用，渗湿选薏苡仁、茯苓平淡之味；宣化则用杏仁、藿荷梗宣发肺气，升发脾胃清阳，清化湿邪；疏肝以佛手、预知子、绿萼梅，而不用香燥走窜之品，以防劫伤胃津；辅以白芍、山药、甘草等以酸甘化阴，叶天士说："太阴湿土，得阳始运，阳明燥土，得阴自安。"故益气生津以白人参、太子参、山药、白术、玉竹、麦冬等为主，始终用白芍、乌梅、甘草以酸甘化阴，谷麦芽助胃消食，经月余治疗，脾胃纳化正常，沉疴得平。

在临床工作中，对于阴虚胃痛挟湿的患者，处方遣药颇感棘手，滋阴虚助湿，渗湿恐伤阴，且针对脘闷症状多用理气药物；而理气的药物又多香燥伤阴。如何恰当地解决这些矛盾，确是个关键问题。

王某 男，年过半百。几年来胃脘部一直胀闷，伴有隐痛不适，中下腹发凉，得暖不解，便溏。服用西药健胃之品，并经中医诊治，先后服用香砂六君子汤、理中汤，旋覆代赭石汤、黄连汤等方剂，非但不效，症状反而加重。遂来我院就诊。

除上述诸症外，且胃脘时有灼热感，嗳气，矢气频作，便溏量多，中下腹部发冷，舌质红少苔，脉沉弦小滑。从证候上看，脘闷腹胀、隐痛、嗳气、矢气频作，为脾胃升降失调，湿阻气滞之征；便溏量多，中下腹发凉，似属脾肾阳虚无疑，但无四末不温、恶寒、肢倦等症，反而得暖不解，胃脘部时有灼热感，加之舌光红少苔，脉来沉弦小滑，实系阴虚挟湿之症。治宜理气和胃，佐养胃阴法。药用：

太子参 9g 玉竹 9g 山药 9g 厚朴花 9g 藿梗后下，9g 炒枳壳 9g 半夏 6g 腹皮子各 6g 茯苓 12g 草蔻仁后下，6g 甘草 3g

3 剂

药后腹胀消失，大便正常，腹部发凉亦瘥。但胃脘隐痛、嗳气如故，舌质仍光红而无苔，口干，口渴，脉弦细小数。湿邪虽除，而胃阴不足之象毕露。遂以滋养胃阴，兼理气止痛法。药用

太子参 9g 沙参 9g 炒枳壳 9g 佛香 9g 紫丹参 9g 檀香 6g 草

蔻仁后下，4.5g　白芍 9g　瓦楞粉包煎，15g　玉竹 12g　石斛 9g

先后以本方加减 8 剂，药后胃脘疼痛已瘥，灼热感亦减，口干、口渴已微。唯仍觉脘部痞闷，舌苔薄白，脉来弦细，为胃阴得复，气机未调之征兆。遂以上方加大药量，研末为丸，缓缓图治，以资巩固。药用：

太子参 30g　山药 30g　炒白术 30g　茯苓 30g　北沙参 30g　丹参 60g　白芍 12g　娑罗子 12g　炒扁豆 15g　檀香 12g　麦冬 15g　焦三仙 12g　瓦楞子 15g　桂枝 18g　枳壳炒，15g　草蔻仁 15g　九香虫 15g　甘松 18g　佛香 18g　川楝子 18g　醋元胡 18g

共为细末，炼蜜为丸，每丸重 6g，日 2 服，每服 1 丸，白开水送下。

对此患者追访 4 年，自从瘥后，胃痛未再复发，饮食正常，体质健壮，整日工作。

本案辨证要点在于胃脘隐痛有灼热感，舌光无苔，得暖不解，为阴虚之候；腹胀便溏量多，中下腹发凉，是脾虚湿困之象。前医以温中燥湿、益气健脾、调中降逆等法治疗，不仅无功，反而有温燥劫阴、降逆耗气之弊。

初诊时以太子参、玉竹、山药益气养阴；用藿香、厚朴、半夏、茯苓、枳壳等药调气除湿。药仅 3 剂而腹胀消，便溏除。二诊时口干、口渴、舌光红无苔等胃阴虚之症始为突出。吴鞠通曾言“复胃阴者，莫如甘寒”。故变佐法为主法，以滋养胃阴之益胃汤合丹参饮之义化裁，而见显效。后以丸药滋养胃阴健脾除湿收功。治疗本证，祛湿之时，宜远辛热香燥，以防劫阴耗气。气不化津，津不化气者，宜益气养阴。滋而不腻，毋碍祛湿，少佐以轻苦微辛流动之品，但随胃气下行之特性即可，不可太过，以防伤气耗阴，总以法随证转为宜。

（李连成　整理）

夏奕钧

肝气犯胃，当审滞逆
胃病治肝，权衡虚实

夏奕钧（1913~2006），江苏省江阴市中医院主任医师

胃脘痛，病虽在胃，但与肝的关系十分密切。证之临床，“肝病及胃”或“肝邪犯胃”者，屡见不鲜。兹将胃痛治肝的管窥之见，概述于下。

肝气犯胃，有滞有逆

肝主疏泄，喜畅遂条达。若情志不遂，肝气抑郁，疏泄不及者，此谓“木不疏土”；郁怒所伤，肝气太过，横逆犯胃者，此谓“木旺克土”，均能顺乘阳明，胃失和降，胸脘痛乃作。临床表现有偏于气滞，或偏于气逆。而气滞每为气逆之先导，常先滞而后逆。胃气上逆，又促使气机窒滞，故两者互为因果，互相影响。

气滞不行，可见脘痛如束，或痛引背胁，或脘胁窜动作痛，每在嗳气或矢气后其痛减轻，并伴纳差，大便不畅，周身掣痛，苔薄白，脉弦等症状。治当舒肝理气，先疏其郁，令肝气条达，胃不受侮，则胃自安和而痛止。临床常以柴胡、香附与白芍相伍为主药，如橘皮、佛手、郁金、枳壳等，系组方中常为佐使。若病在初起，脘宇胀痛较

甚，脉沉弦者，可选用辛香行气和肝畅中，药如娑罗、沉、朴、香、砂之类。若寒饮相挟，泛吐痰沫清水者，宜平肝化饮，则非桂、萸辛温不可。总之，肝体阴而用阳，一般宜辛润芳疏之品，选药不宜伐而宜和，较为安妥。尤以久病而肝胃之阴皆损者，更不可一见胀痛，便用辛香燥烈之品。

气逆不顺，可表现为脘胁胀痛、胸闷的同时，伴有嗳气、吞酸、恶心、呕吐、呃逆，以及头胀、目眩、耳内作痒、苔黄、脉弦等症状。此类证候，肝胃两经虽有郁聚之气，而柴胡、香附则有嫌其升散辛燥之弊。余每用化肝煎去泽泻、贝母，加川楝子、枳壳、菊花、夏枯草、白蒺藜等清疏化肝调中，而不用取一时之辛温香燥之品。

肝火内郁，宜清宜泄

“气有余便是火”，“气闭者热从内生”。凡肝郁化火，气火冲激，五脏之火以肝火为横暴，火性炎上，胃受其戕，乃为脘痛。火扰胃腑，酸涎蕴聚，痛则脘中灼热掺杂，且兼吞酸、恶呕、口苦之症；肝有实热，脉多弦数，苔黄舌红。

治当清火泄肝，兼以和胃。方取左金丸、金铃子散，清肝疏气止痛，二陈汤和胃，三方为临床治疗此证常用之剂。若两胁胀痛，为气聚本经，宜增柴胡疏肝达郁；脘胀嗳气，甚而呃逆，为火冲气逆，宜配旋、赭、沉香等重镇泄逆；脘腹攻撑腹痛满，矢气不畅，为气聚胃肠，宜少佐香附、木香、沉香等辛香行气，以疏泄壅滞。以上随证加减，对病在初起，气盛而血不亏，脉弦苔腻者，始为相宜。

此外，“阳明为十二经脉之长”，由于肝火内郁，胃气失和，淫贼之邪，乘机窃发，外则体表经脉，内而脏腑，上则清空诸窍，下而二阴，内、妇诸病，变端丛生。例如：肝火乘胃干心之胸痹心悸；肝火下陷，血海不宁之妇人崩漏；血虚肝逆之痛经等。三病在具有本证的基本症状和脉舌征象的同时，随其疾病的演变过程中，往往影响冲繁要道，出现胃之本经症状。在治疗上根据异病同治的原则，以清火疏肝和胃为主，方以左金丸为主药，可分别选配珍珠母、远志、酸枣仁、麦冬、丹参、沉香（降香）等养心调营；细生地、蒲黄、茜草等凉血宁络；当归、小茴香、香附、川楝子等养血调气。又因肝脉上行于头，而注耳、目诸窍，常见偏头痛、耳痛、耳痒、耳鸣、目觉火热起眵等症。这些肝火亢逆的见症，亦不失为本型辨证的重要佐证。至于肝火内郁，胃脉不和，也可见周身疼痛，若行痹之状，当须参他证，予以鉴别。倘若肝胃不和，进展到土壅上逆，而致脘内胀痛、呕恶、舌苔黄白中厚者，肝火虽为炽盛，治疗只宜通胃，方能和肝，方如生姜泻心汤之类。常中有变，诸病皆然。

阴虚气逆，权衡虚实

肝为刚脏，以阴血为体，若肝阴耗伤，肝气失驯而升逆，乘胃扰络，遂成肝胃阴虚，气机逆乱而脘痛。临床表现与一般肝胃不和颇相类似，唯伴有咽干口燥，舌红花剥，脉细弦数等胃阴匮乏之见症。治宜柔肝养阴，而制逆安胃。正所谓“养肝之体，即可柔肝之用”。余临证每选用白芍与石斛、麦冬相合，酸甘化阴以益肝体，且有润胃平逆之用。若阴伤甚而呕恶的，加乌梅以制肝横，并佐川楝子、橘皮、橘叶、佛手等疏肝理气而不伤阴，以顺其性。由于此证的病理特点，即是肝阴伤，而且胃液亦耗，同时火郁气窒，或瘀浊阻胃，或阳升风动等，诸症错互交织的病理因素，故临床上纯虚证少见，而虚实夹杂者较为多见。于是随证施治，必须权衡虚实，配入相应之药物。如肝火交郁而呕恶、吞酸、口苦、尿黄的，宜加黄连（或左金丸）酸苦相合，泄降肝火；胃浊相阻，而脘胀较甚，呕恶，吐涎沫，舌边光红而苔黄中厚的，可伍温胆汤宣气化浊，通胃平逆；病涉阳升风动者，可见脘中嘈辣动悸，头晕耳鸣，烘热时起等症，治宜酸苦泄热，甘凉养胃，介类潜阳，药用黄连、乌梅、白芍、川楝子、石斛、麦冬、生首乌、玄参、石决明、牡蛎等。这里尚须说明，阴虚气逆之脘痛，因胃虚求助于食，可有饥而作、纳则安的症情，状若虚寒。究其病变性质，寒热迥然有异，当从脉舌变化中加以辨认。阴虚者舌光红，脉细弦数；虚寒者舌淡苔白，脉细弱。此外，本证阴虚脉豁，若气火拂逆，窜入络道，可见脘胁痛，痛引肩背，切不可断为少阳郁热实证，误用柴胡重劫其阴，而犯虚虚之戒。

盛循卿

疏肝为主，法宗四逆

盛循卿（1917~1997），杭州市中医院主任医师

疏肝入手，理气为要

影响脾胃运化功能，形成胃脘痛的病因是肝失疏泄，肝气郁结。治疗脾胃必先疏肝理气，调解气机。胃脘痛虽有气痛、血痛、冷痛、热痛、瘀痛、食痛、虚痛、燥痛之分，但疏肝理气当为通用之大法。兼滞者，行而调之；兼逆者，降而调之；兼积者，消而调之；兼瘀者，化而调之；兼寒者，温而调之；兼燥者，润而调之；兼虚者，补而调之。

如肝气郁结，胃中不和，表现为气滞为主之胃脘痛，临床多见于慢性胃炎及胃神经官能症，方药作四逆散加郁金、苏梗、青陈皮，疏木和中。气滞明显，脘痛较剧者，当合金铃子散或沉香曲，方可气行郁解，胃安痛除。若肝胃郁热者，好发于急、慢性胃炎，选方仍用四逆散加金铃子散。可配左金丸清胃中蕴热，配伍赤芍、蒲公英、山海螺等，以疏肝理气，泄热和胃，本证型用疏肝药实寓“火郁发之”之义。肝气横逆，胃失和降而脘痛，呕吐俱见者，临证经验方为：代赭旋覆汤合四逆散并常配竹茹、郁金、杷叶。偏热者，佐左金丸方；兼

寒者，加吴茱萸，以疏气解郁，平逆止呕；对某些急性胃炎或消化不良而致食积脘痛者，用疏肝消积法，在消积化滞之保和丸之中，略佐柴胡、枳壳、青陈皮等疏肝药物，行气达木，促进胃之蠕动，通调气机，加速积滞之下行；凡木郁土壅，致使脾不健运，水湿内生，清阳不布的气滞湿困者，用平胃散伍柴胡、枳壳等疏肝之品，对长夏多雨时令之胃脘胀痛，气滞湿停者疗效较佳；若肝郁胃寒而致胃脘冷痛，常见于胃或十二指肠溃疡反复不愈者，方用良附丸温肝胃，调肝气，加白芍、甘草、乌药等柔肝温中行气，少佐参、术、肉桂健脾扶正；对泛酸者，可加煅瓦楞子、白螺丝壳、海螵蛸等制酸之药。

若肝郁日久，化火伤阴至胃失濡养的萎缩性胃炎伴胃酸缺乏，或伴肠腺化生之胃脘隐痛或灼痛，用一贯煎方疏肝养阴，和胃止痛。此方一举多得，施之临床，屡获良效。若胃酸缺乏，可加山楂、五味子、乌梅等酸甘养阴药物，肠腺化生者加丹参、当归、蒲公英清热化瘀。肝郁日久，也能产生血脉不和，气滞血郁，终致血瘀。血瘀于胃，反刺激胃黏膜，遂加重胃痛，呈刺痛或刀割样痛。此多见于胃、十二指肠溃疡或伴有出血之萎缩性胃炎及部分胃癌，处方以四逆散合失笑散加郁金为基础方，有黑便者去失笑散加无花果、大黄粉及白及粉；痛甚合金铃子散。若胃癌，则配伍半枝莲、藤梨根等抗肿瘤药物。对慢性胃炎或胃神经官能症、胃手术后、胃下垂等表现为肝强脾弱或脾虚气滞者，认为此属脾气已虚，加上情志影响使然，治疗以四逆散疏肝行气解郁，四君子汤益气健脾，并合郁金、黄芪等同用，达到脾健肝调、脘痛自减之目的。

胃痛主方四逆散

治疗本病，无论何种证候，常以四逆散方贯穿始终。四逆散方出自《伤寒论》，本方不仅适用于伤寒病证，更宜于肝失条达，木郁气滞，累及脾胃所致肝脾失调，肝胃不和及胃脾气机紊乱，肝胃郁热，胃气上逆等一系列肝胆、胃脾病变。有疏肝理脾，和胃调气，缓急止痛，透解郁热之功。

方中柴胡为君，主散能升，长于扭转气机，疏解郁结枳实为辅，破气导滞，与柴胡相配，一升一降，舒肝胃，导壅滞，为理气之圣；柴胡配柔肝缓急之芍药，调肝护阴，刚柔相济，相辅相成，既除芍药之腻，又缓柴胡之性，体用兼顾，互为制约；芍药合甘草，缓急舒挛，止痛和中。此外，柴胡在方中还具导诸药入肝之长，枳实配芍药，仲景命之枳实芍药汤，本治脘痛疼痛，烦满不已。

本方之剂量，具体应用各有不同。肝气郁结，其病尚未伤正，其症较轻，可用枳壳易枳实，盖恐枳实峻下性猛，伤正败胃也。此时甘草当用蜜炙之品，藉以发挥炙甘草合芍药缓急止痛之长。肝胃郁热，则应加用赤芍清肝泄热护胃，此时甘草当选生品，以助清热之力。肝郁脾虚之胃脘痛，当改枳实为生枳壳，借其升提清阳之功。而甘草应用清炙甘草，既除蜜炙之滋腻碍胃之弊，也无生甘草偏凉之虞，且具补中之益。胃阴不足所致之胃脘痛，柴胡当配敛散护阴生津的生白芍，或相应减少柴胡剂量，则不致伤阴劫液。食积气滞与气滞湿困慎用或忌用芍药甘草汤，以免助滞生湿。

运药轻灵，慎用温燥

在本病治疗过程中，药量宜轻，药性宜平，药味宜甘，以和为主，慎用香燥辛辣，破气攻上，苦寒滋腻之品。应以调和为主，即对本病各证治疗皆以和法为主要治则，疏和、调和、清和相机而用。由于和法适应证广泛，用之得当，收效颇佳，且和法类药物，药平和，用之稳妥。在药物选用上，柴胡一药，在治疗本病各证中无不使之，盖取其升散开郁作用。实证胃脘痛，柴胡能疏利开达；虚证胃脘痛，柴胡可轻调气机。用药讲究轻灵快捷，轻可去实，四逆散仅四药，质轻药简，常收效显著，盖取其轻扬调和之力。凡质重味厚之品，慎用重剂，以免加重脾胃负担。例举柴胡，用量常有 6~10g 之间，而代赭石不过 12g，且收效即止，转用它药调理。应用药性较为平和的苏梗、陈皮、川朴花、佛手及药轻气薄的绿梅花、代代花等，慎用过寒、过燥、过腻等药，如有胃热仅加一味黄连或蒲公英，性味偏重的黄连、吴茱萸、乌药、良姜仅用 2~5g。甘能缓急，对虚证胃脘痛，甘味药物，最为适当。此外，虚证胃脘痛要慎用丸剂，因患者脾胃运化力薄，难以消化吸收既硬且实的丸剂药物，徒增胃的负担，故以膏剂易丸剂为是。

（孙卫平　贾卫平　整理）

王季儒

调气治肝，刚柔共济

王季儒（1910~1991），天津市长征医院主任医师，临床家

病在中焦，从肝论治

胃脘痛的原因固然很多，但肝气横逆犯胃和肝郁化火犯胃，则是胃脘痛的最常见的机理之一，故治胃勿忘疏肝平肝。

盖肝禀木性，专主疏泄，若肝气郁滞，横逆犯胃，则气机阻滞，胃失和降；若肝郁化火，灼伤胃阴，则胃阴不足，络脉失养，从而皆可导致胃脘疼痛。二者之痛，虽皆为肝用有余所致。然其病机不同，其脉症亦各有差异。故分为肝火犯胃和肝气犯胃二证论治。

一、肝火犯胃

1. 肝火犯胃，偏于胃阴不足者

症见胃脘灼痛，饥饿则甚，口干欲饮，吞酸嘈杂，纳呆食少，手足烦热，大便燥结，舌红少苔，脉弦细数。治以补肾柔肝，滋养胃阴，拟一贯煎加减。

北沙参 12g　麦冬 12g　生地 12g　石斛 15g　川楝子 10g　延胡索 10g　枸杞子 12g

本方用沙参、麦冬、生地、石斛既有阴柔濡润，生胃阴而复胃液之功，又有清金制肝之效。川楝子、延胡索行气柔肝以止痛，生地、枸杞子滋肾水以涵濡肝木，则肝火得熄而胃体自安也。若吞酸加吴茱萸 1g，川连 5g，海螵蛸以清泻肝火，抑酸和胃；若胃脘灼热，脉弦数者加石决明 30g，川连 5g，栀子 10g 以泻肝安胃；若嗳气者，加旋覆花 10g，代赭石 10g 以平肝降逆；若痛窜两胁者，加柴胡，青皮 5g 以疏理肝气；若大便燥结，体壮者加大黄、元明粉，体虚者加火麻仁或郁李仁以通腑泄热或润肠通便，俾积滞得下，有助于气机之通畅。其用量视大便燥结之轻重程度而定；大便潜血者加地榆炭 12g，阿胶 10g 以滋阴润燥，凉血止血，或加乌药 10g，降香 10g，五倍子 10g，三七 3g，白及 3g 调气止血；若气滞痞闷者加砂仁 5g，乌药 10g 以疏理中焦；若痛如针刺者加蒲黄 10g，五灵脂 10g 以活血化瘀；若痛不止者加杭芍 12g，甘草 5g 以酸甘化阴，柔肝止痛；若手足烦热者加地骨皮 12g，鳖甲 5g 以益阴除热。

2. 肝火犯胃，偏于肝郁不畅者

症见胃脘痞闷痛楚，胁腹作胀，嗳气则舒，不欲饮食，脉象两关弦盛。治以柔肝和中，拟清柔和中汤（自拟方）。

生石决明 30g　白蒺藜 10g　川郁金 10g　乌药 10g　川朴 10g　旋覆花 10g　代赭石 10g　沉香曲 10g　大腹皮 10g　枳实 10g　川连 5g　吴茱萸 1g

本方以石决明、白蒺藜清热柔肝；郁金、乌药、川朴、沉香曲解郁行气，止痛消痞；旋覆花、赭石、吴茱萸、川连平肝和胃；大腹皮、枳实消胀除满，合之以治肝火犯胃而偏于肝郁不畅者。若不思食者加谷稻芽各 10g，大便燥结者加郁李仁 12g，口干苦者加麦冬 12g，石斛 15g，烦躁忧郁者加合欢皮 12g，呕吐者加竹茹 20g。

二、肝气犯胃

症见胃脘胀痛，上下左右攻冲，痛及两胁，按之痛减，矢气较舒，每以情志不遂痛即加重，舌苔薄白，脉沉弦。治以疏肝调气，和胃止痛，予调气止痛汤（自拟方）。

乌药 10g　砂仁 5g　川楝子 10g　延胡索 10g　吴茱萸 1g　黄连 3g　沉香 3g　青皮 5g

本方以乌药、青皮理气散郁以止痛，川楝子柔肝理气以止痛，砂仁和胃调气以止痛，吴茱萸、黄连清肝火，沉香降气，气下行则痛止矣。另用二丑（取头末）10g，砂仁，紫蔻 5g，共研细末，每于痛时服 1.5g，有立刻止痛之效。盖二丑下气散结，砂仁、紫蔻和胃止痛。

刚柔共济，燥湿与濡润并行

胃脘痛久不愈，反复发作，属胃阴不足。脾湿恒盛者，在临床上亦属常见之病，惟本病在治疗上较为棘手，颇难治愈。之所以然者，脾胃各相违和也。脾恶湿，今反湿盛，胃喜润，今反少津，因而表现出脾湿盛与胃阴虚相互错杂的证候。如每于饥饿时则胃脘拘挛作痛，食后痛虽减而又脘部痞闷，口干不欲饮而又喜进流质，喜温喜按，纳呆食少，大便或燥结不通，或黏滞不爽，舌质虽红，苔却白腻，脉或沉细而滑，或弦细而滑等。所以在治疗上常使人疑惑，恐滋阴则助湿，燥湿则伤阴，若燥湿与滋阴共进，似又自相矛盾，遂不知从何入手，或但与滋阴，不与祛湿，或但与祛湿，不与滋阴，只治一端，不能两全，致令长久不能痊愈而成痼疾。燥湿之剂多入脾，养阴之药多入胃，以脾性喜燥恶湿，胃性喜润恶燥也。滋阴药与燥湿药并用，是各走其经，因此，常以滋阴的增液养胃汤（自拟方）与燥湿的二陈汤并用，证之于临床，每收脾胃两痊之效。由此得之，脾湿盛与胃阴虚所致之胃脘痛用滋阴药与燥湿药并用，不但并行不悖，且有相得益彰之妙。

增液养胃汤：

北沙参 12g　生地 12g　麦冬 12g　杭白芍 12g　甘草 5g　川楝子 10g　石斛 12g　糯稻根须 30g

本方以沙参、麦冬、生地、石斛、糯稻根须养胃阴而润胃燥，杭芍、甘草酸甘化阴，凡此 7 味甘寒之品共解挛急之痛。

二陈汤专燥脾家痰湿。再以二陈汤中的陈皮合之增液养胃汤中的川楝子以疏理气机，则脾湿得化，气机条达，而脘痞消失。

临证之际，每少加生姜。阴柔之剂得辛温之味，则布化而无滋腻之弊，又湿为阴邪，得阳始化也。若苔黄腻者，则去生姜加黄连 5g；便秘加瓜蒌 30g，郁李仁 12g；痛甚者加延胡索 10g。

通调气机，不拘一格

胃脘痛系气机不通而痛，其治疗以通为要。“谨守病机，各司其属”，探其病之所在而治之以求其通。治胃脘痛，有温中、清热、补虚、导滞、调气、和血等通法。

1. 因寒邪犯胃，或恣食生冷使气机不畅而痛者，温中散寒即是通。临床症见胃脘隐隐作痛，痛无休止，喜温恶寒，得热敷或以手按之则痛减，或时吐清水，口不渴，大便溏，四肢清冷，冬令易犯，舌质淡，舌苔薄白而润，脉沉迟或沉紧等。方用附子理中汤加减。

党参 15g　白术 10g　干姜 5g　附子 5g　甘草 3g　吴茱萸 3g　砂仁 5g

本方以附子理中汤专治胃寒作痛，加吴茱萸、砂仁以助温通止痛之力。

2. 因热郁中焦，气机不通而痛者，清热解郁即通。

临床症见胃痛时作时止，痞硬拒按，恶心呕吐，或吐黄水，身热面赤，烦躁不安，小便赤，大便燥，舌质红，苔黄厚或绛腻，脉弦滑数大等。方用清热安胃汤主之（自拟方）。

生石膏 30g　栀子 10g　生地榆 12g　银花 20g　丹皮 10g　川连 5g　川楝子 10g　延胡索 10g　知母 10g　黄柏 10g　竹茹 20g

本方以生石膏为君，大清阳明气分之热，生地榆、丹皮清热凉血。盖胃为气血之海，胃热盛则气血两燔而壅滞不通也，栀子、黄连、银花、知母、黄柏苦寒清热，合生石膏、丹皮、生地榆可直熄炎炎之势，竹茹甘寒专主降逆，川楝子、延胡索为理气和血止痛专药，凡此 10 味，共奏清热解郁，理气和血止痛之功。

3. 中阳不振，脾失健运而致疼痛者，健中即是通。症见胃脘隐痛，喜温喜按，纳呆食少，精神倦怠，四肢不温，或时吐清水，大便溏薄，畏寒怕冷，面色无华，舌质淡，苔薄白而滑润，脉沉缓无力等。方用理中汤加味。

党参 15g　白术 10g　干姜 3~9g　甘草 3g　砂仁 5g　乌药 9g

若阳气衰微，四肢逆冷者加附子 3~9g，或加桂枝，中气虚者加黄芪 15~30g；血虚加当归 10g，阿胶 10g；泛酸加吴萸 3g，海螵蛸或瓦楞子 12g；大便潜血，干姜改为炮姜炭，加五倍子 10g，降香 10g，藕节炭 30g，三七冲服）。

4. 食滞中焦，气机不畅而致疼痛者，消导即是通。临床症见胃脘疼痛拒按，按之痞硬，嗳腐吞酸，恶食便秘，舌苔厚糙，脉弦滑。方用通降汤（自拟）：

莱菔子 10g　旋覆花 10g　代赭石 10g　枳实 10g　焦曲 10g　川楝子 10g　延胡索 10g　大黄 10g　厚朴 10g

方名通降者，是以胃宜降则和，以通为补也，本方以莱菔子、枳实、厚朴、焦曲消食破结而去胀满，大黄荡涤肠胃，推陈致新，延胡索、川楝子、旋覆花、赭石消痞止痛，合之以治胃脘痛属食滞者。

5. 肝气郁滞，横逆犯胃而致胃脘疼痛者，疏肝理气即是通；肝火犯胃，肝郁不舒而致胃脘疼痛者，平肝柔肝即是通；肝火犯胃，灼伤胃阴而致胃脘疼痛者，则补肾柔肝，滋养胃阴即是通。此三者脉症方药见前。

6. 胃阴虚，脾湿盛而致胃脘疼痛者，则养胃阴，燥脾湿即是通。

7. 瘀血阻络而致胃脘疼痛者，则活血化瘀即是通。临床见有胃脘刺痛有定处，拒按，为时较久，反复发作，食后痛甚，甚则吐血，便血，舌质紫暗，或有瘀斑，脉沉涩等症。方用失笑散加味。

蒲黄 10g　五灵脂 10g　当归 10g　白芍 10g　生地 10g　桃仁 10g　红花 10g　乌药 10g

若吐血或便血加降香 10g，五倍子 10g；血虚加阿胶，气虚加参、芪各 15~30g。本方以五灵脂、蒲黄活血化瘀而止痛，桃仁四物汤活血养血；加乌药者，取其行气以活血也。

（王启琏　整理）

孟景春

调胃必先调肝，治痛必治兼症

孟景春（1922~　），南京中医药大学教授

宜通宜和，着眼于肝

实践证明，多数胃痛是由情志不遂，肝郁失疏引起的。其病在胃，其本在肝。故治胃痛，首先应着眼于肝。胃痛；调肝法，常有以下几种：

1. 疏肝理气法

此法常用于肝郁气滞，横逆犯胃而作痛者。症见脘痛且胀，牵引两胁，时时嗳气，嗳气则舒等。方用柴胡疏肝饮或香苏散加减。其中制香附为必用之药，痛甚者加延胡索。香附为气病之总司，能通十二经之气分，治诸种气痛。古代铃医治胃痛秘方青囊丸即由香附和乌药组成。近人蒲辅周亦常用香附止痛，他从古方独圣散，只用香附一味治诸气痛而悟出。延胡索能显著提高痛阈，并能使肌肉松弛而有解痉作用。香附为理气药，延胡索为理血药，理气与理血相配，能使气血兼顾，自能增强止痛功能。若症见性躁易怒，则不仅肝郁，更兼肝火旺盛，则不能用柴胡，应加金铃子，更加重白芍用量。此类胃痛，经用疏肝理气法后，若疼痛已止，理气即应少用，或不用，因理气药易于耗气伤阴，用时须配伍养阴（血）之品。

2. 柔肝缓急法

此法适用于肝阴不足，肝火内郁而致胃痛者。症见胃脘灼痛，食而易饥，或饥而不欲食，常兼胁痛，性躁易怒，口干，或大便干结。方用一贯煎加减时，金铃子不能减去，以其既能清热泻火，又有行气止痛作用。肝为刚脏，体阴而用阳，非柔养不克，故当阴血不足而见火旺者，首宜养阴柔肝，少佐清泄肝火之品。

3. 清泄肝火法

此法适用于肝郁化火致胃热气滞而作痛者。症见脘部阵痛，嘈杂泛酸，心烦易怒，口苦口干，舌红苔黄。方用化肝煎（青皮、陈皮、芍药、丹皮、栀子、泽泻、知母）加减，或加左金丸。清泄肝火以丹皮、栀子为最佳。清泄肝火也应配合养血药，同时亦可加清胃之品，如竹茹、芦根。

胃痛之治，虽重在治肝，但胃毕竟是胃脘痛的病位，所以治疗上亦必须注意胃腑本身的通和，使胃气通和的方药以二陈汤为最佳，这在叶天士治胃脘痛的医案中可见其端倪。二陈汤具有燥湿化痰的功效，历来认为是祛痰剂的主方，若用于通和胃气，则用量宜轻，药物则常取半夏、陈皮，且二药同用，有降胃理气的作用。若阴虚火旺，则宜用玫瑰花、橘络，以免辛燥伤阴。

治胃痛须辨兼证

1. 兼饮邪，通阳与逐水并用

凡胃痛兼有饮邪留中者，症见胃痛绵绵，脘部痞胀，泛吐清涎，甚则脘部有辘辘之音，胃部有冷感，吐出清涎后，胃部痛胀得以稍舒。其中过饮生冷而成饮者，当以逐饮为主；胃阳虚而致饮邪者，当以温阳为主。以逐饮为主的治法，可用黑白丑、肉桂、沉香 3 味，以

3：2：1的比例，共研细末，每服1.5~3g。待水饮泻下后，胃痛即能缓解。继用通阳和胃，以资巩固，杜水饮之复生。以温阳为主者，仿仲景苓桂术甘汤之意，选用桂枝、茯苓、半夏、姜汁等。胃阳虚比较明显者，更用参、附、干姜。若饮停日久加草果、荜茇。总之治饮邪者，不离“通阳”二字。盖前者是间接通阳，后者是直接通阳法。若使阳气得宣，则阴霾自散，浊饮除则胃气自和。若饮邪之轻者，则为挟湿之象，常有胸痞，口腻不思纳谷，口渴不欲饮等，药用藿香、苏梗、生薏仁、川朴花、白蔻壳等芳香化湿。

2. 兼便秘，补虚与通腑参酌

六腑以通为用，以通为补，对胃脘痛更为合适。但应视人的体质和证之虚实而定。凡质壮证实者，可仿承气汤，用全瓜蒌、玄明粉，若舌黄燥，脘腹胀满拒按者，可加生大黄、枳实。若体虚胃气不足而便难者，可用当归建中汤。以胃脘痛属虚者，常治以小建中汤，若兼便难者加当归，以当归补血既可治其虚，又能润肠而通便。

3. 兼食滞，消食与健脾兼顾

食滞阻胃，使胃气不和而作痛，必须消导气滞，化滞常用保和丸作汤剂。若虚而食滞者，可在保和丸中加白术（名大安丸），亦消补兼施，标本同治之意。若虚多而食滞不甚者，可用小保和丸，即保和丸去半夏、莱菔子、连翘，加白术、白芍。若食滞化而仍不知饥者，可酌加生鸡内金粉2g，于饭前1小时吞服。此外，凡有食滞者，食化后，嘱患者务必节食，一定要“知饥而食，未饱即止”。俾胃气易复，不致再生食滞。

4. 兼痰浊，化痰浊不忘温阳

胃痛兼有痰浊者，常感胸脘满闷，或有气息不畅，舌苔白腻，状如胸痹者，可用瓜蒌、薤白、半夏、桂心等。盖痰浊内蕴，可使胸阳不振，而胸阳不振，痰浊亦势必难化，故用瓜蒌、半夏以化痰浊，薤白以通阳理气，甚者再加桂心。痰浊与胸阳不振又常互为因果，临证时当视其轻重，而决定化浊与通阳。

5. 兼吐酸，制酸须分寒热

吐酸一症，在胃痛中是较为多见的，有痛必有酸。但中医认为吐酸虽出于胃，但其本在肝，因肝在味为酸，故吐酸要在治肝。但吐酸亦有属寒属热之分，属寒者可用吴茱萸汤，属热者常用左金丸，或用瓦楞、牡蛎、鸡蛋壳、螺蛳壳、乌贼骨等，亦有良好的效果。用钙制酸有令人便秘的副作用，故必须配以润肠药，如杏仁泥、郁李仁等。

6. 兼吐血，止血慎防留瘀

胃痛而见出血，止血是当务之急，用仙鹤草、当归炭、阿胶珠等。但血止后每有留瘀之弊，故用止血药，须加参三七末冲服。参三七一药，近人张锡纯盛赞其功，认为其既能止血，又能活血，并有良好的止痛作用。若胃火甚者，用生熟大黄亦甚妙。

7. 兼中虚，补气建中最宜

胃痛属虚寒者不少，其治疗大法多用补虚温中。常用小建中汤或归芍六君子汤加减。用补药必须本着“补而勿滞”的原则。如用参、芪等补气，必佐少量陈皮、木香之类以理气；若用归芍补血，可稍加丹参以活血，且其有止痛的作用。

以上各种兼证，在临床亦常有并见的，如食滞与便秘，中虚挟湿等，故在辨证时，宜细询分析，治疗才能丝丝入扣，不致顾此失彼。

痛久入络，治宜活血化瘀

胃痛迁延日久，无论虚实寒热，都可致瘀，症见痛处不移，痛时拒按，嗳气难于缓解，舌有紫气，舌下紫筋明显。服用活血化瘀药疼痛控制尚不可骤然停用，必视舌下紫筋消失，方为瘀消之象。活血化瘀药，临床宜用五灵脂、乳香、没药、参三七等。五灵脂味甘性温，入肝经，通利血脉，散瘀止痛；乳香、没药祛瘀活血，止痛生肌；参三七止血活血止痛。其他如刺猬皮、丹参、桃仁、红花、赤芍、当归等，亦可选用。胃痛而致入络者，亦有虚实寒热之异，故单纯用活血化瘀尚不能根治，亦应区分其致瘀之因而分别施治，对此常参用叶天士的治法，取得较好的疗效。叶氏以蒲黄、五灵脂、桃仁、当归为基本方。如气滞而有瘀者，加川楝子、玄胡索、郁金、香附；脉虚（气虚）而致瘀者加人参、茯苓、柏子仁、茺蔚子；虚寒者加桂枝、炮姜、炙甘草、大枣；如体壮者则可选用虫类药；属热者加丹皮、赤芍。痛久入络，常是胃痛已有溃疡，用活血化瘀药后，能祛除溃疡部周围的瘀滞，从而改善血液循环，使新陈代谢旺盛，亦有利于溃疡面的修复。

夏度衡

疏肝清胃活血法，化裁肝胃百合汤

夏度衡（1912~1992），湖南中医药大学教授

治疗溃疡病曾分脾胃虚寒、肝胃不和、阴虚胃热、血瘀四证辨治。循其常法，选用古方，疗效总感不够满意，其中肝胃不和与血瘀二证难满意，其因何在？结合临床和前人有关论述，体会到：本病主要由肝、脾、胃，此病及彼，相互影响，使三者功能失常所致。治疗本病，不论何型，若只治脾胃而不治肝则行不通。

陈修园在论治胃脘痛的“百合汤”时指出：“久病原来郁气凝，若投辛热痛频增。”夏应堂在论“胃病治肝，本是成法”之后谓：“但治肝应知肝为刚脏，内寄风火，若一味刚燥理气，则肝木愈横，胃更受伤矣。”实属经验之谈。“用药避刚燥”是在前人的启发下，又经临床反复体验后，得到的治疗溃疡病的经验和体会，故拟疏肝、清胃、活血之肝胃百合汤（自拟方）治疗胃脘痛，药物组成：

柴胡 10g　黄芩 10g　百合（体虚者用 30g）15g　丹参 15g　乌药 10g　川楝子 10g　郁金 10g

肝胃百合汤药仅 7 味，却是取百合汤、丹参饮、小柴胡汤、金铃子散、颠倒木金散方意，筛选化裁而出。

方取丹参饮，不用檀香、砂仁；选小柴胡汤去半夏；取颠倒木香散，而不用木香。盖檀香、砂仁、法夏、木香均属辛温香燥之品，虽

能收到暂时止痛之效，但久用则症状反而加重。胃喜润而恶燥，肝宜养而不宜伐。香燥理气之品，有耗气伤阴之弊，伤肝碍胃，对于本病的治疗是不利的。气滞为本病之重要的病机。故取性平之柴胡，微凉之郁金，性寒之川楝，微温之乌药以疏肝解郁，理气和胃。乌药虽温，但不刚不燥，能顺气降逆，疏畅胸腹之逆气，与苦寒性降的川楝为伍，相互抑其弊而助其长，于气阴无损也。久病入络，气滞血瘀，络损血伤，故用丹参、郁金以活血通络，祛瘀生新。气郁久之化火，血瘀久之生热，故又取黄芩以清解肝胃之热。久病致虚，当以补之，但温补则滞胃，滋腻之药又碍脾，故重用百合、丹参清轻平补之品，以益气调中，生血，养胃阴。

本方既入脾胃，又走肝经，多方协调，不燥不腻，疏理调补，标本兼顾，不仅缓解病情较快，而且宜于久服，从而达到根治的目的。

目前，中医对溃疡病的辨证分型尚不统一，分型过多容易导致主次不分，从“治本”着眼，还是以分为肝胃不和、脾胃虚寒、胃阴不足三证较为适合。瘀血可作兼证处理。从江南地区所接触的病例来看，肝胃不和，气滞血瘀证尤为多见。其临床表现又每每寒热错杂，虚实互见，气血皆病。肝胃百合汤就是针对这一较为复杂的证型而设的。

随证加减：胃脘热痛拒按，喜冷饮者加蒲公英 15g；胃脘冷痛喜按，喜热饮者加高良姜 3~6g；嗳酸明显者加海螵蛸 10~12g，或牡蛎 15g；得碱痛甚者（少见）加乌梅，神疲、气短、乏力者加明党参 12g，怀山药 12g，黄芪 12g（常只取其中 1~2 味）；痛处固定，舌质见瘀斑者加桃仁，胃脘痛而大便色暗或如柏油样者加生蒲黄 10g；便秘者加火麻仁 15g；胸背胀或胸痛彻背者加九香虫 3g；胃脘挛急而痛者加白芍 15g，甘草 10g；上腹隆胀，呕甚，得呕则舒者加枳实 10g，白术 10g；胃脘热痛而又喜热饮者，宜寒温并用，加蒲公英 15g，高良姜 6g。忌酒、笋子。

某，男，37 岁，工人，1978 年 1 月 12 日就诊。

患者上腹部疼痛反复发作已 12 年，伴呕吐呃气，每经治疗稍得缓解。曾在长沙市某医院吞钡 X 线照片和胃镜检查，报告结果为："十二指肠球部溃疡、浅表性胃窦胃炎"。

1977 年 9 月以来，胃痛加重，尤以饭后和夜间明显，疼痛牵及背部，吞酸嗳腐，食欲减退，睡眠不安。多次服用治胃痛的中西药，痛无明显减轻，而来我院就诊。面色少华，语懒神疲，上腹部轻压痛，舌淡红，苔薄黄，脉沉小弦。用"肝胃百合汤"加味治之。

百合 15g　丹参 15g　柴胡 10g　黄芩 10g　乌药 10g　川楝 10g　郁金 10g　海螵蛸 10g　九香虫 3g

进 4 剂后，疼痛明显减轻，泛酸已止，睡眠转安。去九香虫、乌贼骨，加明党参 12g，白芍 15g，甘草 10g，20 剂。

1978 年 3 月钡餐 X 线照片复查：报告："十二指肠球部壁龛已修复"。6 个月后随访，病情未见复发，照常工作。

（金世明　整理）

谢海洲

木旺有虚实之别，临证勿一味伐肝

谢海洲（1919~2005），中国中医研究院研究员，临床家

脘痛一证，前人论之已详。其中尤以肝郁不舒而致横逆犯胃，气失和降之胃脘疼痛，更为常见。因肝属木而胃属土，木易克土也。因脘痛虽有各种原因，却多兼有肝气干犯，故有人将脘痛直呼为肝胃气痛，视舒肝和胃为脘痛之常法。而益胃养阴一法，治胃阴不足之证，虽为人所共知，然常易为人所忽视。于是凡胃脘疼痛之症，则多用疏利之剂，以为通则不痛，得效者虽有不少，用之无功或竟受其害者亦间或有之。殊不知疏利之剂多香燥之品，用于气滞气郁者固当；若胃阴不足者，愈疏愈燥，且用之过久，亦必伤其胃阴，岂非受其害哉。

如一杨姓男子，患胃脘疼痛 7 年，时发时止。近年来竟痛而不休，精神忧郁，甚以为苦。并见脘部堵闷，饮食欠佳，干呕嗳气，大便不畅，消瘦明显。其脉沉弦而细，舌苔薄，尖边红而有齿痕。前医叠进舒肝和胃理气之剂，未能得效，故来求诊。根据其脉症，若不加以辨析，似属肝胃不和，然肝胃不和有肝胃先后之别。肝先病者，肝旺则木来克土，而胃受其伐；胃先病者，胃弱则木来乘之，亦受其害。且在肝有虚实之别，在胃有阴阳之异。肝主疏泄，其气郁结可致木旺克土；然体阴用阳，阴血不足，不能涵养亦致木旺克土。是肝旺有虚实之别也。胃气主降，胃阳不足则和降失职；胃为阳土，喜润恶燥，胃

阴虚弱则失其滋润，亦致不和。是胃弱有阴阳之异也。患者久病，又屡进香燥疏利之剂，是阴愈伤而液愈亡。观病者体弱脉细，舌边尖红而有齿痕，大便不畅，俱属阴虚之象，奈何视而不见！若此，不养阴则难复胃降之和，非柔肝则不能涵其横逆之气，是当益胃柔肝，稍佐理气止痛，以一贯煎参叶氏抑木安胃之法出入。

北沙参 12g　石斛 15g　麦冬 9g　生地 20g　玉竹 9g　白芍 20g　山楂 24g　枳壳 10g　木瓜 10g　乌梅 15g　生甘草 6g　白蔻 6g

方中以沙参、石斛、麦冬、玉竹益胃养阴；生地、白芍和阴柔肝缓急。尤其是芍药，所谓泄土中木乘，合甘草缓急止痛之力更强。再佐乌梅、木瓜、山楂酸味之品，助酸甘化阴之力，叶天士谓乌梅“得少阳生气，非酸敛之收药”，木瓜“救胃汁以制肝”，用诸酸甘之剂，既可益胃之阴，又可缓肝之急，诚属一举两得。并用枳壳、白蔻两味气药，使补中能散，补而能通，补而能和。故服药 6 剂，诸症减而胃酸除，精神大振，饮食有增但尚不多，腹仍时胀，脉已转缓，舌已不红，为肝逆已除，土衰未复，胃阴渐生而脾气未运之候。遂转以香砂六君子健脾和胃以善其后。原方去辛燥之半夏，稍佐护阴之品，药用：

党参 10g　白术 12g　茯苓 12g　陈皮 10g　白芍 12g　香附 12g　枳壳 10g　玉竹 10g　砂仁 6g　生甘草 9g

3 剂诸症俱失。

胃脘痛虽为常见病证，治法甚多，但临证治之，或效，或不效，多为辨证欠明。本案前医用舒肝和胃之法，屡治不应，后改益胃养阴，柔肝止痛之法，两诊而瘥。可见脘痛一症，不可概以木克土三字统之，而木克土中，尚有脏腑阴阳气血寒热虚实之别，临证时需详为辨析，方能恰中病情。

（姚乃礼　整理）

洪哲明

痼疾非尽虚羸，九补不如一消

洪哲明（1903~1991），吉林名医，经方家

洪氏经过多年体验，认为胃脘久痛可攻者多，可补者少。久病胃痛，中焦气化失常，精微化源不足，故可见有虚象，但多由实邪内结脏腑气化失常而致，即使是脏腑虚衰，气化不及，痰水瘀血旋即内停，如是由虚致实，虚实夹杂。补则留寇而助邪，攻补兼施，亦有掣肘之弊，而攻逐可使病邪得去而元气自扶。尝谓：“九补不如一消”，实乃经验砺炼之谈。凡沉疴痼疾，疏其气滞，逐其痰饮，利其水湿，决其血瘀，俾阳气畅达，阴精敷布，脏腑气化，自复常度。

胃脘久痛之属痰饮水湿，其痛不著，而苔滑脉弦，治以控涎丹。

瘀血内结者，治以仲景下瘀血汤。

宿食内滞日久者，治以备急丸。

肝郁气滞者，治以四逆散；气逆用旋覆代赭汤。

例 1　李某，男，50 岁。

胃脘疼痛 5 年余，反复发作，或如针刺，或觉烧灼，食欲不振，倦怠乏力。叠经中西医治疗，病无缓解。某医院诊为“胃溃疡”，拟手术治疗，但因患者执意不肯而罢。近日发作，剧痛难忍，每每以头撞墙，痛苦异常，自觉周身发热，脉弦沉。此乃血瘀胃腑，拟活血化瘀。

川军 10g　桃红 10g　地鳖虫 10g　赤芍 10g　延胡索 10g　二丑 10g　干姜 5g　枳实 10g

服药 3 剂，瘀血由大便而下，疼痛即止。逾 20 年亦未复发。

“不通则痛”，洪氏认为久痛必是血瘀无疑。大黄主下瘀血，破癥瘕积聚，留饮宿食，荡涤肠胃，推陈致新；桃红、赤芍、元胡活血散瘀；土虫走窜，以行胃络之血结，枳实行气破滞；二丑消积散结。故瘀血得去，胃腑得安。

洪氏用下瘀血汤加茜草、丹参、红花、赤芍、干姜、当归，共为细末，名下瘀散，用以治疗妇科血瘀诸证，疗效颇佳。

对既有血瘀见征，又兼见脘痞者，洪氏每治以附子泻心汤。

张某　男，27 岁。因诵读帐目，心劳体倦，胃脘渐次不舒，痞满膨闷疼痛，食谷不化，腹泄，每曰登厕七八次，恶寒肢凉，汗出气短，病及 2 载叠治罔效。洪氏处以理中、四神等方调治半月，寸功未得。详询病史，胃脘痞满疼痛，心中烦热，先于腹泻，改用附子泻心汤通阳泻痞，服药后，脘腹作痛，继之下血紫暗，胃脘即舒，翌日腹泻亦止。嗣后洪氏常用附子泻心汤治疗胃腑血瘀。

考大黄,《本经》载“下瘀血、血闭，寒热，破癥瘕积聚，留饮宿食，推陈致新……调中化食，安和五脏”。附子,《本经》谓“破癥坚积聚”。附子合大黄，通阳化瘀，下气行结，并无伤脾败胃之弊。

洪氏还擅用备急丸。凡胃脘脐腹冷痛，苔厚，脉弦涩者，洪氏认为胃肠必有结滞，不问新久，只要正气尚支，常以备急丸攻逐积滞，泻利后再行调理，疗效确切。

例 2　刘某，男，30 岁。冬晨早起远行，进屋顷刻即进食黄米（粟米，极黏）饭，餐后即觉胃脘痞闷不舒，渐至疼痛，至月余，其病愈甚，不能进食。显系宿食停滞，投备急丸 5g。2 小时后，腹痛转剧，腹泻频作，胸脘乃畅，疼痛遂止，泻下秽物较多，内有一物如鸡卵大，外裹赤膜血液，破之，乃黄米饭团。复以益气健脾调理而安。

洪氏认为六腑以通为补，积滞荡除，气机得畅，胃肠疾病自然康复。洪氏常用巴豆7粒，大黄、干姜各25g，研末，米汤为丸，每用2.5~5g。巴豆峻烈，开通闭塞，攻关拔固，力过牵、黄；摧滞逐实，功胜硝、戟。干姜温中，助巴豆以祛寒；大黄荡涤肠胃，推陈致新，且能监制巴豆之毒。三药配合力猛效捷，《本草纲目》云："峻用则有劫病之功，微用亦有调中之妙"，乃消除胃肠积滞，调整肠胃功能的良方。洪氏晚年尤喜用备急丸，认为脘腹疼痛，食积寒凝，气血凝滞，尽可荡除，乃执简驭繁之策。

例3 李某，女，45岁。1960年12月2日诊。

胃脘痛十余年，每因进食生冷或恼怒抑郁而复发，吞酸嗳气，痞闷纳呆，屡治罔效。近半年疼痛发作频繁，剧烈，饮食日减，明显消瘦，有时大便色黑如漆，某医院怀疑为"胃癌"。近1月病势又增，胃脘胀满，攻痛不止，时有呕吐，以为不治。诊见：羸弱神疲，面色晦滞，苔白滑润，脉细涩。胃气失降，聚浊生痰，痰气交阻，胃腑血瘀痰瘀互结。虽羸弱神疲，亦不可滥用培补，唯逐瘀涤痰，方可和降胃气，正气尚支，但用无妨，投控涎丹1丸。

服药后，泻下稀水约一痰盂，且夹有红白秽滞之物。胃脘略舒，欲进糜粥，翌日又服控涎丹1丸，泻下已少，仅为秽滞之物。胃已不痛，胃纳亦增。十余日后，又觉胃脘满闷隐痛，再服控涎丹而解。嗣后，又间断服控涎丹约40丸，诸证悉除，身体康健。迄今二十余年，终未复发。

洪氏认为，胃脘久痛，痰瘀胶结者居多。肝气犯胃，气郁生痰；胃火灼津，则生热痰；食滞胃脘，有碍运化，亦可聚浊成痰，此皆实证。其缘于虚者，多为中焦阳气不足，水谷精微，化失其正，亦聚饮成痰。痰湿阻遏，胃络气滞，瘀血内阻，势必致痰瘀胶结。对于胃脘久痛，无论虚实，有痰瘀之见证者，洪氏皆用控涎丹攻逐。六腑以通为补，胃气得畅，则精微得化，痰病得愈。

运用攻逐法治疗胃脘痛，洪氏主张宜暂不宜久用，中病即止。不效者，调理一段时间，再用攻逐。若形气均伤，正气不支者不用此法。

对于攻逐之后，正气耗伤或身体素弱者，洪氏主张食养扶正补虚。每用糜粥调养，反对肥甘杂进，此深得仲景之奥，取其温养胃气以安谷。

（徐杰　整理）

范中林

太阳阳明证结胸

范中林（1895~1989），蜀中现代名医

钟某某 男，45岁。成都市某厂工人。有胃痛病史。月余前曾感受风寒，自觉身不适。面部及全身浮肿，皮肤明显变黄。胃脘及胸胁胀痛，大便秘结，曾按胃痛治疗，病势不减。1960年10月来诊。

一诊胸胁及胃脘疼痛，胸脘之间，触之微硬而痛甚，胸部如塞，呼吸不利，口渴不欲多饮，大便已三日未行。舌质红，苔白黄腻。此为太阳阳明证结胸，法宜泄热逐水，破结通腑，以大陷胸汤主之。

大黄 3g　芒硝 3g　甘遂冲服，3g　一剂。日分三服，得快利，止后服。

二诊服二次，得微利；三次后，得快利。胸胁及胃脘胀痛顿减，浮肿及余证明显好转。遂停服上方，少进清热、化湿之品，以善其后。约半月病愈。半年后追访，身体已康复。

《伤寒论》关于阳明一证，曾有太阳阳明、正阳阳明、少阳阳明之分。历代医家对此分类，见解很不一致。通常认为，正阳阳明，为阳明自病；太阳阳明、少阳阳明，是太阳或少阳误治而来；其胃家实则一也。但据范老临床经验：太阳阳明、少阳阳明，不经误治，亦可传经转实。本例太阳阳明证，未经汗下，故属未误治之传经。

（《范中林六经辨证医案选》）

黄一峰

调肝宣肺运脾，斡旋气机升降

黄一峰（1902~1990），苏州市中医医院主任医师

疏肝以燮理中焦气机升降

黄氏治疗胃病，比较重视疏调肝气，注意七情因素。肝主疏泄，关系到人体气机的升降与调畅。《素问·六元正纪大论》云："木郁之发，……故民病胃脘当心而痛。"木郁就是肝气郁结，这就是说胃脘痛常由肝气郁结，肝气横逆而发，叶天士指出，肝为起病之源，胃为传病之所。黄氏临诊用药应着眼于气机的调理，因气行则气血痰火湿食等邪皆能消散。如在治疗慢性胃炎或溃疡病时，症见胃脘痛，嗳气，嘈杂，吞酸，口苦，胸闷，舌红，脉细弦者，常用轻量川连（或龙胆草）、吴茱萸，一苦一辛，苦辛通降，借以泄木；用绿萼梅（或旋覆花）、青陈皮、白檀香、川楝子等疏肝气，或用良附丸之属。

例 1　陈某，女，36 岁。

胃病 10 年。痛无定时，劳累后疼痛加甚，近来消瘦明显，食欲不振，纳后脘胀，嗳气胸痞，偶有吞酸，舌质淡红，苔薄白微腻，脉象细弦。曾经胃镜检查："胃小弯可见圆形溃疡，表面被覆黄白苔，少许鲜血，边缘微隆起规则，胃体前后及胃窦部黏膜红白相间，胃窦部轻

度痉挛”。在胃小弯溃疡处及胃窦部取活检，病理报告为“慢性萎缩性胃炎”。病家平素寡言抑郁，审证求因，黄氏认为此情志不舒，木失条达，肝气侮脾，和降失常。方拟疏肝理气，苦辛泄降，先从气结治。药作：

龙胆草 1.5g　吴茱萸 1.5g　青陈皮 5g　绿萼梅 9g　制香附 9g　砂仁 2g　鸡内金 9g　乌梅 9g　白芍 9g　生紫菀 5g　刺猬皮 9g　麦芽 15g

服药 7 剂，脘胀胸痞顿减，继以调肝和胃连续治疗半年，症状基本消失，胃窥镜复查有所好转。

宣肺气以展舒脾胃气化

黄氏治胃病不仅是善疏肝气，降胃气，同时又重视宣肺气。他说：治肺以展气化，因肺主一身之气，气舒则脾运得健，胃气和降。《素问・至真要大论》：“太阴不收，肺气焦满，诸气膹郁，皆属于肺……”。因此宣泄肺气，伸其治节，是调升降、运枢机的一个方面。所以黄氏在治疗胃肠疾病时，常用紫菀配桔梗、前胡合牛蒡子等宣降肺气之品。

例 2　童某，男，46 岁。

胃病多年，经常胃痛，甚则牵引胸胁之间，咳嗽气逆，喜太息，嘈杂，大便干结，舌苔薄腻，脉濡软。经 X 线钡餐透视及摄片（摄片号 4891）：“胃呈瀑布型，胃内潴留液中等，胃窦部黏膜增粗”，提示胃窦炎。辨证为肝气不和，肺气不宣，胃失和降，浊滞内阻，拟予宣肺理气，消胀泄浊。药用：

生紫菀 6g　桔梗 5g　苏梗 9g　川楝子 9g　吴茱萸 1.5g　炙刺猬皮 9g　鸡内金 9g　瓜蒌仁 15g　山楂 12g　神曲 12g　良附丸包，12g

连服 7 剂，胃痛明显好转，胸闷胁胀顿减，继予原方加减，先后治疗3个月，X线钡餐透视及摄片复查“仅胃大弯侧黏膜纹理增粗，余无异常”，提示好转，症情向安。

升脾气以斡旋一身气机

东垣在《脾胃论》一书中，提出了“胃虚则脏腑经络皆无所受气而俱病”，“胃虚元气不足，诸病所生”的专论。故黄氏在治疗胃肠疾病中，也比较注重升发脾胃之阳。认为只有脾气升发，谷气上升，元气才能充沛，生机才能旺盛，阴火得以潜降。反之，则脾气下陷，元气耗伤，生机式微，清气不升，浊阴不降而成病，常见的有胃下垂、子宫脱垂、痔垂脱肛等症。方中常用升麻，乃宗东垣升发脾胃阳气，以斡旋一身气机，达到升降并举，相辅相成，促使阴阳和调，气化正常。

例3 崔某，男，37岁。

胃病10年。曾先后4次合并胃出血，平时吞酸多。近1个月来，嗳气连连，昼夜不已，胃痛反复而作，大便时溏时结，四肢欠温，舌苔黄腻，脉象濡软。X线钡餐检查（摄片号8669）：“胃呈低张型，小弯切迹位髂嵴连线以下约6cm，大小弯未见龛影，十二指肠球体变形，曲部无特殊”。

提示十二指肠球部溃疡，胃下垂。盖由脾阳衰弱，清浊相混，久痛又必入络，治法以升清降浊，温阳止逆，调中祛瘀。药用：

炙升麻2g　高良姜1.5g　制香附10g　制附片1.5g　公丁香2g　柿蒂3个　刀豆子15g　煅代赭石30g　五灵脂9g　沉香末冲，1g　肉桂末冲，1g　参三七末冲，2g

连服10剂，嗳气得平，脘痛渐减。再循原法图治，予以调气温中，消积化瘀之丁香烂饭丸，每日12g，丸剂缓图，以资巩固。

（马振华　黄继峰　葛惠男　整理）

顾兆农

肝郁血瘀

顾兆农（1898~1995），山西名医

王某 男，44岁，工人。1977年10月11日初诊。

胃脘疼痛十多年。初始冬春多犯，其后遇寒则发。去岁曾行胃肠钡餐造影检查，确诊为“胃小弯溃疡”。平时发病服用“胃得宁”、“普鲁苯辛”或“舒肝丸”、“附子理中丸”均有疗效。有时索性不药，其痛亦可自行缓解，1个月前因嗜食生冷油腻，致脘痛再发，选服上述诸药，无一有效。5天来，疼痛明显加重，每日大便3~4次，质薄色暗如黏油，曾呕吐2次，宿食中夹杂紫黑血丝。经门诊内、外科会诊，确诊为“胃小弯溃疡并出血”。建议其住院手术治疗，病家惧于开刀，欲先用药保守，特转诊中医。

面容瘦削，神倦乏力，近期胃脘疼痛频作，入夜尤重，时痛如锥刺，难以忍耐，以致彻夜难眠，病情剧烈时，常牵涉背部，稍进热饮每可使其缓解，纳谷欠馨，大便溏薄胶黑。查粪潜血：强阳性。近时偶而呕吐清冷残食，内杂多量紫黑血丝。舌苔白薄，脉沉弦。脉症合参，此乃阴寒内盛，涉迫其血。急止血止痛，助脾温中。

黄芪 24g　炒白芍 12g　炮姜炭 6g　大黄炭 9g　陈皮炭 9g　党参 15g　煅瓦楞子先煎，20g　蔻仁后下，6g　甘松 6g　甘草 6g

3剂。

二诊：10 月 14 日。服药有效。今晨呕吐少量宿食，内无血迹。2 天来，便色转黄，便质仍稀。昨查大便潜血：阴性。胃脘疼痛时轻时重，自感心悸头晕，胸腹常有冷感，多出虚汗，四肢欠温，进食甚少，食后上腹闷胀不适。舌质淡，苔薄白，脉虚弦。证属脾虚中寒，瘀血内阻。治以温中补虚，祛瘀止痛。

桂枝 10g　黄芪 20g　炒白芍 12g　附子 6g　炮姜 6g　炒山药 20g　炒丹参 12g　延胡索 12g　郁金 10g　党参 12g　甘松 9g　炙甘草 9g　大枣去核，3 枚

六诊：10 月 28 日。效不更方，一连数诊，上剂继用。

现进药 12 帖，胃脘疼痛大减，胸腹四末自温，精神见好，晚睡安稳。饥饿时胃脘隐隐作痛，得热食其痛即减，但入食稍多上腹即郁闷胀满。口淡无味，大便质稀，时心悸、汗出、短气。舌淡苔白，脉虚缓。证属中气虚损，脾土乏力。

治以健脾补中，扶土助运。

桂枝 10g　黄芪 20g　炒白芍 12g　炒山药 20g　党参 15g　茯苓 15g　炒扁豆打碎，15g　砂仁后下，6g　白术 10g　炒薏苡仁 15g　炙甘草 6g　生姜 3 片　大枣去核，5 枚

每剂药两煎相混，早、中、晚 3 次分服。

七诊：11 月 14 日。上药服后自感与病合拍，故自行连进其剂 10 帖。现纳食显增，精神倍加，胃脘疼痛全消，心悸、汗出、短气诸症尽失，大便自调，晚睡安稳。稍进凉硬饮食，上腹仍感闷胀不适，有时嗳气较多。舌色淡红，苔薄白，脉平缓，两关较弱。此脾气复而未健，应继建中之治，宜予丸剂缓图。并嘱：饮食规律，免进寒凉，自慎调养。

党参健脾丸早晚各 1 丸，连进 1 个月。

病人年后来诊他疾，询其前患治疗结果，欣告：胃脘舒适无恙，

4个月前曾行胃肠钡剂造影复查，结果：胃小弯龛影消失。

本案初诊，病势虽重，但辨证并不困难。论其病证，一在于瘀血内阻，二在于中虚停寒。细斟其临床表现，患者突出病苦乃为疼痛。就痛而论，其病位，定于胃脘；其病时，多发以夜；其病血色见紫黑；其病性，痛如锥刺，此皆瘀血作祟之明证。“初痛在气，久痛入络”，是疾延时已越十载，病患入络涉血则系必然。但瘀之所成，必有其因。病人面削神倦，纳呆便溏，呕物清冷，苔白脉沉，凡此诸症，皆示中焦气虚有寒也。气虚，血运无力而易滞；寒盛，脉络凝塞而不畅。血瘀斯证，即当由此而渐成也。

病理固如上析，药治似应从本，然应诊之急，在于呕红便血，刻下施治，自当让位于从标，故首诊与药温补止血。方中“三炭一瓦”——炮姜炭，大黄炭，陈皮炭，煅瓦楞子——乃经验配伍用药，凡脘痛兼见非暴性出血者，顾老恒以此为基方，依证灵活辅以他药，用之临床，屡收药下血止之效。然而，运用此方，有两点应特别提及：其一，“三炭一瓦”只适于出血偏于虚寒者，属实属热者，则非所宜；其二，炮姜用量在药效上非常关键，少时仅投2~3g，多时可增量四五倍，孰多孰少，全视中焦虚寒程度而定。案中用方，除“三炭一瓦”外，所以又加参、芪、芍、草以及蔻仁、甘松，其意全在助脾缓痛，增强止血之效。

二诊时，出血已止，急情暂缓，故断然更方从本论治，细斟投方之立意，其构思甚为周密。一用《伤寒论》理中汤（丸），温中祛寒，补益脾胃。所以取炮姜代干姜，念其血初归经，防其复出也；二用《金匮》黄芪建中汤，补虚培中，助气益脾。所以以炒山药代饴糖，念其常年纳呆便溏，取山药强脾止泻，应其病治所需也；三用延胡索、郁金合炒丹参、甘松，四味相配，不寒不温，化瘀同时行气止痛，此乃缓治中焦瘀痛之经验用药也。综上所述，顾老施剂乃集祛寒、助脾、化瘀于一方，且三方面药力相当，齐头并进。就本患证情而言，此实乃从本用治之良方也。

顾老治瘀，经验颇多。常谓：外伤之瘀多骤成，治应强剂速祛；内亏之瘀多渐得，治宜缓药消磨。若本属缓治之瘀，如急于求成而峻攻，其必先伤已虚之正而犯“虚虚之戒”。即使药后瘀证亦或见减于一时，但尔后其瘀必复成，且势更剧，此乃“攻瘀瘀愈盛”之所谓也。故凡缓成之瘀如位中焦，治用延胡索、郁金合炒丹参、甘松最为妥贴，只要假以时日，积累药力，其瘀自会消散无遗，万不可妄速破瘀而强行攻伐也。

本患治至六诊，中寒瘀痛均瘥，沉疴轻减过半，然寒虽消而虚未复，瘀虽去而脾未健。其心悸、汗出、短气，当责气弱固敛失权；口淡、便薄、腹满，乃系土虚运化无力。是时证见，纯虚无实，故随即更方黄芪建中汤合参苓白术散加减。黄芪建中汤益气补中，参苓白术散扶土助运，二方皆临床补益名剂，其药理无须详赘。但有一点应以提及，即每逢此情，顾老特别强调服药方法，常嘱患者：“两煎相混，日 1 剂，早、中、晚 3 次分服”，细究其理：“两煎相混”，可使药力均衡一致；“3 次分服”，可使药效平缓持久。其法实寓缓补之深意，有助于方药作用之发挥。临床上如乍遇虚不受补者，此进药之法则尤为适用，临证切不可谓其区区小事而轻视。

为巩固治疗之效，本案特以“党参健脾丸”善其后，并强调饮食自慎，终使十年痼疾，得以完全治愈。

曲某 女，32 岁，工人，1978 年 8 月 29 日初诊。

既往胃肠功健，食馨便调。去岁中秋嗜食生冷，食后上腹闷顿不适，次日又与家人口角，情怀压抑，气愤至极。盛怒之际，突感胸胁胀满，上腹憋痛，刻许，泛泛恶心，相继呕吐频作，先吐饭食，后出苦水。是时，适逢经期，经血亦或因此突然中止。病罢，胃脘不时隐痛，经常灼热反酸，月事3月不潮。后叠服调理冲任之剂，经事渐应期而至，但胃脘诸疾反见加重。近年来为是病四处求医，屡屡服药，治均罔效，月前行胃镜检查，确诊为“肥厚性胃炎。

面苍少华，精神尚可，常自感胃脘有物堆滞，阵阵隐痛，闷顿不适，每餐后上腹及两胁必现胀满，伴发嗳气吞酸，嘈杂烧灼，泛泛欲吐，当如进食生冷，或外受寒袭，或情怀不畅时，上述诸症随即增剧，时或呕吐酸苦清水，时或胸脘懊憹不可名状。纳谷无味，大便稀薄，小溲清白。舌苔白薄，脉左弦右细。脉症合参，此乃肝气横逆，侮脾犯胃，中气虚寒，建运不力。治宜舒肝调气，温中助运。

柴胡10g　桂枝12g　川芎9g　吴茱萸9g　黄连3g　炒白芍15g　陈皮12g　枳壳9g　佛手6g　甘草6g　煅瓦楞子先煎，30g　生姜3片

三诊：9月7日。上药合证，二诊继用。现连服6帖，其效颇著，胁脘满胀、嘈杂灼热感几去无遗，嗳气吞酸、时欲泛吐症消大半，脘部隐痛似有减轻，食后上腹闷顿感无大变化，便稀如故，3天来日行2次，口淡无味，小溲清白。

舌苔白薄，脉弦缓，左关无力。肝木渐疏，脾土虚寒。健脾温中，佐以疏肝。

党参15g　白术12g　茯苓12g　干姜6g　吴萸9g　黄连3g　炒白芍9g　桂枝9g　陈皮9g　柴胡6g　炒谷芽30g　炒麦芽30g　甘草6g

五诊：9月14日。上药3剂，隐隐脘痛渐失，泛吐吞酸全消。又进3剂，大便成形，食纳增多，现时感胃脘欠舒，饭后嗳气仍多。舌苔薄白，脉缓微弦。脾气初复，复而未健，继宜温补。拟予成药以缓图，并嘱其远生冷，免郁怒，自慎调养。

香砂养胃丸

早晚各服9g，连服1个月。

本病之发，首因恣进生冷，寒滞胃脘，中阳为其先伤。后因盛

怒，情志不畅，肝性继失条达，以致郁结之木气乘机侮其所胜，遂得斯证。是时，本应对证而药，土木并治，截其病势，惜患者漠于胃脘不适而专注月事之异，以致肝木郁愈盛，动辄横逆犯中。日积月累，脾土受克，渐乏升运之力；天长日久，胃气被伐，遂失和降之性，病势由微至深，沉疴渐积而成。

患者来诊之时，病程已至近载，就证情而论，既见肝气横逆，侮脾犯胃之脘痛胁胀，嗳气吞酸，嘈杂烧灼，又见中气虚寒，健运不力之惧食生冷，呕清便溏，脘闷纳呆。乍审其症，貌似乱杂，但参合舌诊脉象，细探病因病机，其患辨证尚非困难。正如顾老所说“凡肝脾失调，木土同病，其临床难事非系认病而全在药治”。古人对其证亦曾有“识证易而却病难”之谓。医者对此当有深知。

本案先后施服的两张汤药方剂，皆系顾老自制经验用方。首方舒肝解郁，温脾散寒，对寒滞中脘，肝气失疏，木土同病之证疗效显著；二方扶助中气，暖脾调肝，对土虚不运，脾虚生寒，木气轻滞之证颇具效应。前方用药重于开郁驱寒，力主逐邪；后方组剂着意补土助运，功偏扶正。顾老临床，凡遇肝强脾弱，木郁土寒之证，多以此两方为基础依情进退。本案用药即遵此递次进剂，先后服药仅 12 帖，便获除却近载沉疴之卓效。至于终末施药香砂养胃丸，乃系为巩固疗效而设。是时，“远生冷，免郁怒”之嘱，与香砂养胃丸之用，同为善后要事，临证自当特别强调。

关于吴茱萸、黄连之配用：此二药相配伍，名谓左金丸。《丹溪心法》原为清肝泻火而设本方，故黄连用量倍于吴茱萸，现顾老在方中异位君臣，重投吴茱萸而轻用黄连，使该方药性由寒转温，大殊于前。临床经验，黄连量如系吴萸三分之一，对治疗中虚有寒之脘痞吞酸、呕吐泛恶、嘈杂恶心颇有效应。故顾老常于组方之中，遵是量配此 2 味，以增强药力，提高疗效。

关于胃灼、吐酸之属性：胃灼常伴见吐酸。顾老认为：《素问·至真要大论》中虽有“诸呕吐酸，皆属于热”之论，然此论验之临床则并非尽然。凡胃灼、吐酸见于急病实证者，诚系“皆属于热”，而见之于缓病虚证者，反多属于寒，本案则为是。故临床切莫拘泥于古，而应结合具体证情，灵活治之。

关于寒化、热化之辨证：肝气横逆犯中，有仅扰害胃腑者，亦有侵侮脾土者。如单犯胃腑，因“气有余，便是火”，则病患多从热化；如克制脾土，因“土伤极，必损阳”，则证情多从寒化。热化常灼肝胃之阴，久之，必见津亏液乏；寒化易虚中焦之气，久之，必见脾弱土衰。故临床见遇此证，应时时把握病势，有识于未然。本案药治，显系指寒化之疾，如遇热化者，则另当别论。

（薛秦　整理）

李世平

察舌苔辨虚实，通壅塞理五脏

李世平（1925~ ），陕西榆林地区中医院主任医师

首重察舌验苔

胃脘痛以其属性而言，有寒证、热证及寒热错杂证之分；以虚实而言，有挟湿与无湿之别。阳明胃腑，多气多血，胃中气血挟邪气上潮于舌，则形成各种舌苔。古有“舌为胃镜”之语，故察舌验苔，是诊治胃痛之重要手段。概言之，有苔为实，主湿滞；无苔为虚，主阴亏。苔白主寒，苔黄为热。治疗用药，先以舌象为指导。若舌苔白厚，为寒湿阻中，当用苦温燥湿之品；舌苔黄腻，为湿热壅结，宜苦寒清利之剂；若舌苔黄白相间，为寒热错杂之象，多由腹部受寒或饮食生冷，阴寒凝滞，阳热郁遏，寒凝热郁，胃失和降致胃脘疼痛，其兼证寒热共有，治宜温凉同用，辛开苦降，以干姜黄连相伍；或用仲景半夏泻心汤。临床常见一种较特殊的舌象，舌质淡润胖大边有齿印，舌苔厚腻，黄白相间，或边白心黄（白底黄心），此时若用理气、活血、补虚、温阳诸法以求止痛，很难见效。若用一般祛湿之剂，舌苔常退而复生，病情反复。遇此舌象，常采用自拟藿香化湿汤，上中下三焦同治，意在热随湿去，寒随湿化，脾运复

而邪浊去，则病自向愈。该方上用宣降肺气之品以开通水源，如麻黄、杏仁、苏子；中用芳化、苦燥之品以醒脾健运，如藿香、佩兰、蔻仁、平胃、二陈；下用淡渗利湿之品以祛邪外出，如薏仁、滑石、通草。三组药物共合一方，虽嫌庞杂，便遇脾虚不运，寒、热、湿三气互结之证，必得此方之力，待舌苔渐退，方可另施他法。若舌面光滑无苔，为胃阴不足之象，临床少见，见则难治。需大剂沙参、麦冬之类久服以濡养胃阴，待舌苔渐生，病情方有转机，此时虽有胀痛，也慎用辛燥。

治痛应辨虚实

古人虽有“痛则不通，通则不痛”之说，但凡见胃痛者，不可一概使用通利之品，宜细审虚实，从本治疗。辨痛之虚实，总以柔软、喜按、痛缓者为虚；胀满、拒按、痛甚者为实。虚痛者，最宜温补，因气虚而寒生者，宜黄芪、桂枝之类；若阴虚而火旺者，宜养阴和胃，可用麦冬、玉竹之类。实证者，尤宜消伐，若攻撑作痛，痛而兼胀，此气滞也，可用柴胡、青皮、枳实之类以疏肝和胃；若瘀血刺痛不移者，宜当归、赤芍、元胡之类以祛瘀止痛；若突然疼痛，得热痛减，此寒客胃腑，阻滞气机，当以良姜、香附之类以温中行气；若胃脘灼热而痛，疼痛急迫，此郁久化热，肝火燔灼之故，当以栀子、丹皮、黄连、公英之类以泻火清热；若饮食积滞，胃脘胀痛拒按，宜莱菔子、槟榔、神曲、莪术之类消食导滞。总之，应首辨虚实，从因论治，而不拘疏利之法，才可获缓痛之效。

临证曾治一患者屈某，男，24 岁。患胃痛 4 年余，久治不愈，伴干呕气逆，饥而不食，大便干结，咽干口渴，曾服柴胡疏肝散而疼痛加剧，诊为阴虚胃痛，施养阴生津的养胃汤合芍药甘草汤加百合、苦参、枳壳等，服32剂，诸症渐减，食纳增加。后以原方加白糖参、莱菔子煎汁浓缩为丸善后，迄今胃病未发。

痛久须通壅塞

临证所见久患胃脘痛者，大多为气血壅塞，脉络痹阻。所以《临证指南》说："凡气既久阻，血亦应病，循行之脉络自痹，而辛香理气，辛柔和血之法，实为必然之理。"宗此法治疗胃脘痛时，在辨证选方的基础上，常加用验方五香丸，以通利气血之壅塞。五香丸由炒五灵脂、香附、炒牵牛子组成，用上药各10g作煎剂，治疗胃痛，取效甚捷，各种证型之胃脘痛均可运用。病程短者，单用该方即效；病久且症情重者，辨证选方加五香丸（汤）。其中香附辛苦，能散能降；五灵脂入血分，通利血脉；牵牛子主下气，除三焦壅结，以气药引则入气，以血药引则入血。三药同用，可使壅塞通利，经脉条达。牵牛子古今多认为有峻下之功，但经炒后入于汤剂煎服，用量不超10g，未见泻下作用。若以本品研末生用，入于丸散，则泻下之力强烈，需慎用。

李某 男，46岁。工人，1979年12月9日初诊。

患胃脘痛已5年，缠绵不愈，近因做工受寒，突然复发，痛剧而胀满，辗转不安，面青汗出，喜温喜按，伴泛吐清水，吞酸，肠鸣，大便干结，舌淡苔白腻，脉沉迟。证属中焦虚寒，气血壅滞。治以温中散寒，通利壅塞，选用桂附理中汤合五香丸加味：

肉桂10g 附子10g 党参10g 陈皮10g 厚朴10g 茯苓10g 炙甘草6g 枳壳10g 砂仁6g 蔻仁10g 木香10g 草蔻10g 沉香5g 延胡索10g 熟大黄5g 香附10g 炒牵牛子10g 焦三仙各10g 炒五灵脂10g

1 剂痛减，2 剂痛止。后以原方 3 剂量配为 15g 重蜜丸，早、午、晚各服 1 丸，开水送下，以图根治。

消胀先审病因

胃脘胀满，古称心下痞或心下满，满则近胀，但痞则不胀。凡有郁有滞而痞者，实痞也；无邪无滞而痞者，虚痞也。实痞实满者，可散可消；虚痞虚满者，宜温宜补。实胀乃气血、水湿、痰饮、食积等有形之邪阻滞于内，以致胃气壅塞，不能运行，留滞心下所致。因于食者宜消之，因于气者宜疏之，水湿中阻者宜利之，痰饮内停者宜和之，总之，使邪气有所出路。一旦邪除，胀满诸症必愈。虚胀乃脾不健运，升降失司，气机阻滞而成，治宜塞因塞用，以补为通。常用补中益气汤加木瓜、白芍、茯苓之类，使正气得复，虚胀自除，对此类病人须精心辨证，切忌妄投克伐燥利之剂，使虚者愈虚，胀者愈胀。而血瘀气滞，当分主次论治。

泛酸多责肝胃

酸味属肝，肝郁则侮其所胜，若乘脾土犯胃，临证多见吞酸频作，口苦胁满，舌苔黄，脉象弦等，为热为实，当辛开苦泻。若土败木贼，则吐酸清稀，口淡不渴，苔白脉濡弱等，为虚为寒，当养胃和中制酸。此类病人病程较长，须连续用药，以图缓功，以补中益气汤加紫苏、丁香之类，连续服用 1 个月左右，常可奏效。若频吐酸水，量多色淡，此乃胃有停饮，当用平胃散之类以温中除饮，若食少纳呆，可加神曲、麦芽、山楂之类以开胃消食。

治胃兼及五脏

胃脘痛虽属脾胃之病，但与肝脏关系最为密切，脾胃虚弱，肝郁气滞并见之证常有，所谓“土虚木贼”，常用补中益气汤合逍遥散加味治之：

党参 15g　白术 10g　当归 10g　白芍 10g　陈皮 10g　茯苓 10g　木香 6g　丁香 6g　紫苏 10g　半夏 10g　山药 12g　延胡索 6g　炙甘草 6g　莲子肉 10g　炙黄芪 15g　炙升麻 5g　柴胡 5g

上方验之于临床，往往不能尽如人意。细究之，由于拘于局部病理，忽视了脏腑间的整体联系。临证宗“治脾胃以调五脏，调五脏以治脾胃”之旨，用上方治胃脘痛时，凡兼肺气不宣，胸闷气促者，选加麻黄、杏仁、苏子、桔梗、前胡之类宣达肺气，以降胃逆；若兼湿阻中焦者，更应运脾除湿；若伴懊憹不眠，口苦咽干者，酌加黄连、苦参、蒲公英等清热之品，以降心火；若胃病日久，损及肾阳者，配用桂附八味丸、龟龄集之类，脾肾双补。

胃脘痛愈后，还须服药 1 个月左右，以资巩固，常用下列几方：脾胃虚弱而无湿邪者，黄芪、当归、党参、赤芍、茯苓、炙甘草；平素易于停湿而舌苔常腻者，二陈汤合平胃散加藿香、佩兰、蔻仁、薏米等，或用成药百补增力丹。同时特告此类患者，进食宜稠不宜稀，口渴时在饭后 2 小时饮热茶水，这样可避免“湿上加水”，热茶又能促进食物消化，利水除湿。

刘润坡

胃痛多郁，以通为顺

刘润坡（1923~　），天津医科大学附属医院主任医师

《丹溪心法》说："郁者结聚不得发越也，当升者不得升，当降者不得降，当化者不得化，此为传化失常，六郁之病见矣。"至于胃痛，主要是消化系统的传化失常，饮食停留，水谷不化所致，究其病因病机：

一是饮食不节。如暴饮暴食，或过食辛辣肥甘，食积不化，阻碍中气，升降失调，治宜消食导滞，使食积化，则升降自如。

二是情志郁结。肝气不达，横逆犯胃，胃不降浊，饮食停滞。治宜疏肝理气，和胃消食，使肝气条达，胃气得降，食积自化。

三是变证。肝气食积，郁久化热，变为热郁胃痛。治宜苦辛通降，理气导滞，使食积消，气机畅，郁通热自消。同时食积气滞，亦可阻滞血液运行，导致血瘀胃痛。治宜理气活血，消食导滞，使气血通，食积消，其痛自解。如病久不愈，饮食日减，气血化源不足，中气必衰，亦可变为虚寒胃痛。治宜温建中气，佐以消导，使中气健旺，则自身的消化功能增强，胃痛自愈，若纯用甘温滋补，终非良策。

食积胃痛：嗳腐吞酸，恶心恶食，脘腹胀满，大便不畅，舌苔厚，脉弦滑，以保和丸加减。

陈皮 9g　半夏 9g　茯苓 15g　焦三仙 30g　连翘 12g　香附 9g　砂仁 6g　延胡索 9g

如大便秘结者加枳实 9g；大便溏泻加白术（仿大安丸）9g；恶心呕吐加竹茹 9g，生姜 3 片；胃酸过多加瓦楞子 12g；泛酸有灼辣感加黄连 6g；胃痛怕凉者元胡改片姜黄 9g。

肝胃气痛：痛攻胁背，精神郁闷，嗳气不舒，大便秘结，脉弦细或滞涩，以柴胡疏肝散加减。

柴胡 9g　白芍 9g　枳实 9g　香附 9g　陈皮 9g　郁金 9g　砂仁 6g　焦三仙 30g

如口苦心烦者，郁金改延胡索 6~9g，川楝子 9g；嗳气不舒加乌药 9g；泛酸加槟榔炭 9g。

热郁胃痛：胃脘灼热，泛酸有灼辣感，口苦心烦，大便秘结。但本型有 3 种不同情况，选用方药各异。

1. 食积化热，呕吐酸腐，舌苔黄腻，脉弦滑数者，以丹参饮合保和丸加减。

丹参 15~30g　砂仁 6g　沉香 6g　陈皮 9g　焦三仙 30g　半夏 9g　茯苓 15g　连翘 12g　香附 9~12g　枳实 9~12g

2. 肝郁化热，烦躁易怒，吞酸吐苦，苔薄黄燥，脉弦数者，以丹参饮合金铃子散加味。

丹参 15~30g　砂仁 6g　沉香 6g　延胡索 9g　川楝子 9g　枳实 9~12g　香附 9~12g　焦三仙 30g

3. 热久伤阴，胃脘灼热，不思饮食，进食痛甚，心烦易怒，苔薄黄花剥，脉弦细数者，以丹参饮合百合乌药汤加味。

丹参 15~30g　砂仁 6g　沉香 6g　生百合 30g　枳实 9~12g　郁金 9g　乌药 9g　炒麦芽 12g　麦冬 12~30g

血瘀胃痛：其痛如刺，有定处，进食或入夜痛重，便黑，舌深红，少苔，脉滞涩，丹参饮合失笑散加减。

丹参 15~30g　砂仁 6g　沉香 6g　五灵脂 9g　郁金 9g　枳实 9g　大贝 9g　海螵蛸 12g　藕节 15~20g

如便血者加花蕊石 12~15g，地榆炭 12g；呕血加竹茹，白茅根 30g，三七粉（冲）3g。

虚寒胃痛：胃痛绵绵，喜热喜按，饥则痛，食则胀，舌质淡，苔薄白，大便溏，脉细或虚大，黄芪建中汤加减。

生黄芪 12~15g　桂枝 5~6g　白芍 10~12g　甘草 5~6g　生姜 3 片　大枣 4 枚　砂仁 6~9g　延胡索 6~9g　谷稻芽 12g

董晓初

脾胃即虚，难耐重剂 燮理升降，唯求清灵

董晓初（1901~1968），天津名医，临床家

董氏认为，胃病用药之原则，可约言为四字："清灵"、"升降"也。"清灵"者，其义有三：其一用药宜轻，张景岳责之李杲用药过轻，谓："五七分之参、术果能斡旋元气乎？"（《景岳全书》）实未明东垣用药之精义。脾胃既虚，运化力弱，重投补剂必有碍脾胃之运化，适得其反。不惟补剂如此，纵为实热之证，亦不可峻攻滥伐，须中病即止。苦寒清热之品，如黄连、木通、龙胆草等，有败胃气之嫌，其用量不宜超过 6g。行气药多辛温芳香而性燥，多用有耗气伤阴之弊，如木香、沉香、厚朴、枳壳之类，用量在 4.5g 以内为宜，且不可久用。消食化滞之品，如山楂、六曲、麦芽，用量以 10g 为度，过用之则克损胃气。其二动静结合，如益气之参、术、芪，宜配防风、陈皮，玉竹，宜配伍扁豆、葛根、升麻之流动，使之养胃阴鼓胃气滋而不腻。凡滞腻碍胃之属，如熟地、阿胶、血竭、乳香、没药之类，均所不宜。其三配伍灵巧，胃之病，寒、热、虚、实不难分辨，实者"承气"，一药可愈；虚者"理中"，数剂可安。然寒热互存，虚实并见，选用方药，孰轻孰重，最为关键。效不效常在一二味药之取舍，验与否多因一二钱之增减。

1963年孟春，患者李姓，男，43岁。素日胃气虚弱，旬日来因忧思嗔恚，胃脘隐痛时作，伴呃逆不止。某医以四君子汤加生赭石15g治之，药进5剂，胃痛减但呃逆仍作，而邀董氏诊治。董仍予原方，仅将赭石之量减为4.5g，1剂后痛止呃平。诸医莫不叹服而索其微义。谓曰："胃病用药最宜轻灵。胃气素虚，重用赭石必直抵下焦而呃逆不止。吴鞠通所谓治中焦如衡（《温病条辨》），并非仅为温病而言，凡中焦之疾，医者咸宜宗之。"

关于升降，胃居中焦，与脾以膜相连，若脾虚不能为胃行其津液则胃病；肝为刚脏，主疏泄，喜条达，若肝失疏泄，气机郁滞则木旺乘土也。胃病与肝、脾之关系最为密切，故"升降"者，即要降胃气，升脾气，调肝气，又维系阴阳气机之平衡。胃者，阳土，濡润以降，百合、石斛、麦冬、花粉之属；脾者，阴土，刚燥以升，党参、白术、干姜、炙草之类；肝者，主疏泄，枳壳、香附、乌药、沉香等品。俾气机升降有常，而胃气方得安和。

胃病的治疗，董氏以寒、热、虚、实而分治，以下分述之。

胃寒证：胃脘疼痛，绵绵不休，得温痛减。畏寒喜暖，喜按，得食痛减，或泛恶清水，舌淡苔白滑，脉沉缓无力。

偏气虚者，舌体胖嫩有齿痕。偏寒湿者，舌淡苔多厚腻。治宜温中散寒，佐以益气健脾。方用吴茱萸汤合理中汤加减。

吴茱萸3g　党参9g　大枣5枚　干姜3g　白术9g　桂枝4.5g　香附4.5g　荜澄茄9g

偏寒湿者，加附子6g，苍术9g，生薏苡仁15g。

胃热型：胃脘疼痛，有灼热感，泛酸，口臭，嘈杂，牙龈肿痛，大便秘结，舌红苔黄或黄厚，脉洪大或实而有力。

治宜清胃泻火。方用清胃散加减。

黄连3g　升麻1.5g　丹皮9g　生石膏15~30g　赤芍9g　佩兰9g　胆

草 3g　生甘草 6g

大便秘结者，加大黄 6g。胃出血者，加鲜茅根 30g，藕节 10g，广角 6g 或水牛角 30g。若无胃出血，也宜使用赤芍、丹皮等凉血之品。阳明乃多气多血之经，胃热则血分亦热，血热一清则胃热随之亦去。

若寒热夹杂，症见：胃脘隐痛，有灼热感，泛恶呕吐，胸脘痞满，舌红苔白滑，脉濡数。治宜寒热并进，辛开苦降。方用半夏泻心汤加减。

半夏 6g　干姜 6g　党参 6g　炙甘草 3g　黄连 4.5g　黄芩 9g　枳壳 4.5g　枇杷叶 9g

胃虚证：临床上分两种情况。

胃阴虚：胃脘隐痛，干呕呃逆，口燥咽干，大便干燥，舌红少津，脉弦细。治宜养胃生津。方用芍药甘草汤合百合地黄汤加味。

白芍 15g　炙甘草 6g　百合 15g　麦冬 15g　石斛 15g　沙参 15g　葛根 10g　玉竹 10g　黄精 10g　山药 15g　天花粉 10g

胃气虚：倦怠乏力，面色淡白，懒言嗜卧，四末不温，大便溏薄，小溲清长，胃脘绵绵作痛，纳食后则减，舌质淡白胖嫩有齿痕，脉虚弱或沉细。治宜健脾厚胃。方用黄芪建中汤加味。

炙黄芪 9~30g　党参 15g　白术 10g　炙甘草 9g　干姜 6g　红枣 5 枚　桂枝 6g　炒白芍 15g　山药 15g　莲子 9g　扁豆 9g　木瓜 9g

此型患者多因平素脾虚胃弱，运化迟缓所致。如便血者去桂枝、干姜，加炮姜炭 6g，赤石脂 24g，海螵蛸 30g，阿胶珠 9g。

胃实证：临床上可分 3 种情况。

血瘀痰凝：胃脘刺痛而闷胀，疼痛拒按，痛处固定，大便黏腻不爽，舌紫暗或有瘀斑，苔黄腻，脉沉弦或沉涩。治宜活血化瘀，消痰散结。方用失笑散合导痰汤加减。

蒲黄 9g　五灵脂 10g　藕节 10g　赤芍 15g　当归 12g　乳香 6g　没

药 6g　丹参 15g　延胡索 9g　枳实 6g　半夏 6g

若胃络损伤，吐血便血，加用三七粉 1.5~3g 或云南白药 1.5g，或百宝丹 1.5g 冲服。疼痛不止，可用枯矾 9g，朱砂 0.9g，共为细末，分为 6 包，每天早晚饭后各冲服 1 包，温开水送下。

胃之病，医籍多将瘀血列为其中之一型。但董氏认为，瘀血之胃疾多由痰热久瘀，胃络痹阻，血行瘀滞，日久而成。本型患者，舌紫暗或有瘀斑，而舌苔多见黄腻，故消瘀散结之品每宜选用。

枯矾，味酸、性寒，祛痰止血，收敛止痛。朱砂，味甘、性微寒，清热而止痛,《名医别录》谓其“通血脉”。

《本草纲目》引《摘玄方》，治男妇心痛，“朱砂、明枯矾等份，为末。”可见，二药止痛，收敛止血之作用，前人已予重视。遇胃痛剧烈，或出血者，每于方中配用，疗效甚佳。但朱砂不可久服，以防汞中毒。

气滞：胃脘胀痛或攻窜胁背，痛无定处，胸闷嗳气，纳呆，吞酸嘈杂，苔白而厚腻，脉沉弦。治宜疏肝理气，和胃止痛。方用柴胡疏肝散合左金丸加减。

柴胡 9g　香附 6g　川芎 6g　枳壳 4.5g　吴茱萸 3g　黄连 3g　川朴 6g　木香 6g　乌药 6g　大腹皮 6g　沉香 6g　陈皮 9g　路路通 9g　佛手片 9g　焦楂曲 9g

食欲不振，苔略厚或有黄苔者加炒莱菔子 9g，鸡内金；呃逆加丁香、柿蒂；呕吐加橘皮、竹茹、藿香、佩兰、杷叶。

此型患者，常因肝郁气滞，横逆脾胃所致。病虽属实，然无有形之邪可攻，故宜开之、散之，以化无形之郁结。

食滞：胃脘疼痛胀满，口苦且臭，饮食不进，嗳腐吞酸，大便干或呈不消化状，小溲黄，舌苔黄糙厚，脉沉实或沉滑。治宜导滞清胃。方选保和丸合四磨饮子加减。

焦楂曲 9g　炒莱菔子 9g　茯苓 12g　陈皮 6g　连翘 10g　藿香 9g　佩兰 9g　鸡内金 9g　沉香 4.5g　槟榔 9g

此型患者多因宿食停滞于胃肠所致。若大便秘结，腑实不通，胃气不降，可仿调胃承气汤（元明粉 10g，大黄 9g，甘草 6g）

（董建仁　整理）

郭贞卿

湿热瘀血胶结，治仿又可三甲

郭贞卿（1892~1983），女，四川名医

薛生白仿吴又可制三甲散，由醉地鳖虫、醋炒鳖甲、土炒穿山甲、生僵蚕、柴胡、桃仁泥6味药组成。薛氏将此方用于湿温证中，暑湿不得外泄，深入厥阴，引起络脉凝瘀，心主阻遏，灵气不通，而出现神识昏迷，默默无语，口不渴，与饮食亦不却等症候，进辛开凉泄，芳香逐秽之法俱无效者，用此方“破滞破瘀，斯络脉通而邪得解矣”。（薛生白《湿热病篇》34条自注）

薛氏方中桃仁、地鳖虫善破血行瘀，鳖甲、地鳖虫能软坚消癖，僵蚕、鳖甲消痰散结，甲珠是透达经络的要药，柴胡则疏肝理气，宣畅气血。整个处方性偏寒凉，味属咸苦，是一张逐瘀消痰、软坚散结的昆虫动物类通络方剂。早岁行医时，我按薛氏所叙之症运用，尚属应手，临证时间长了，逐渐体会到薛氏方对于痰热与瘀血胶结脉络，阻碍人体气机，有着较好的疗效。

胥某 女，27岁，农民。1973年8月初诊，胃脘部持续疼痛，拒按，不思饮食，心中烦热，时觉畏寒，已二十余日，形容消瘦，面色青白，语言低微，呻吟不已。妊娠7月，脉却弦数，左寸隐伏而涩，舌下金津玉液两穴处青筋显露肿胀，色紫黑，苔灰腻、微黄。属湿热痞结胃脘，挟瘀作祟。治以辛开苦降，佐以活血化瘀，用吴鞠通椒梅

汤加减：

乌梅 10g　白芍 10g　法夏 10g　黄连 10g　黄芩 10g　良姜 10g　枳实 10g　党参 12g　丹参 18g　花椒 20 粒　木香 6g　官桂 10g　乳香 3g　没药 3g　水煎服。

二诊，疼痛略减，寒热除，余症如前。攻邪即是保胎，亦如急下存阴，本属一理。宜继续用药，更进一筹。

栀子 10g　良姜 10g　香附 10g　丹参 15g　玄胡 10g　鳖甲 15g　甲珠 6g　地鳖虫 10g　柴胡 10g　桃仁 10g　没药 3g

水煎，少量频服。

三诊，疼痛大减，渐思饮食，脉诊仍不见胎脉，续服此方，小其制，减桃仁为 6g，丹参 10g，地鳖虫 6g，加煅牡蛎 12g 水煎服。

四诊，疼痛更减，发作之时亦少，昨夜腹胀骤加，以致不能入寐。滑利之胎脉已现，知其气道已通，气化欲行。灰黄之苔色已去，惟余腻象，今之胀者，乃欲行之气化阻于水气不通也，通之即快：

山楂 31g　莱菔子炒，10g　紫苏梗 10g　通草 6g　水煎服。

五诊，痛去胀止，大病去后顿感疲惫，拟用加味四物，一靖余氛，一养胎元。

当归 12g　川芎 10g　生地 20g　白芍 10g　杜仲 10g　川断 12g　黄芩 10g　芡实 31g　青果 10g　桑寄生 15g　菟丝子 12g

水煎服。

3 个月后，孕妇顺产一女孩。随访至 1981 年，身体健康，智力正常。

薛氏方中使用了昆虫动物类药物，这与相同作用的植物类药物有一定的区别。唐容川在《本草问答》中指出：

“草木植物也，昆虫动物也，动物之攻利，尤甚于植物，尤其动物之性本能行，而又具有攻性，则较之植物本不能行者，其攻更有力也。”因此，临床上用一般植物对症之药无效，但无弊，或有效不显著者，均可选加同类昆虫动物类药物治疗之。正如叶桂所说：“久则邪正混处其间，草木不能见效，当以虫蚁疏通逐邪”。

叶桂说：“非辛香无以入络。”而薛氏通络方却以咸味为主。对治疗痰瘀的药物来说，一般疏散开通理气，流畅和利血脉，咸味攻坚削垒，软坚散结消癖，较之辛味更有力于固结之邪。另一方面，叶氏又强调病情留伏较深，必用虫蚁搜剔，病情轻浅，多用行气活血之品，并认为虫蚁迅速飞走诸灵，能使血无凝着，气可宣通，可以松透病根，治疗一些干血、恶瘀结聚很深的劳伤血痹等顽固疾病。而虫蚁之品其味又以咸味为主，因此，我认为辛升咸降，辛散咸软，辛流气和血，咸软坚水消癖，在对痰瘀固结证候的治疗中，于咸味中佐以辛香，能有协同作用，既攻坚垒，又畅气血，对气机的恢复，痰瘀的排除，比单用咸味更能顾及周到。具体使用方法有两种：一是配伍以辛香之药，二是炮制，使之具备辛香，如酒炒地鳖虫、土炒穿山甲、炒香枳壳等。

《本草纲目》认为，穿山甲能消痈肿，排脓血。《本经》说：鳖甲“主心腹癥瘕坚积、寒热，去痞息肉、阴蚀恶肉”。僵蚕亦有行经散结的作用，陈源生老中医临床治验，用僵蚕配乌梅蜜制为丸，治各种息肉。一般来说，活血祛瘀和软坚散结的方剂，均有除旧生新的作用。对于攻坚破积、软坚散结、破血消癖，从而推陈出新的方剂的使用指征，我的体会是不能完全局限在视之有物、触之有形这个范围内，因为这里有个由量变到质变的过程。坚谓坚固，血有死血，络脉蚕丛而弥漫，痰瘀留于其中，亦是癖，也是结，胶结于细微曲折之处，就是坚。于此等症候，猛剂攻消无益，辛香疏散不易，唯宜用软坚散结，破血消癖，通络化瘀之剂缓缓图治，尚望络通，络通则气血流畅，气机、气化正常自能去旧生新。

（张斯特　张斯杰　整理）

夏仲方

寒热互结，半夏泻心

夏仲方（1895~1968），原上海华东医院主任医师，上海名医

沈某 女，44岁

1962年1月24日初诊：患者于1942年开始经常上腹痛，时发时好。1949年曾呕血及黑粪1次，但X线钡剂检查，胃肠系统未发现器质性病变。临床诊断为溃疡病。

1958年开始血压偏高，18.7/14.7kPa。1962年初胃痛厉害，胃中有灼热饥嘈感。饥而不能多吃，如饿时不吃就会心慌汗出，嗳酸不多，失眠，早晨有些小腿浮肿，肝区有时作痛，肝胁下1.5cm，肝功能正常。超声波检查肝脏无异常。脉沉弦，舌质偏红无苔。中医辨证肝胃不和，肝旺胃弱之故。拟方半夏泻心汤加味。

半夏9g　黄芩4.5g　黄连2.4g　太子参9g　茯苓9g　炒甘草3g　煅瓦楞子15g

7帖。

1962年1月31日二诊：胃痛易饥，胃中饥得食则安，但纳食不多，口干苦引饮，肝区痛，下午腹胀气，心跳，大便干，痔疮出血。脉沉弦，舌苔薄白而望之干，以其症状未见减轻，乃改给芍药甘草汤加味。

白芍9g　甘草4.5g　绿梅花4.5g　煅牡蛎15g　川楝子4.5g　白蒺

藜 9g　女贞子 12g

7 帖。

1962 年 2 月 10 日三诊：胃痛脘胀，大便日 3~4 次，质烂。便前腹下垂发胀。脉弦，舌正常。血压 16.0/10.7kPa。

根据脉症还属肝旺胃弱，再用半夏泻心汤加味治之。

半夏 9g　黄芩 3g　太子参 6g　高良姜 1.5g　川连 2.4g　炒甘草 3g　白蒺藜 9g　郁金 4.5g

7 帖。

1962 年 2 月 24 日五诊：自服半夏泻心汤以来，胃痛逐渐减轻，有时一二天不痛，肝区痛也减轻，还有口苦，大便日 2 次，舌正常，脉沉弦。血压 16.0/10.7kPa。仍予上方巩固。

本例胃痛出现在先，血压偏高发现于肝肿大、肝区痛之后，从临床辨证看来：肝大、胁痛，口苦干，脉弦，舌红无苔，血压 18.7/14.7kPa，可赅之为肝阳偏亢，肝阴不足，早已有之，肝气犯胃，待胃痛脘胀明显，大便初干后烂时，是脾胃虚寒已形成。前者热，后者寒，证情寒热夹杂，既要清肝又要和胃。

半夏泻心汤证的主要病机是寒热错杂，常用之治疗寒热互结，气滞于中，半夏泻心汤正适用于本例。半夏泻心汤适用于半虚半实，多用于急性胃炎、肠炎等症。上腹痞满为本方的主要适应证，肠鸣是次要的适应证。对舌质红或舌苔白腻或黄腻苔，口黏，嗳气，便溏均可应用。又妊娠恶阻也可运用。

（陈玉英　整理）

王任之

胃痛之通贵通阳，瓜蒌薤白半夏方

王任之（1916—1988），安徽名医

胃痛一症，历代医家多从肝胃不和、痰瘀湿阻、寒凝食积或中虚气滞、胃阴不足等入手辨治。先师认为该症实多虚少，病因多歧，表现各异。然挈其辨证要领，则胃阳与胃气郁遏是各证候的共同病理基础，而痰聚瘀阻、寒凝热郁、湿滞食积等只是其发展过程中的病理变化，故胃痛的治疗贵在于"通"。他对叶天士"痛则不通"之说至为推崇，指出"通之一法，各有不同。胃痛之通，贵在通阳。实则通而削之，虚则通而补之；寒则通而温之，热则通而清之。"因而临证恒取瓜蒌薤白半夏汤加枳壳作为基本方，以通胃阳，泄胃浊，使气血调畅，纳运复常，则其痛自已。

若痛之较甚者，加佛手柑、九香虫、甘松、煨川楝子、炒延胡索、红花、制乳香、制没药、五灵脂等行气活血以止痛；痛连胁肋者，加广郁金、姜黄、炒青皮、绿萼梅、白芍、大麦等畅气疏肝以止痛；痛而胀满者，仿丹溪越鞠丸，加漂苍术、制香附、炒川芎、炒神曲开郁消胀以止痛（莱菔根、陈瓢皮、制厚朴也常用）；痛而怕冷喜热饮者，加高良姜、制香附或干姜、荜茇、桂枝温中散寒以止痛；痛而隐隐缠绵不止者，加潞党参、炒白术、茯苓、炙甘草、扁豆、广木香补气益胃以止痛；兼有嗳气呕逆者，加旋覆花、代赭石、苏梗、沉香曲、降香、刀豆壳、枇杷叶降逆顺气，兼嘈杂泛酸者，取左金丸辛开苦降，加黄连、吴茱萸、娑罗子、瓦楞子、乌贼骨泄肝和胃；兼口苦咽干者，加蒲公英、黄连、竹茹等清泄苦降；兼食滞纳少者，加鸡内金、佩兰、陈皮、谷芽、白蔻仁化食和中；兼阴虚口干者，加乌梅、白芍、石斛、麦冬润胃养阴；有大便溏泻者，加煨诃子、石榴皮、山药以止泻；有便结者多用玄明粉，泻去胃中秽浊郁滞，恢复阳明通降之常。尚有经验断为胃下垂者，往往合用张锡纯之升陷汤，加黄芪、知母、柴胡、升麻益气举陷。

用药之时，先师总是谆谆告诫病者：此病贵在食养，勿暴饮暴食，勿时饥时饱，烟酒辛辣刺激之物宜避，再加持之以恒服药方可彻底治愈。

例1 曾某，女，47岁，1985年3月24日诊。1983年在某部队医院经胃镜检查确诊为慢性萎缩性胃炎。服中药近百剂，收效不著。刻则胃痛频发，脘胀（食后尤甚），嘈杂，嗳气，便秘。苔薄白腻，脉细弦。胃阳不展，腑失通降，姑以通阳和腑为治：

薤白6g　漂苍术6g　全瓜蒌9g　佛手柑3g　炒川芎3g　制香附10g　炒神曲10g　吴茱萸2.5g　黄连1.5g　炒枳壳4.5g　法半夏4.5g　九香虫4.5g　玄明粉冲服，4.5g

服上方7剂，胃痛消失，脘胀减而未已，大便畅解。上方减玄明粉、九香虫，加莱菔根、陈瓢皮各12g。续服7剂诸症悉去，宗原法加和胃之品调理以巩固之。

例2 谢某，男，62岁，1981年7月12日诊。胃痛迁延经年，近2年来发作频繁，钡餐透视示：胃及十二指肠球部溃疡合并浅表性胃炎。1981年3月因“消化道出血”曾住院治疗。刻诊：胃脘隐痛，灼辣吞酸，口苦咽干，不思饮食，便结难解。苔薄黄腻，脉濡小数。肝胃郁热挟瘀，腑气乖和，拟予清泄通降为治：

薤白 6g　竹茹 6g　吴茱萸 1.5g　黄连 2.5g　全瓜蒌 9g　白扁豆 10g　乌贼骨 10g　蒲公英 10g　炒枳壳 10g　制乳香 10g　制没药 10g　煨川楝子 10g　玄明粉 10g　鸡内金 10g　佩兰 10g　陈皮 6g　炒谷芽 2g

服 10 剂，再以香砂六君子丸善其后。

（海虹　整理）

刘志明

胃痛宜和法，半夏泻心方

刘志明（1925~　），中国中医研究院主任医师，国医大师

胃痛有急有慢。急性的胃痛有寒有热。如夏令受暑，易致热性胃痛；冬令受寒，易致寒性胃痛。暑令天热，饮冷过多，平素中阳不振者，痛亦属寒。热痛当清，如大黄黄连泻心汤；寒痛当温，如理中汤、附子粳米汤。至于目前临床常见慢性胃痛，则多属虚实相兼，寒热错杂，宜用和法，仲景甘草泻心汤甚为合拍。一面以甘温补益胃气，一面以苦辛通降胃腑。通补兼施而相互为用，胃气流通，则痛自止。

有些医家治胃痛习用木香之类，但香燥之药易伤胃阴，胃汁耗尽病必难愈。若果属寒滞，陈皮、砂仁、厚朴可用，亦应少量暂用。一般寒热错杂者，慎用为好，以免劫液伤阴。

寒热错杂证，仲景是归属于厥阴的。黄连、吴茱萸、白芍三味，叶天士治肝胃病最常用，能清能降，能散能养，肝胃同治，体用并调，肝热阴亏，胃热气逆者，用之最宜。

溃疡病和萎缩性胃炎，在西医虽属于不同的病，在中医却有相同的证，所以治法也就一样，正所谓“异病同治”。“萎缩性胃炎”常是胃阳不振，已见食少，腹胀，若再加清凉阴柔滋润，已惫之阳，岂不更伤！故不宜纯用养阴之法治之。

治脘痛，总的思想是护胃阴，保胃阳，使阴阳调和，通降复常，通则不痛。

例 1 杨某，女，42 岁，1986 年 5 月 8 日就诊。

去冬起胃脘胀痛，呃逆，泛酸，心烦，夜间烦热多汗，大便稍干，月经常后期，今已 4 个月未行，苔薄白，脉弦细。X 线钡餐造影发现十二指肠球部溃疡。

当归 9g 白芍 9g 太子参 12g 半夏 9g 黄芩 9g 吴茱萸 6g 黄连 6g 生甘草 6g 藿香梗 12g 扁豆 12g 砂仁 6g 生姜 3 片

5 剂，诸症减轻，又 5 剂诸症悉除。

此案和胃为主，兼予理肝。土病木乘非制木不能安土，非土强不能御风。太子参、甘草与半夏、砂仁合用，通补胃气。因热较甚，故更加白芍、黄连合黄芩清热养阴，不用党参之甘温，而取太子参之甘平。甘草用生不用炙，以免助热。郁热宜散，气逆宜降，故以吴萸、生姜夹杂之辛温，与芩连之苦寒，白芍之酸，泄热和阴，顺气降逆。另用当归合白芍调经，藿梗、扁豆化时令之暑湿。

例 2 袁某，男，52 岁，1986 年 5 月 15 日就诊。

胃痛 30 年余，近 3 个月来发作不止。胃脘胀痛牵及胸背，呃逆，纳差，畏寒，喜吃热食，口干苔黄，脉弦细。胃镜检查为萎缩性胃炎。

太子参 15g 白芍 12g 半夏 9g 黄芩 9g 吴茱萸 6g 黄连 6g 藿梗 12g 扁豆 12g 砂仁 6g 陈皮 6g 甘草 6g 生姜 3 片

5 剂胃中颇安，又 7 剂胀痛全止。上方为丸常服，巩固疗效。

此案胃寒，饮食喜热，均属寒象，却未加桂附干姜热药，反而芩连白芍清热，究其原因，就在口苦苔黄，显露热象，见寒而察热，虽有寒，热更重，又当夏令，故仍以清热为主。

（刘德麟 整理）

谢昌仁

苦辛通降，温运和中

谢昌仁（1919~2008），南京市中医院主任医师，临床家

胃脘痛按病理可分为三大类型：实证为胃气郁滞，失于和降。虚实夹杂证为中阳不运，胃气失和。虚证为脾胃虚寒，中焦失养。与此相应的三大治法，亦最为常用，且颇应手。

苦降辛通，调理中焦气机

实证常见胃脘胀痛，食后尤甚，纳谷减少，时而嗳气，或泛酸水，苔较厚腻。这类病人占胃脘痛患者的半数以上。

盖胃属六腑，以通降为顺，其位在中焦，又为气机升降之道，故治是病，总以"和降"为大法；"和"者调和，"降"者通降；药宜苦辛兼用，苦降辛通，以调畅气机，和胃降逆。方用加味连苏饮合黄连温胆汤加减。常用药物：

黄连　吴朱萸　苏梗　陈皮　姜半夏　茯苓　枳壳　甘草　炒竹茹

本方系常用之经验方。连苏饮出自《温热经纬》，再加入蔻仁、吴茱萸化成本方。方中黄连味苦，取其苦能健胃，味苦则降；吴茱萸辛苦温，可温中理气止痛，苏叶辛温，行气暖胃散寒；蔻仁辛温行气祛

寒止呕。此方药仅 4 味，总量不及 10g，只要证属气滞中焦，胃失和降，可根据偏寒、偏热调整药量，用之颇为应手。

黄连温胆汤中，二陈和胃化痰，且黄连配半夏又寓辛开苦降之意；竹茹清中除烦，降逆止呕；枳实下气行滞，更合黄连而苦降之功显著。

上述二方合参加减，苦辛并用，和胃降逆，屡施屡验。

本法加减用药：胃酸少加白芍，含戊己丸意；脘胀痞满，加全瓜蒌，寓小陷胸汤；肝胃不和，痛涉胁肋加柴胡、白芍，含四逆散；酸多加海螵蛸、大贝，即乌贝散；热灼气滞加青木香、蒲公英而成青蒲饮；疼痛明显加川楝子而成金铃子散；伴失眠加合欢花或皮、夜交藤、秫米，寓半夏秫米汤和胃安神；胃阴不足加沙参、麦冬、石斛，有养胃汤意；大便秘结加瓜蒌仁、火麻仁、郁李仁；脘痞烦热加栀子、黄芩，含泻心汤在内；兼血瘀加紫丹参、赤芍化瘀止痛。

青木香、蒲公英乃临证治疗胃脘痛实证之常用药，二药合用，有清胃理气止痛作用，对慢性胃炎确有实效。

温运和中，意在补中有通

虚实夹杂证亦较常见。症见胃脘隐痛，少食痛缓，多食作胀，泛吐清水，怯冷喜热，苔薄或腻，大便多溏。患者多因素体阳虚，寒从内生，加之饮食不调，过食生冷，饥饱失常，以致脾气不运，中焦虚寒，气机凝滞，疼痛因之而发。此时中焦虚寒为其本，气机凝滞为其标。治疗上，倘一味补中，则壅滞气机；过用疏利，又损伤正气，只能亦补亦通，补中有通。拟温运和中之法，即温阳、运脾、和胃，寓通于补之中，使中焦之虚寒得以温煦，凝滞之气机得以宣畅。阳气振奋，阴霾乃除；气机畅达，疼痛始消，脾胃之功能亦随之恢复。主要方药为香砂六君汤加味：

木香　砂仁　太子参　炒白术　茯苓　甘草　陈皮　姜夏　佛手片　刀豆壳　延胡索　煅瓦楞

方中香砂六君为健脾和胃降逆行气之剂，再加上佛手片、刀豆壳、煅瓦楞理气和胃；玄胡止痛，共奏温通和中，理气止痛之功。

加减运用：寒甚加炮姜、香附、苏梗；胁痛加郁金、枳壳、芍药；嗳气多加旋覆花、代赭石；泛酸加乌贼骨、大贝；舌苔厚腻加焦楂、神曲。

甘温补中，治虚而能缓急

甘温补中法，适用于中焦虚寒证。症见胃脘隐痛，空腹时甚，得食则缓，喜热喜按，时泛清水，便溏怕冷，四末欠温，面色萎黄，神倦乏力，舌淡苔白，脉细无力。这类患者因脾胃虚寒，中焦失于温养，故用甘温之剂，补虚缓急。

临证选黄芪建中汤作为主方，药用：

炙黄芪　炒白芍　炙桂枝　炙甘草　海螵蛸　陈皮　延胡索　煨姜　大枣

加减法：阳虚加熟附片；血虚加当归；气虚加党参或姜半夏、瓦楞子；便溏加白术、茯苓；便黑加侧柏炭、地榆炭、阿胶珠；虚脱加龙骨、牡蛎。

护膜止血，有益溃疡愈合

胃病患者出血，有吐血与便血之不同，以便血为多。吐血多由肝郁气逆，木火乘胃，久痛伤络所致。常用疏肝降气和血之剂，主要药物有：

当归　赤白芍　郁金　桃仁　焦山栀　丹皮　牛膝　炒生地　侧柏炭　三七粉

倘胃阴已虚，耗津伤络的吐血者，宜急调胃阴，可免升逆。主要方药有：

沙参　麦冬　五味子　石斛　玉竹　白芍　扁豆衣　茯神　阿胶

倘胃阳已虚，纳少自汗者，须扶胃阳以养心脾，主要方药有：

当归　白芍　太子参　茯苓　炙甘草　陈皮　炒枣仁　黄芪　侧柏炭　海螵蛸

便血多属脾胃虚寒，气不摄血。常以益气护膜摄血法治之。常用方药有：

党参　黄芪　炙甘草　白芍　当归身　海螵蛸　地榆炭　槐花炭　阿胶　煅龙骨　煅牡蛎

在临床中另有两方以治疗胃病出血。

一是溃疡止血粉：

海螵蛸 3 份　白及 2 份　参三七 1 份

合制共研极细粉末，每次服 5~10g，每日 2~3 次，温开水和服。具有收敛止血，活络化瘀，制酸止痛，生肌护膜之作用。但需研成极细药粉，不能稍粗，此方不但治溃疡病出血，而对胃黏膜经常出血者亦有佳效。

海螵蛸 40g　浙贝母 10g　沉香 3g　坎炁 5 条　参三七 8g　紫丹参 12g　茯苓 15g

共研极细末，餐前 1 小时服，每服 3~5g，温开水送下，此方不但能和胃止痛，护膜止血，且能愈合溃疡创面，多次应用，实有佳效。

颜亦鲁

胃脘久痛，治从热瘀

颜亦鲁（1897~1989），孟河名医，颜德馨大师家严

消化性溃疡脘痛日久，不可俱谓虚证，临床上属实者也复不少。其为实证者大致有两类。一类为日久化热。朱丹溪云："治心胃痛当分新久，若初起因寒因食，宜温散久则郁而生热，热久必生火，若用温剂，不助火添邪乎？"故古方治久胃痛多以山栀为向导，旨意深远。太夫子马培之则喜用姜汁炒山栀，引药入胃，其效颇捷。临床治胃痛之有热灼感者，喜用蒲公英，有异曲同工之妙。曾以蒲公英一味制丸治疗溃疡性脘痛，颇有临床效果。有长服至2月以上者，其病若失。民间单方用生山栀15只，连翘炒焦，与川芎3g，生姜汁5滴，水煎服，可使胃痛迅速缓解。

另一类为久痛必瘀，常习用小瓜蒌1只，红花2.4g，炙甘草6g，水煎服治疗。方中瓜蒌、红花宣化瘀浊，辅以甘草缓中止痛，临床用之颇验。疼痛顽固者，加上醋炒五灵脂以增强活血止痛之功，效果更佳。有时还配合散剂止痛，如五香散（沉香、降香、木香、檀香、乳香等份，共研细末）3g，日2~3次。

然治脘痛兼食入运迟者，亦非顺气利气所可全效，其中尚多因脾胃之升降失职所引致者，一般可加枳壳、桔梗，或以旋覆花与炒升麻同用，皆能应手而效。吞酸虽有寒热虚实之分，皆以左金丸、乌贼骨为主治之，虚者以益智仁制酸亦验。

戚景如

治痛气为主，肝郁取阳明

戚景如（1915~？），南京铁道医药大学主任医师

胃脘疼痛之病因，在于胃气郁滞，升降失常，而胃气郁滞可由肝郁、血瘀、寒凝、湿阻、气虚、阴亏等引起，故治法首在审因，不可拘泥一方。

治痛之要，理气为主

胃为传化之腑，只有通降不息，才能奏纳食传导之功，若邪气盘踞其中，气机升降失常，胃气阻滞，不通则痛。单纯的胃气阻滞症见胃痛且胀，胀甚于痛，欲嗳气而不得，治此常用白豆蔻2粒嚼服，其痛每能于得嗳气后缓解。此外，肝胃气滞疼痛较为多见，症见胃痛且胀，攻痛连胁，嗳气频繁，治宜疏肝和胃，常选用四逆散、五磨饮，或《张氏医通》沉香降气散化裁。常用药物：

柴胡5g　枳实10g　木香5g　白芍10g　甘草3g　郁金10g　沉香5g

例1　陈某，女，47岁。

胃痛起于1979年患肝炎后，脘腹胀闷作痛，痛引右胁，食冷物及愤怒后则剧，以得嗳气为舒，善太息，口微渴，舌淡苔薄白，脉弦细。肝气横逆，木克胃土，肝郁胃滞，不通则痛。治以

调和肝胃。

柴胡 5g　枳实 5g　木香 5g　沉香 5g　白芍 5g　陈皮 10g　延胡索 10g　炒麦芽 10g　白豆蔻 3g

药后痛止胀轻，继续调治 1 个月，病情稳定。

肝郁日久，当取阳明

肝郁犯胃，克伐日久，胃气必虚，若投以疏肝之剂不应，则当以补中为主。此类患者既有胃脘胀痛，牵及两胁，每因情志忧郁加剧等肝胃郁结之象，又有胀痛日久不愈，喜按，食少，神疲乏力等中虚之证。故古人有“治肝不应，当取阳明”之说，常用六君子汤合当归芍药甘草汤以补中抑木，每能见效。常用药物

党参 10g　白术 10g　当归 10g　茯苓 10g　白芍 10g　木香 5g　砂仁 3g　甘草 3g　陈皮 10g

例 2　刘某，男，37 岁。门诊号：58142。初诊日期：1982 年 3 月 4 日。

胃脘胀痛已近 5 年，胃镜诊断为慢性浅表性胃炎，先后服连苏饮、温胆汤、柴胡疏肝饮等方药，但胃痛仍时有发作，痛无规律，牵及两胁，按之则舒，面黄神疲，心烦易怒，后脑作痛，夜寐欠佳，舌红苔薄白，脉缓而软，关部小弦。肝木伐胃，中气受损，治肝不应，当取阳明。

太子参 10g　茯苓 10g　山药 10g　当归 10g　白芍 10g　陈皮 10g　酸枣仁 10g　夜交藤 15g　白芷 5g　甘草 3g

5 剂后，胃痛发作次数明显减少，夜寐较安，原方去酸枣仁、夜交藤，加白术 10g、砂仁 3g，调治 2 个月，胃痛消失。

寒湿壅遏，温散当先

寒湿内侵，或过食生冷，阳受湿困，皆令胃气不展，气血郁结而致疼痛。症见疼痛较剧，喜暖畏寒，得温则舒等。湿郁胜者，用平胃散加肉桂以鼓阳，消除阴霾，常用药物：

苍术 10g　厚朴 5g　陈皮 10g　肉桂 3g　甘草 3g

寒邪明显者，则以上好肉桂、沉香等份为末，每次 0.6g，开水送服，1 日 2 次，效如桴鼓。如疼痛剧烈，痛热彻背，可加《金匮要略》薏苡附子散以缓急止痛。

例 3　周某，女，38 岁。

食后脘痛 1 周，胃镜检查：浅表性胃炎活动期。疼痛且胀，食入尤甚，四肢困倦，白带绵绵，舌苔白腻，脉濡。

湿邪气阻，中运失健，以致食下即痛。治宜化湿理气。

苍术 10g　陈皮 10g　苏梗 10g　藿香 10g　枳实 10g　炒楂曲 10g　炒麦芽 10g　制川朴 5g　肉桂 5g　木香 5g　沉香 5g

5 剂后，胃痛缓解，食欲好转，腻苔渐化。上方去木香、肉桂改为 3g，加薏米 15g、茯苓 12g，1 周后胃痛止，精神佳，舌苔转白，改用香砂养胃丸善后。

久痛入络，治以化瘀

胃为多气多血之腑，初病在气，久病入血，血瘀于胃，则疼痛固定，痛如针刺，间或吐血、便血，舌质紫暗。当以活血化瘀为法，常选用丹参饮加减，常用药物：

丹参 10g　檀香 3g　砂仁 3g　元胡 10g　郁金 10g

若兼有寒热之邪，或气虚者，当随证配伍。

例 4 范某，女，24 岁。

胃痛反复发作已逾 10 载，胃镜检查诊断为慢性浅表性胃炎，服用四磨饮子、理中汤、益胃汤等方药，效果均不明显，疼痛阵发，痛如针刺，终日不知饥饿，心中悸动不宁，舌苔薄白，脉小弦。气滞日久，久病入络，瘀凝阳明，则脘痛不已，法当治瘀。

丹参 10g　白术 10g　枳实 10g　白芍 10g　延胡索 10g　檀香 5g　肉桂 5g　木香 5g　砂仁 3g　甘草 3g

药后胃痛见减，但少有呕恶，上方去枳实、白术，加桃仁、姜半夏各 10g。5 剂后，胃痛平，呕恶止，上方加减调治。

不荣而痛，通补相兼

脾胃虚弱，气机升降失调，郁滞自生，虚而有滞，不荣则痛。症见胃痛隐隐，善食喜按，劳则更甚，仿小建中汤、理中汤，用桂枝、干姜等品辛散之理中，通补相兼。痛久不愈，或过食辛燥，耗气损阳，致胃气虚弱或脾胃虚寒者，可用四君子汤、小建中汤化裁，每加辛温的陈皮、甘松、木香，甚则用附子等温通佐之。常用药物：

桂枝 5g　白芍 15g　甘草 5g　太子参 10g　白术 10g　木香 5g　甘松 10g

例 5 韦某，男，49 岁。

胃脘反复疼痛十余年，近日发作，痛势隐隐，喜按喜暖，嗳气不断，矢气亦多，纳谷不香，舌淡苔薄白，脉小弦。久病伤胃，阳气受损，不能消谷，气机郁滞上逆，先以补中镇逆，投以旋覆代赭汤加减。5 剂后，嗳气已除，食欲渐增，转以补益脾胃，以固其本。

党参 10g　白术 10g　茯苓 10g　半夏 10g　干姜 5g　木香 5g　陈皮 5g　甘草 5g　大枣 3 枚

药后痛止纳增，继续调治 1 个月，胃痛未作。

液涸气滞，酸甘为法

胃为水谷之海，必得阳气温煦，阴血滋濡，方能磨化水谷。若胃阴匮乏，津液干涸，则胃气滞涩，升降不利，亦可致痛。其症为胃脘烧灼隐痛，心下嘈杂，嗳气泛恶，口渴欲饮，纳少便干。《临证指南》谓："阳明燥土，得阴自安"，故习用大剂芍药甘草汤为主方，取其酸甘化阴，缓急止痛，并佐以生津、理气之品，循序调理，多有效应。常用药物：

白芍 20g　甘草 5g　沙参 10g　麦冬 10g　川楝子 5g　乌梅 5g

例 6　刘某，女，44 岁。

胃脘疼痛多年，胃镜检查诊断为慢性萎缩性浅表性胃炎急性活动期，伴肠上皮化生。患者形体瘦削，面色青灰，胃脘灼痛，得食加甚，喜进酸味，口渴，便干，舌红苔薄白少津，脉细弦。为胃阴不足，气机不畅之证，治以滋胃顺气。

白芍 20g　甘草 5g　沙参 10g　麦冬 10g　石斛 10g　生山楂 10g　枳壳 10g　五味子 5g　乌梅 5g　川楝子 5g

药后胃痛渐止，继续上方加减调治 1 年，诸症消失，食欲如常，体重增加。胃镜复查，急性活动期已控制，尚有少量肠上皮化生。随访 5 年，疗效巩固。

（颜乾麟　整理）

陈耀堂

慢性胃炎及溃疡病辨治琐谈

陈耀堂（1897~1980），原上海中医药大学附属龙华医院主任医师

先父耀堂公治疗十二指肠球部溃疡，因其腹痛喜按，得食则减，受寒则发，苔多薄白，舌质偏淡，故认为多属虚寒，以黄芪建中汤为主治疗，并重用肉桂，多能获效。对胃溃疡之属于虚寒者亦可用之。但胃溃疡合并慢性浅表性胃炎者较多，口苦舌干，苔多薄黄或黄腻，脘痛绵绵，迁延时日，则久痛入络，不可用黄芪建中汤，常用方为：

苏梗 9g　白芍 15g　川楝子 9g　炙甘草 9g　制香附 6g　全当归 9g　川贝母 6g　旋覆花 9g　煅瓦楞 15g　半夏 9g

偏寒加高良姜 4.5g，吴萸 1.5g；偏热加川连 3g，姜山栀 6g；吐酸水加左金丸 3g，乌贼骨 12g；便秘加麻仁 12g，望江南 15g；纳呆加鸡内金 9g，谷麦芽各 15g，苔腻加川朴、茅术各 9g，有瘀加乳没各 4.5g，失笑散 12g，包煎。

此外，对消化性溃疡的疼痛，常用乳香、没药，通过反复精制，研成细末，装入胶囊，每次服 3~5 个，对止痛有良效。但此二药内服时必须去除杂质，效果才好。在消化性溃疡治愈后，应防其复发，可用黄芪建中汤巩固一段时间，也可不服药，而以谷肉蔬菜，食养尽之。消化性溃疡不宜吃酸物，故过酸的水果、酸梅汁均不宜。食物应“热勿灼灼，寒勿沧沧”。平时宜多食粥，用糯米及山药粉煮粥常服有

效。凡嘈杂善饥者，可用黑枣蒸熟，每次嚼服 5~6 个即可。

临床治消化性溃疡基本按照上述处方加减，但方中白芍与甘草用量均偏大，需用 15g，炙甘草有时用至 30g，取甘以缓之。也曾单用甘草流浸膏治消化性溃疡获效。但如用量过大有水肿或高血压出现时，可以加茯苓、泽泻以利水排钠，即可防止。对溃疡病之疼痛剧烈者，常加乌贝散（乌贼骨 80%、川贝母或大贝母为 15%、甘草 5%）研粉吞，每次 4.5g，每天 3~4 次，常有效。胃气宜降，故方中常用旋覆花和代赭石，尤其是代赭石的止痛作用甚好，机理不明。曾对某些病人有意识地在一基本方中加或不加代赭石，其止痛效果大异。有时用鸡蛋壳，煅后研末，吞服 3g，制酸止痛作用也佳。另外加红木香等份，共研细末吞服也可。

对胃镜检查见有十二指肠内容物反流者，示胃降失和，宜在方中加入生大黄 3g 或制川军 6g，以助胃之通降，常能取得较好疗效。尤以胃窦炎病人，由于胆汁反流而破坏胃的黏膜屏障，常使胃窦炎迁延难愈，如能使胃之通降功能恢复正常，则胃窦炎即不难恢复。

对慢性萎缩性胃炎之辨证，则以虚证或虚中夹实证为多，舌苔黄腻者不多，部分可出现剥苔，故常以四君子汤加石斛、麦冬、生地、山药之类以益气健脾，养阴生津；胃酸不足者常加乌梅肉、木瓜。木瓜一味，叶天士常用作生津开胃药，在临床用之，对胃纳极差者，配以鸡内金、谷芽，对增加食欲有很好的作用。有部分慢性萎缩性胃炎系由自身免疫所致，血化验常有抗壁细胞抗体，对此应重用活血化瘀，常习用王清任之血府逐瘀汤加减常服，有部分病例可见病变停止发展，血中抗壁细胞抗体消失。

此外，对于胃黏膜活检病理检查发现有“肠腺上皮化生”之病例，在方中常加入白花蛇舌草、土茯苓各 30g，3 个月后复查胃镜时，常可使 1/3~1/2 病例的肠腺上皮化生消失。

（陈泽霖　整理）

何　任

治疗溃疡病，必先调肝胃

何任（1920~2012），浙江中医药大学教授，国医大师

消化性溃疡在许多情况下，可归属中医肝气犯胃范畴。其临床症状可见胃中嘈杂、灼热而痛，伴两胁痛或胀，性情暴躁，不思饮食，嗳气吞酸，口干咽燥，干呕呃逆，唇红，舌红少苔甚则光剥，脉细数等。肝气之所以犯胃，往往与肝阴不足有关。导致肝阴不足常见有几种情况：其一，肝气郁而化火伤阴；其二，过食辛燥之品；其三，肝血虚进一步发展；其四，肾阴亏损引起，即水不涵木。由此而肝失柔和之性，疏泄不调，从而横逆犯胃，造成胃脘疼痛。临床上还往往因情志刺激和过度劳累而发作，可见其病本为肝体失涵而肝用失调。

在施治上肝胆实火犯胃，可用辛散和苦辛药物，然而肝阴不足，肝气、虚火犯胃不能用此法，否则更伤阴液，倍伐肝气，必须柔其本而制其刚，一贯煎为其理想方剂。方中生地、枸杞子补肾，即“虚则补其母”；肝体不足，肝用偏颇，当清金以制肝，用沙参、麦冬、当归补血，川楝子以制肝气之有余，使肝体得柔，肝用不悖，胃腑即安。然而，由于肝体不足，肝之疏泄功能被损，故疏肝之品亦当随证加之。疏肝之品往往易劫肝阴，所以应选择既疏肝又不伤阴，既理气又和胃之品，如绿梅花、生麦芽、佛手片之类。常用处方：

生地黄 24g　北沙参 9g　枸杞子 12g　当归 9g　麦冬 9g　川楝子 9g

玫瑰花 3g　绿萼梅 4.5g

此方治肝胃阴虚，肝气犯胃型溃疡，收效颇为理想。若有吐酸加海螵蛸 9g，煅瓦楞 12g；若脘胀、纳差者又加砂蔻仁各 2g。蒲公英一味，既能清热，又能养阴，常可加入。

另外，在 40 年余的临床工作中，常用自制脘腹蠲痛汤治疗多种脘腹疼痛，取得了满意的疗效。药物组成如下：

延胡索 9g　白芍 9g　川楝了 9g　生甘草 9g　海螵蛸 9g　制香附 9g　蒲公英 15g　沉香曲 12g　乌药 6g

水煎服或研末为散开水吞服。

脘腹蠲痛汤既有性偏寒凉的川楝子、蒲公英，又有属于温性的沉香曲、乌药；寒温并用而专理气血，因此适应证较为广泛。公英味甘性寒，既能清热，又能养阴，是一味养阴护胃佳药。因而凡是脘痛属于热者，每加大剂量应用，常常能获得良好的效果。本方对于急慢性胃炎，胃十二指肠溃疡，胃神经官能症，慢性肠炎，慢性胆囊炎胆石症，慢性胰腺炎，植物神经功能紊乱等病引起的脘腹疼痛或连及胁肋，属脾（胃）气血不调者，均可服用。该方不仅疗效确切，而且无任何副作用。

何某　男，成人。

胃病多年，脘痛常在中饭前及午夜出现，夜间常因胃痛而醒，食欲不振，时泛酸水。近日胃痛又作，医院钡餐检查：十二指肠球部溃疡。舌苔薄腻，脉弦。以脘腹蠲痛汤加减

丹参 9g　沉香曲 9g　川楝子 9g　制香附 9g　延胡索 9g　炙甘草 9g　蒲公英 12g　煅瓦楞子 12g　乌药 6g　玫瑰花 4.5g　越鞠丸包，15g

7 剂后胃痛缓解，上方去煅瓦楞子、越鞠丸，加海螵蛸、炒白芍、九香虫、炙刺猬皮以善后。

（何若萍　整理）

焦树德

欲求脘痛瘥，三合共四合

焦树德（1922~2008），北京中日友好医院教授，临床家

“痛在心口窝，三合共四合”。这是我在幼年时代，外祖父教我背诵的一句口诀。“心口窝”指上腹部胃脘处，“三合”是三合汤，“四合”是四合汤。此方以治疗久痛难愈，或服其他药不效的胃脘痛，为其特点，对新患的胃脘痛根据辨证论治进行加减，也有效果。通过40余年的临床应用，理解也逐渐加深，摸索到了一些加减方法，成为治疗胃脘痛经常使用的方剂，常常收到良效。

三　合　汤

高良姜6~10g　制香附6~10g　百合30g　乌药9~12g　丹参30g　檀香后下，6g　砂仁3g

主治：长期难愈的胃脘痛，或曾服用其他治胃痛药无效者，胃脘喜暖，痛处喜按，但又不能重按，大便或干或溏，舌苔白或薄白，脉象弦，或沉细弦，或细滑略弦，虚实寒热症状夹杂并见者（包括各种慢性胃炎、胃及十二指肠球部溃疡、胃黏膜脱垂、胃神经官能症、胃癌等所致的胃痛）。

本方是以良附丸、百合汤、丹参饮3个药方组合而成，故名“三

合汤”。其中良附丸由高良姜、香附组成。良姜辛热，温散寒。香附味辛微苦甘、性平，理气行滞，利三焦，解六郁。二药合用，善治寒凝气滞胃痛。寒凝重者，重用高良姜，因气滞而痛者，重用制香附。

百合汤由百合、乌药组成。百合性味甘平，主入肺胃，降泄肺胃郁气，肺气降，胃气和，则诸气俱调；配以乌药快气宣通，疏散滞气，温顺胃经逆气。二药合用，既能清泄肺胃郁气，又能防止百合平凉之性，有碍中运。再参《本经》说百合能“补中益气”，王好古说乌药能“理元气”。故本方更适用于日久不愈，正气渐衰之证。

丹参饮为丹参、檀香、砂仁三药组成，是治疗心胸、胃脘疼痛的有效良方。其中丹参味苦，性微凉，活血祛瘀，通经止痛。檀香辛温，行气温中，和胃行脾。三药相合，以丹参入血分，又配以檀香、砂仁，既能活瘀滞，又能理胃气，再兼丹参功同四物，砂仁兼益肾“理元气”，“引诸药归宿丹田”，故对久久难愈，气滞血瘀，正气渐虚的胃脘痛，不但能够化瘀定痛，并能养血、益肾、醒脾、调胃。以上这三个药方相合，组成三合汤则既主气又主血，既主寒又主滞，治疗心腹诸痛，既能治病，又能益人，功效比较全面。

加减法：寒凝为主，遇寒痛重，得暖则舒，苔白脉缓，或沉弦，证属胃寒盛者，可减丹参为20g，加砂仁为6g，高良姜用10g，再加吴茱萸5g，干姜5g。兼有胸脘发闷，泛恶吐水，喜干食，不欲饮水，舌苔白腻，便溏脉濡，证属中湿不化者，可加陈皮10g，半夏9~12g，茯苓10~15g，木香6~9g，煅瓦楞10g。兼有右胁或两胁胀痛或隐痛，情绪不佳则胃痛加重，喜长吁、嗳气，大便时干时软，脉象沉弦或弦细，证属肝郁犯胃者，轻可用高良姜，重用香附，再加柴胡9g，厚朴10g，炒川楝子10g，绿萼梅5g，白芍10g，把檀香改为9g。兼有口苦，舌苔微黄，虽思冷饮食，但食冷物痛又加重，胃中似有灼热感，脉略有数象，证属标热本寒者，减高良姜为15g，加炒萸连6g，炒黄苓9g，千年健12g，去砂仁。兼舌红无苔，口干不欲饮水，饭后迟消，大便少而涩，或干燥，证属中焦气化不利，津不上输者，可加知母9g，焦三仙各9g，香稻芽10g，葛根9g。大便色黑，潜血阳性者，加白及9g，生藕节15~20g，茜草炭12g，减良姜为5g。舌红无苔，口干，喜稀饮食，夜间口渴，胃中有灼热感，食欲不振，大便干涩不爽，脉象沉细数，或弦细略数，证属胃阴不足者，可减良姜为3g，去砂仁，加沙参9g，麦冬6g，知母9g，白梅花3g。

四　合　汤

即在上述三合汤中，再加失笑散（蒲黄6~10g，五灵脂9~12g），四个药方合用，故名四合汤。

主治：同三合汤，但又兼有胃脘刺痛，痛处固定，唇舌色暗或有瘀斑，或夜间痛重，脉象沉而带涩，证属中焦瘀血阻滞者。

方义：在三合汤的基础上，又加蒲黄活血散瘀，五灵脂行血止痛。二药合用，再配合丹参，化瘀止痛的功效增强，对中焦有瘀血阻络而发生的心腹疼痛有良好疗效。四方合用，既有气药，又有血药，既能祛邪，又兼益人，所以对久治不愈的胃脘痛，能发挥特有的效果。

加减法：兼有呕血、便血者，须改用蒲黄炭、五灵脂炭，再加白及10g，生藕节20g，或藕节炭30g，三七粉分冲），伏龙肝（煎汤代水）60~100g，香附也要炒黑，可去砂仁。如无呕血、便血，但大便黑色，潜血阳性者，也可用蒲黄炭、灵脂炭，或再加白及、乌贼骨等。其余加减，同三合汤。

张某　女，49岁，歌舞团演员。

素有胃痛已6年，近半年来病情加重。渐渐消瘦，面色萎暗，舌苔根部较白，胃部疼痛喜按，得热减轻，脘部发堵，腹部发胀，精神不振，全身乏力，食欲不振，二便尚调。右手脉象细弦，左手脉沉细。于 10 月 4 日在某医院做胃镜检查，诊断为多发性溃疡，疼痛已久，久病入血，并见痛处固定，腹胀脘堵，右脉细弦，诊为气滞血瘀所致的胃脘痛。喜按喜暖，兼有虚寒。温肾调肝，行气活瘀，四合汤加味：

高良姜 10g　香附 10g　百合 30g　乌药 10g　丹参 30g　檀香后下，6g　砂仁 5g　吴茱萸 6g　生蒲黄 9g　五灵脂 9g　茯苓 15g　木香 6g

14 剂

二诊（11 月 5 日）：进上药后，胃已不痛，精神好转，右手之脉已不细，弦意亦退。仍感胃部发堵，但已不发胀。再守上方，稍事变动。上方乌药改为 12g，檀香改为 8g，砂仁改为 6g，五灵脂改为 10g，加桂枝 9g，苏梗 10g。14 剂，效可继服。

三诊（11 月 20 日）：近日因生气，又有胃痛，但较以前轻。改檀香为 9g，桂枝改为 6g，加白芍 12g。7 剂。

12 月 5 日，胃镜检查：10 月 4 日所见之溃疡，已经愈合。不必再治疗，于 12 月 7 日出院。

俞长荣

寒热虚实宜细审，温清消补用三方

俞长荣（1919~2003），福建中医药大学教授，著名中医学家

胃脘久痛是指胃脘时痛时止，断续发作达2个月以上者。其证有寒热虚实之分，治法有温清补消之别。俞氏最常用的有3个方：香砂理中汤、一贯煎、半夏泻心汤。

香砂理中汤

胃脘痛属虚寒者颇多。寒凝则气滞，气滞则痛。寒有2个来源：一是外来，如触冒寒邪，或饮食生冷；一是素体脾胃本寒。气滞也有两个原因：一是寒凝气滞（包括外寒和素体寒）；一是气虚或气郁。气虚何以能滞？滞，一指抑塞，一指不流畅。气虚则运行无力，已具有不流畅因素，若再加上寒的诱因，必凝滞抑塞而作痛。故虚寒的胃脘久痛，既有气虚又有气滞，宜温补中焦（脾胃）佐以理气行滞为治，香砂理中汤是首选方剂。

本方针对脾胃虚寒气滞而设，其应用主要是以病者的自觉症状为据（无论是各类胃炎或溃疡病）。在自觉症状中，尤应从痛、胀、呕、泄中抓辨证要领。

1. 痛

一般只隐隐作痛，偶有痛较剧者但还不致达到钻心彻背难以忍受程度。因系气虚兼气滞，故空腹痛与饱腹痛、喜按不喜按没有一定规律。

2. 胀

气滞则胀（饱满感），食后更显，病者常喜自己按抚胃脘，或有意识地嗳气而觉舒。

3. 呕

或呕痰沫，或吐清水，或清涎自涌。

4. 泄

指腹泄。大便次数不定，每日可 1 次也可 10 余次，便质软或稀溏，易通，无里急后重或不爽感。此外，饮食喜恶，也是辨证的主要依据之一。至于脉象、舌苔只作参考。二者比较而言，后者诊断意义似更大。若舌质淡，苔薄白或白腻有助确诊。但也有少数病例因脾气下陷，津液不能上承而现舌干，辨证又当更进一层。

本方无须过多加减，若久痛持续或面色不荣，可加当归、香附以活络行气；形寒肢冷，脉沉微者，可加附子。

一 贯 煎

一贯煎则是用于肝胃不和而致的胃脘久痛。肝胃不和多由肝气郁逆犯胃所致，病位在胃，病源在肝，初起只须用柴胡疏肝饮、四逆散之类疏泄肝气即可。但因是久痛，病久多虚，不唯胃虚，肝亦虚（肝气郁，肝阴虚）。盖肝气久郁则化火，火甚则灼阴。此时欲平肝气，必须养肝；欲制肝逆，必须养胃。若徒疏肝气，恐有劫阴之弊；阴愈伤，气火无所制，必更加横逆犯胃。一贯煎以生地、枸杞、当归养肝，以生地、沙参、麦冬养胃，以金铃子疏肝缓痛。药只6味，而治疗作用却相当周到。

应用本方治胃脘久痛的辨证要点在于：

1. 痛多于胀。其痛为隐痛、烧灼痛或刺痛，偶有剧痛，但尚能忍受。

2. 平时易激动，情绪较紧张；睡眠不佳或伴有耳鸣，健忘。

3. 口苦而干；便秘或便干，有热感。

4. 舌质多偏红，舌苔薄黄或少苔；脉弦（包括细、滑、虚等兼弦脉）。若从病者的饮食喜恶看，香砂理中汤证喜温热，恶寒凉；一贯煎证则喜凉恶热燥。从生活史来说，前者应多注意饮食习惯，后者则应注重视其精神因素。

半夏泻心汤

半夏泻心汤适用于寒热虚实夹杂的胃脘久痛。从理论上说，病由寒热虚实夹杂所致，药以寒热消补兼施，尚能说得过去。但从实践上说,《伤寒论》立此方是为治“心下痞”。痞是不痛的，后世医家引用此方治胃脘痛亦不多见。临证最初用此方治胃脘久痛也是从一次偶然的机会悟及。

杨某 女，17岁，1963年2月初诊。以胃脘痛4年，食入即吐或朝食暮吐2个月来诊。当时认为，痛为宿恙，吐属新病，新病为急，宜先治吐。方用半夏泻心合旋覆代赭汤（次诊旋覆代赭改左金丸）加减。吐平后以生姜泻心汤即半夏泻心汤加生姜1味）巩固。3个月后询知，不但呕吐无再发，且胃脘痛亦消失（见《伤寒论汇要分析·少阳病篇》)。嗣后，便依据此方药物配伍特点，应用于寒热虚实夹杂的胃脘痛，屡经验证，效果很好。实践体会，胃脘久痛属纯寒纯热者固多，而寒热夹杂者亦复不少；至于虚中夹实，实中夹虚者更属常见，因而半夏泻心汤的临证应用机会甚多。

由于寒热虚实夹杂，呈现病情无常，因而尚难确切提出半夏泻心汤的应用标准。一般说，病者既有寒象又有热象，主要有下述 2 种表现：（1）上热下寒，如既有口干口苦，舌红，泛酸，又见大便溏薄易通，甚或完谷不化，小便清长；（2）上寒下热，如既有清涎自涌或呕吐清水，口淡，又见大便黏腻不爽，小便短赤。

既有实象又有虚象的主要依据：

1. 素体与病情表现不一致，如饥饿时痛，得食则缓解，痛时喜按，多属虚象，但外观患者形态尚壮实，举止及精神不亚于常人；或与之相反，外观虚弱，精神萎靡，而痛动拒按，且有泛酸嘈杂，甚或大便秘结。

2. 症状与脉象舌象不一致，如痛只绵绵，喜按，食欲不振，而舌苔却黄腻，脉见沉实或弦滑有力；或痛较剧拒按，泛酸，心下痞塞，便秘，而脉却见濡细，舌质淡等。

3. 从寒热看虚实，一般说，寒多虚，热多实，虽不是绝对的，但可作参考。

总之，寒热虚实夹杂，由于病情病性变化较大，无确切标准，但有一定临证经验的医生都能体会，所以掌握半夏泻心汤的应用并不难。本方加减法也很简单：热偏盛，心下嘈杂，或心烦不眠，加栀子、豆豉；泛酸多者，合左金丸；大便秘加瓜蒌；寒偏盛，兼见胃脘胀闷，大便溏泄者加砂仁。

马云翔

寒痛三姜酒，热灼玉女煎

马云翔（1911~2007），江苏省吴江市中医院主任医师

我对胃脘痛寒热性质的辨别，主要抓住胃酸多少这一特点。除了病人自觉症状外，还可参考现代医学的胃液分析。

一、胃寒（即胃酸偏少或缺乏者）

临床特点：不泛酸，不恶酸，难食酸甜物，无嘈杂感，饮酒后无不适反应，甚至酒后疼痛反而可获得缓解，疼痛不剧烈而缠绵起伏不已，舌苔浮薄，脉或细或紧。治宜温胃逐寒。

肉桂 30g　高良姜 30g　干姜 20g　炮姜 40g　甘草 30g　白芍 20g　生地 30g　白酒（60 度）1000ml

浸泡半个月后服，每服 5~10ml，逐渐增量至每次 15~20ml，每日午晚食前各 1 次。

效果：凡符合本类型临床特点的病人，服药后疼痛即可逐步缓解，一般 1 料药酒服完后即可止痛；如果生活上能注意配合，2 料药后可以缓解较长时间，有些并能完全治愈。只要符合这一临床特点，溃疡病也不忌用。

二、胃热（即胃酸偏多或过多者）

临床特点：吐酸或吞酸，烧心（酢心）嘈杂，恶食酸甜，大便多秘，痛势较甚，苔多薄黄，舌质偏绛，脉弦滑。治宜清胃柔肝。玉女煎化裁。

生石膏 50g　生地 20g　麦冬 10g　白芍 10g　甘草 5g　官桂（或桂枝）2g

效果：本型胃脘痛用本方药治疗，一般 2~3 剂后吐酸吞酸即可明显见效；烧心症状亦能较快地解除；并能迅速止痛。

一般治疗胃脘痛，都主用温药，用大剂寒凉药者，并不多见。通过较长时间的临床实践，逐步尝到了寒凉药治疗胃热伤阴类胃脘痛的甜头，并且进行了比较广泛的应用。

石膏虽为治疗阳明经热要药，但其药性并不如一般人想象的那样可畏。个人使用体会，在数百例胃热患者的服用过程中，既无不良反应，也没有引起什么后遗症。它与甘草同用，尚有一定的通便作用，符合本病治疗中通则不痛的要求，所以适合用于胃有郁热的患者。

酒对胃有一定的刺激作用，特别是高浓度白酒，在某些病例中（如酸多患者），可以促使胃脘痛的发作或加剧。但我认为胃脘痛一概禁酒是不符合中医辨证施治原则的。我用酒的标准，除了前面已说过的不吐酸、喜食甜、能食反较舒适的，就可适当地给服药酒。

古人治胃脘痛很少用生地、麦冬等药者，因怕滋腻碍胃。后来想到本病病程较长，久病必然伤阴，所伤之阴又不一定限于一经，故以麦冬益心养胃，生地滋水涵木。

此外，我在胃寒型的药酒方中配用生地，目的是要使它热而不燥，因恐燥药伤阴，另生枝节；胃热型的清胃养胃方中所以酌加桂枝或官桂，目的是使它凉而不滞，免碍气机，这也是反佐之意。

程绍恩

胃痛效方百乌荔楝芍草麦芽汤

程绍恩（1929~　），长春中医药大学教授

程氏积30年来的临床经验，总结出百乌荔楝芍草麦芽汤，用以治疗一切胃痛。只要加减得当，无不应手取效，实为临床治疗本病证的妙方。

生百合40g　乌药15g　荔枝核15g　川楝子20g　生白芍20g　生甘草10g　生麦芽30g

上药水煎3次，混匀后，分3次服。每日服2次，早饭前30分钟，晚饭后40分钟，温服。

1. 畏寒肢冷，面色皖白，舌淡苔白，脉沉弱者，属胃阳虚，加党参30g，桂枝10g，高良姜15g，干姜10g。

2. 五心烦热，颧红，口咽干，舌红少苔，脉细数，属胃阴虚者，加沙参10g，麦芽10g，生地15g，玉竹20g。

3. 胀满甚，善太息，舌隐青，脉沉实，属胃脘气滞。加香橼25g，佛手10g，木香5g，香附10g。

4. 刺痛不移，日轻夜重，舌边尖有紫黑斑块或小点，脉沉涩，属胃脘血瘀者，加丹参30g，蒲黄10g，五灵脂10g，红花10g。

5. 嘈杂吞酸，呕恶不思食，呃逆嗳气，舌红，苔黄白而腻，脉滑数，属伤食胃痛，加神曲10g，山楂10g，鸡内金10g，莱菔子15g。

6. 胃脘暴痛，上腹部拘急，四肢厥冷，舌淡白，脉沉紧，为寒邪犯胃，重用白芍、甘草，加附子 10g，干姜 15g，高良姜 15g，香附 15g。

7. 胃脘灼热而痛，面红或目赤，口干渴，牙痛，龈肿，舌红苔黄，脉洪数，属胃火炽盛，加生石膏 40g，大黄 10g，黄连 10g。

8. 便溏，尿少，浮肿者，加茯苓 30g，车前子 25g，桑白皮 25g。

9. 乏力，气短，四肢倦怠者，加麦冬 10g，五味子 10g，党参 30g。

10. 胃酸多，胃灼热而痛者，加大贝母 30g，海螵蛸（捣碎）30g，黄连 5g。

11. 溃疡痛者，加乳香 10g，没药 10g，三七粉 5g（匀 3 次用汤药冲服）。

此方专能养胃、和胃、开胃，有理胃气、降胃浊之功效。养胃阴而不腻，清胃火而不寒，温通胃阳而不热，止胃痛之效显且长久；破滞气而无太过之弊，化瘀血而无骤破之险。

胃主受纳，腐熟水谷而降浊阴，若气机不降，受纳、腐熟水谷之功失司，则胃痛胀满诸症必作。受纳是腐熟的前提条件，降浊则是胃气和畅的基础。上方中以生百合为主药，专能益胃阴，以增强受纳、腐熟、降浊之力，则诸症除矣。《本草纲目》谓："百合养五脏，补中益气，主治邪气腹胀心痛，除心下急满痛。"配乌药辛温之性，去百合补而生郁之弊，可增强顺气开郁，散寒止痛之效。《本草衍义》说："乌药散诸气，治七情郁结，降中兼升，滞中带补也。"荔枝核，温中理气，专治胃脘久痛，时屡触屡发者收效甚捷。川楝子味苦性寒，入肝胃二经，以佐乌药荔枝核之温热，又主治心胃暴痛。芍药酸甘化阴，配甘草甘平为之使，二药相合名曰芍药甘草汤，专能缓急止痛，养胃阴补胃气，配麦芽消导之品，则胃气和矣。

李某　农民，男，32 岁。素有胃痛宿疾，时犯时止，1986 年孟夏，忙于耕田，以致疲劳乏累，饥饿，贪食生冷黏硬食物，而致胃痛发作。诊之，胃脘暴痛，呕吐清水，吐甚则胆汁上溢，吐物色绿而苦。痛甚则呼吸欲绝，头撞墙壁，大声呼叫不停，叫声停则两目上视，白眼上翻，呼吸微弱，气息欲绝，家人惊惶失措。诊其面色苍白，舌隐青，脉沉伏。扪其上腹硬韧，压痛明显。此乃寒邪犯胃，“寒气收”，胃脘部暴缩拘急，故痛如刀绞，不可忍受。投百乌荔楝芍草麦芽汤2剂。其中白芍增量至50g，甘草25g，另加高良姜、香附各15g，附子、干姜各10g，水煎服。服1剂后，痛立止；继服2剂，诸症悉除。随访2年，虽再食生冷硬物亦未复发。

（张绍灵　整理）

张建夫

七种胃痛一方通治，保和化裁无需广求

张建夫（1924~　），陕西中医药大学附院主任医师

保和丸为朱丹溪所创，其方由焦山楂、神曲、半夏、茯苓、陈皮、莱菔子、麦芽、连翘组成，为消食导滞之剂。前人多用本方治疗饮食积滞之证。受东垣“夫饮食积滞则胃病”之启发，结合自己的临床实践，认识到凡胃脘痛者，多由饮食不节、脾胃失调所引起。根据《素问・至真要大论》“必伏其主，而先其所因”的治疗原则，应用保和丸改为汤剂，随症加减，治疗多种胃脘痛。如：食痛、气痛、寒痛、热痛、瘀痛、虫痛和虚痛等，收到较好效果。

1. 食痛

胃脘胀满，疼痛拒按，嗳腐酸臭，恶心呕吐，吐后痛减，舌苔厚腻，脉滑，此为饮食积滞胃脘。治宜消食化滞，和胃止痛。用保和汤加延胡索 10g。若腹胀满，舌淡红，舌体胖而有齿痕，舌苔白而厚腻者，加苍术 10g，厚朴 10g；若舌质红，苔黄厚者加黄芩 10g；胃内作酸者宜去山楂加竹茹 12g。

2. 气痛

胃脘胀满，攻冲作痛，痛及两胁，胸闷痞塞，喜长叹息，食少纳呆，嗳气泛酸，或呕吐，大便不畅，舌淡红，苔薄白或薄黄，脉弦者，为肝气郁滞，横克脾土。治宜疏肝理气，消食和胃。方用保和汤

去山楂、麦芽，加川朴10g，玉竹10g，柴胡6g，白芍15g。若两胁痛，叹息者，加郁金10g，青皮12g；嗳气泛酸者加竹茹12g，砂仁6g，大便不畅者应佐以行气通便，加酒大黄10g，枳壳10g。

3. 寒痛

胃脘疼痛较甚，得温则减，痛时兼有恶寒，口不渴或喜热饮，舌苔白，脉紧或迟者，为寒邪犯胃。治宜温中散寒，消食和胃。方用保和丸去连翘、麦芽，加良姜10g，香附子10g，砂仁6g。恶寒者加苏叶10g，以散寒解表。

4. 热痛

胃脘灼热疼痛，痛势急迫，疼痛拒按，喜冷恶热，烧心泛酸，口干口苦，大便秘结。或见吐血，便血，烦躁，尿赤，舌红苔黄，脉弦数，为肝火犯胃。治宜清肝泻火解郁，佐以消食和胃。方用保和汤去半夏、麦芽，加龙胆草10g，黄芩10g。烧心泛酸为寒热错杂，去半夏、山楂，加竹茹10g，砂仁3g；大便干者为胃热下迫肠道，加酒军10g；伴便血者加地榆炭12g；吐血者为热伤胃络，加芥炭10g，三七粉3g，以清热凉血止血；舌红少苔者为热伤胃阴，加石斛10g，玉竹10g。

5. 瘀痛

胃脘部疼痛如针刺或刀割，痛有定处而拒按，或兼见吐血、便血，舌质紫黯或有瘀斑，脉涩者为瘀血留阻胃脘。治宜活血化瘀、通络、止痛，佐以消食和胃。方用保和汤去麦芽加丹参20g，延胡索10g，焦蒲黄10g；自觉胃脘灼热而吐血者，为血热妄行，加丹皮10g，荆芥炭10g，焦栀子10g以清热凉血归经，或取大黄一味为末冲服。

自觉胃脘部冷痛，喜热饮而吐血、便血者，为兼中阳虚而血失统，加焦姜10g，砂仁6g，以温中止血；伴大便干者加麻仁10g，芥炭10g，黄芪15g，以补中润肠通便，引血归经。

6. 虫痛

胃脘、右上腹及胳周疼痛时作时止，发作时疼痛剧烈，痛止则一如常人，面黄形瘦或面部有虫斑，口唇有丘疹，眼有褐色斑，舌质淡红，苔白或有梅花点，脉紧或弦者，为蛔虫内扰，气机紊乱。疼痛发作时，宜安蛔止痛和胃，方用保和汤加花椒 10g，细辛 3g，槟榔 10g，延胡索 10g。疼痛停止时，宜驱蛔杀虫，化滞和胃，方用保和汤加苦楝皮 10g，使君子 10g，玉片 10g，花椒 10g，细辛。若疼痛剧烈、四肢厥冷者，去半夏，加附子 10g，干姜，桂枝 10g，白芍 15g，延胡索 10g；呕吐者加竹茹 10g，生姜 10g；大便干燥者加酒军 10g，火麻仁 10g；少气懒言，脉沉细者加党参 15g；大便溏稀者加黄连 3g，干姜 10g，木香 6g，以温中厚肠止泻。

7. 虚痛

胃脘隐痛，食少纳呆，泛吐清水，喜按喜暖，遇冷痛增，畏寒肢冷，大便溏稀，或呕血，便血，舌淡，苔薄白，脉沉缓或沉迟无力。为饮食不节，损伤脾胃，日久不愈，脾胃之阳气渐虚，治宜温中健脾，消食补气，方用保和汤去连翘、山楂、麦芽，加干姜 10g，黄芪 10g，党参 10g，砂仁 3g。若四肢不温者为脾阳虚，去半夏加附子 10g，党参 15g；大便溏稀者为脾肾阳虚，加山药 15g，党参 15g，白术 10g，以补肾健脾；吐血、便血者为脾不能统血，加黄芪 15g，党参 15g，白术 10g，三七 3g 以益气摄血；四肢浮肿者为阳虚水泛，加白术 10g，重用茯苓以健脾利水。

在胃脘痛的治疗过程中，除上述症状外，还可出现寒热错杂的复杂证候。对寒热错杂者，以患者胃脘部的感觉和其喜欢饮食的寒热性质，来判断寒热之偏甚，调理寒热时亦只作干姜、砂仁、黄连、黄芩之间量的调整，四药相配，具有清热散寒，和胃理气之功，故用于临床，多可获效。如自觉胃脘部灼热而喜热饮者，为热重于寒，宜加高良姜 3g，砂仁 3g，黄连 6g，黄芩 10g；若脘部冷痛而喜热饮者，为寒甚于热，加良姜 10g，砂仁 10g，黄连 3g，黄芩 6g。

胃脘痛一证，临床较多见，且以实证为多，虚证可因饮食、情志所伤转化为实证或虚实相兼的证候。因此，以上 7 种类型，往往也非单一出现或一成不变，常有兼挟同病或相互转化或虚实并见、寒热错杂之证情。

应用保和丸治疗胃脘痛时，其中神曲、茯苓、陈皮、半夏、连翘、莱菔子为必用药，如有燥热者去半夏，如有寒湿者去连翘。山楂、麦芽为临时加减之用。因胃脘痛一般兼胃脘胀满，故莱菔子必用，兼脾气虚时加党参，虽前人有服人参、党参者忌服莱菔子之训，但临床上用党参 3 倍于莱菔子，并未发现剧烈反应。

胡永盛

四君木香并红花，通治有方和胃汤

胡永盛（1925~　），长春中医药大学教授

自拟和胃汤一方，除对于火心痛不相宜外，其他8种胃痛皆可依此为基本方随证加味应用，用之有验。和胃汤以四君子汤为基础，扶持中气，调整脾胃。四君子汤为传统习用甘温益气，健脾养胃的名方。但是在临证上所见胃脘痛者多迁延日久，时轻时重，数年不愈。而此方属王道之剂，单用则无速功。因受前贤“初病在经，久病在络”的启示，进而考虑到阳明经为多气多血之乡，胃腑每日承受三餐，无休养生息之暇，病变延久，则气失其平，血失其和，以致气壅血滞，甚至溃疡内生，痛无已时。和胃汤特点是既采用四君子汤固护其本，更兼顾气血，顺其生机以改善胃本身的功能，故加广木香，取其辛散苦降而温通，善行胃肠，化三焦气滞，更能醒脾消食，借其芳香宣通之性，佐四君子汤之补益，可使补而毋滞，以利常服。如用之健胃醒脾宜用3g，如用其止痛则可增加其量到15g，以收补虚止痛之功。再加红花，取其辛散温通，善能活血舒络而泄逆，配合木香止痛，效果尤佳。如用其养血和血宜用3g；如用于瘀血心痛则可增加其量到15g，以缓解血瘀刺痛。以上6药组成和胃汤，补而不滞，行而不散，助胃理脾，法度有自。脾胃之中焦和，则上肺下肾皆和，如斯中轴运转，脾为胃行其津液而胃不偏盛，肺为肾通调水道而气不上逆，脾升胃

降，自然气从血流，胃之体用受到滋濡，生机盎然，易于恢复健康。自制此方，屡用于胃脘痛，疗效显著。

本方尚可根据胃脘痛的兼夹因素加减，如饮心痛，可加桂枝（仿苓桂术甘汤意）以温阳化饮，瓜蒌仁以涤痰散结；食心痛，可加砂仁以健胃止呕，鸡内金以消食化积；寒心痛，可加干姜以温中暖胃（理中汤意）、吴茱萸以散寒止痛；气心痛，可加郁金以行气解郁（颠倒木金散意），乌药以宽中止痛；血心痛，可加桃仁以活血行瘀，甲珠以通络定痛；悸心痛，可加酸枣仁以养心安神，生龙骨以平惊定悸；虫心痛，可加乌梅安蛔止痛，苦楝以杀虫消积；疰心痛，加藿香以辟秽降浊，公丁香以行气止痛。此外，偶用和胃汤加用大黄、黄连（大黄黄连泻心汤意），或加大剂金银花（50g）、连翘（20g），治疗火心痛亦常获效，惟实例不多，尚须通过实践，深化认识。

曹某 男，36岁。

四年来胃区隐痛不适，时好时犯，每逢劳累或触冒寒凉时尤甚。面色萎黄，身倦乏力，四肢欠温，气逆干呕，饮食不下，触诊胃区软和，舌淡，脉虚。经胃镜检查诊为慢性浅表性萎缩性胃炎。辨证为胃虚寒痛。投与和胃汤：

党参 15g 白术 10g 茯苓 15g 木香 5g 红花 5g 炙甘草 10g

共用8剂连续治疗而痊愈。

杨友鹤

逍遥散治疗胃脘痛

杨友鹤（1910~2014），河南中医药大学第一附属医院主任医师

胃脘痛是内科常见病，目前人们常用健脾益气，温中和胃之法，从虚、从寒论治。近20年来，以疏理肝气，调和气机之“逍遥散”加减治疗，获效满意。

肝与脾胃关系密切，脾为阴土，其性阴凝板滞，必须有肝木条达活泼之性加以制约，方能健运不息，升降适度。若肝失疏泄，郁而不达，势必影响脾胃的升降而发生病变，导致“肝脾不舒”，其症胃脘部隐痛，胀痛，及于胁下，胸膈满闷，食欲不振，嗳气，呕恶。治疗应着眼于疏理肝脾，调和气机，以“逍遥散”为主方，方中柴胡疏肝解郁，当归、白芍养血柔肝，茯苓、白术、甘草培补脾土，煨姜和中，与当归、白芍相配意在调和气血，加薄荷以增强柴胡疏散条达之功。

病有偏气、偏血之分，以脉证别之，食后痛缓，右脉弦滑有力，大于左手脉，病偏气分，多责脾胃虚弱，肝木乘之，逍遥散中重用薄荷，加生山药、橘络、益元散以祛湿通络。若入夜痛甚，便下紫黑，左脉弦滑大于右手脉，则病偏血分，属肝郁气滞，横犯脾胃，络脉伤，血外溢，逍遥散去薄荷加南前胡、制五灵脂、炒香附以疏肝止血。

胃脘痛不可一味伐肝，尚需辨其阴阳虚实。肝旺乘克脾胃，气

郁化火，出现胃脘灼痛，泛酸，脉弦数则属实，逍遥散中去煨姜，加黄连、吴茱萸、煅牡蛎能收佳效；若脾胃阴虚，肝木乘之则见胃脘隐痛，口渴欲饮，脉弦细者，以肥玉竹易白术，加生山药，改燥脾为润脾。

若素有冷积或饮冷伤胃，致肝胃俱寒，气血凝滞，胃脘冷痛，脉象弦迟则合加味良姜汤（高良姜、炒香附、制五灵脂、乌药），疗效甚佳。若脾胃虚弱，痰湿内盛，阻滞气机，胃失和降，见嗳气，呕恶，舌苔厚腻可加陈皮、竹茹、清半夏、川朴；疼痛甚者加沉香（冲），或延胡索。

梁剑波

家传胃痛方，兰洱延馨饮

梁剑波（1922~2003），广东名医

兰洱延馨饮由以下药物组成：

佩兰 10g　普洱茶 5g　延胡索 10g　素馨花 12g　厚朴 5g　炙甘草 5g

芳香解郁，行气止痛。

适用于胃神经官能症、慢性胃炎、胃痛，症见胃脘部有灼热感，胁胀嗳气，食欲不振，舌淡苔白厚腻、脉弦等，中医辨证属肝郁气滞，湿浊阻脾者。

先将药物用冷水浸泡 20 分钟后煎煮。首煎沸后文火煎分钟，二煎沸后文火煎 20 分钟，合得药液 300ml 左右为宜。每天服 1 剂，分 2 次空腹温服。7~10 天为 1 疗程。

如痛甚可加白芍 15g，广木香 6g；并胁肋胀痛加炒麦芽 15g，郁金 12g；吐酸嗳气加淡鱼骨 15g，佛手花 10g；纳食不馨加炒谷芽 15g，鸡内金 10g。

本方证多由情志不畅，肝胃不和，疏泄失职，湿阻气机所导致，故见嗳气泛酸，胃脘胁肋诸痛，治宜疏肝化湿，理气镇痛。方中主药素馨花味辛性平，疏肝解郁，芳香醒脾；厚朴、佩兰芳香化湿以为使；佐以延胡索行气止痛；而普洱茶味甘苦，入肝、胃二经，消胀去滞，《纲目拾遗》谓之“清香独绝，……消食化痰，清胃生津，功力尤大”，炙甘草益气和中，调和诸药以为使。诸药合用，共奏疏肝化浊，行气止痛之功效。

本方系梁氏家传秘方，临床应用时凡见上腹部胀痛，嗳气频频，泛酸呕恶，痛连胸胁，甚者有时攻痛游走，按之则气走散而痛亦渐缓，或遇情绪变化时更甚，属肝胃不和型的慢性胃炎、胃神经官能症者，本方治疗确有良效。

范某　女，41 岁，1989 年 2 月初诊。

患者主诉两年多来每逢饭后均感胃痛，上腹中部有灼热感，食欲不振，嗳气，吐酸或食后饱胀难耐。每因情绪波动而病情加剧。2 个月前曾住院治疗，经 B 型超声波和纤维胃镜等检查，肝、胆、脾、胃等脏器均未发现异常器质性病变，遂诊断为胃神经官能症。经服用中西药治疗 1 个多月，症状无明显改善而出院转门诊治疗。来诊时，胃脘胀痛，嗳气频频，胸闷太息，时有干呕，胃纳呆滞，口干不欲多饮，睡眠欠佳，大便量少，舌质偏红，苔白厚腻微黄，脉弦细。中医辨证为肝胃不和，湿阻中焦，予兰洱延馨饮加麦芽 15g，佛手 12g，竹茹 12g，以疏肝理气，化浊止呕。每天 1 剂，清水煎 2 次，分早晚服。4 天后复诊，谓服药后，大便量明显增多，已无嗳气频频，胃脘胀痛随之顿减，呕恶已除，惟胃纳尚欠佳，舌苔白薄，脉弦。药已中的，上方去竹茹，加鸡内金 12g，煎服如前法。4 天后三诊，胃脘疼痛已消失，眠、食均好，精神转旺。拟方仍嘱前法加入健脾益气之品，调理月余而愈。随访至今，病未再发。

吴怀棠

宁痛制酸并止血，胃病妙药赤石脂

吴怀棠（1917~2011），苏州市中医院主任医师

赤石脂是一个味收涩固脱，善治久泄久痢的石类药物。

笔者用赤石脂为主药结合辨证论治治疗胃病，通过很多病例的实践发现其止痛、制酸、止血的效果非常显著。

凡经上消化道钡透及摄片或经胃镜内检确诊为胃溃疡或十二指肠球部溃疡者，用赤石脂治疗可在较短时间内见到效果。疼痛者即可止痛，食前定时作痛者奏效尤速；出血者即可止血，且较巩固，止后一般不再复发；泛水吞酸者，更易制止；但对胆汁反流呕苦者则奏效较慢。经近十年来的复查观察，凡坚持服药较长时间者，绝大多数可使溃疡愈合而彻底治愈。

对溃疡病合并胃或十二指肠炎症的治疗，应将赤石脂与左金丸（吴茱萸、黄连）或黄连汤（黄连、桂枝、干姜、党参、半夏、甘草、大枣）相辅并进，常常可得两愈之效。

对单纯的胃或肠道急性炎症，大多无效，不宜投之。但对慢性胃炎或十二指肠球炎有胃酸分泌过多者用赤石脂制酸甚效。若能与左金丸或黄连汤合并使用并连续服用一段时间则不仅可使慢性炎症消除，且可防继发溃疡病。

1. 汤剂用法

赤石脂一般用 30g，重症或出血者可用至 60g，研细布包入汤剂同煎服。汤剂组成仍须按胃寒者加吴萸、良姜温之，胃热者加黄连、栀子清之，气滞者加香附、沉香理之，食滞者加神曲、麦芽消之，湿重者加苍术、厚朴燥之，痰多者加半夏、陈皮化之，中虚者加黄芪、党参补之，便溏者加白术、炮姜培之，便秘者加麻仁、蜂蜜润之。

2. 散剂用法

赤石脂 250g　降香 30g　香附　白及　炙甘草各 60g

上药研极细末，每用 5~6g，食后开水调服，每日服至 3 次。或作为丸，或装入胶囊服均可。

在治疗期间，病者必须注意饮食宜忌。一日三餐，宜以厚粥烂面为主；其他食品均宜选择“富于营养，易于消化”者为准则。忌食一切生冷瓜果，辛辣酸涩，变质不洁，油炸肥腻，硬饭以及其他硬难化诸物。此外，应戒绝烟酒，注意保暖，尤须避免胃脘部受寒。

廖濬泉

脘痛效方

廖濬泉（1915~？），云南省第一人民医院主任医师

笔者临证50年来，常用有效方剂介绍如下：

一、加味乌及散

方由乌贼骨12g，白及9g，浙贝母6g，延胡索9g，瓦楞子10g，砂仁6g，臭乳香、没药各6g，炮姜炭、甘草各组成。清水煎服。本方主治消化性溃疡见有上腹疼痛，饱后嗳气、泛酸，少食稍安，或食后胀痛，或大便有潜血者有效。对浅表性胃炎、慢性胃炎见有上述症状者，亦有良好效果。本方亦可研为细末，或制成片剂，每服6~10g，日服2~3g，食后常服。

二、加味良附丸

方由香附10g，高良姜10g，当归12g，青皮、陈皮各9g，木香、干姜各6g组成。水煎服。本方能疏肝行气，逐寒止痛，对消化性溃疡，脘腹及胁下胀痛，呕吐清水，舌苔白腻，脉弦滑，或沉细，属于寒凝气滞者有效，对神经性胃痛、浅表性胃炎见上述症状者，用之亦佳。若呕逆者，加法半夏12g；口苦泛酸者，加黄连6g，吴茱萸3g；胁肋痛者，加川楝子、延胡索各10g；寒甚者，加荜茇4.5g；中阳不

足者，加九香虫 10g。

三、丹参百合饮

方由紫丹参 15g，檀香 4.5g，砂仁 6g，台乌药 12g，百合 20g 组成。本方有舒气解郁，活血止痛之功。主治消化性溃疡见有脘腹疼痛，兼有灼热辣痛，口中干燥，舌质赤红、脉细数，不宜运用辛温燥热药者。

四、黄芪建中汤

方由北黄芪 30g，桂枝 10g，杭白芍 15g，炙甘草 6g，生姜 10g，大枣 5 枚，饴糖 30g 组成。本方温中补虚，和里缓急。主治消化性溃疡，属于虚寒性者，症见胃脘部隐痛，时轻时重，脘部觉冷，喜暖喜按，空腹痛甚，食后减轻，多食又胀，或泛吐清水，大便溏，怕冷，精神疲倦，舌淡苔白，脉细。食少恶心者，加法半夏 12g，白蔻仁 6g；脘腹胀者，去饴糖，加台乌 12g，谷麦芽各 10g；大便发黑者，以炮姜炭易生姜。

五、黄土汤

方由川附片 30g，东阿胶、干地黄、白术各 15g，黄芩、甘草各 6g，灶中黄土 30g 组成。本方温中健脾，坚阴止血。

主治消化性溃疡，大便下血，或吐血，四肢不温，面色萎黄，舌淡苔白，脉沉细无力者。

姜春华

立定扶中益胃，化裁止痛良方

姜春华（1908~1992），原上海医科大学教授，著名中医学家

胃脘痛，古人分新久为治，初痛用温散行气，久痛用辛通和营。临证经验，初起隐隐作痛，可用四君子汤为主，胃阴虚者加石斛、麦冬、山药、扁豆等；胃火偏盛加川连、芦根；偏寒加吴茱萸、砂仁；如胃纳不振，亦可用香砂六君子汤（即四君子加木香、砂仁）。一般医书常告诫少用香燥止痛效速，必要时亦可用之。胃痛时简便方可用良附丸，此药仅高良姜、香附二味，但甚有效。书云，高良姜性温热，舌苔白润者宜之，对寒证不突出者或稍有热象者亦用之，之所以可用者，盖用其能，非用其性。大抵胃痛喜热不喜寒之故也。肉桂治脘痛，亦有良好效果，但宜研粉冲服。急需用时，用丁桂散、伽南香也有捷效。

胃痛嗳气者，一般用旋覆代赭汤加青、陈皮；而吞酸者，用乌贼骨，古用墙上白螺丝壳研细，均是制酸之意，方中加用煅牡蛎亦可。一般疼痛不太剧烈者，可投芍药甘草汤，胀满者用厚朴、枳壳、陈皮、香橼、生首乌。便秘者加望江南。呕逆者加半夏、陈皮。病久入络者，常用失笑散（蒲黄、五灵脂）加乳香、没药、当归。若因肝气、肝火引起吞酸胁痛，以左金丸加和胃之品。

对于慢性胃炎从脾胃为后天之本考虑，不论其性质如何，都用六

君子汤为主随证加减治疗，惟萎缩性胃炎不用制酸药（如瓦楞子、海螵蛸之类），香燥也少用。六君子汤中参、苓、术、草可改善体质功能，因为这类局部病都与整体有关，改善了整体，即改善了局部。方中陈皮有消除腹胀，增进食欲作用，半夏有止呕吐作用，二药均有轻微解痉镇痛之功用。一般加入神曲、谷麦芽、藿梗、苏梗和中醒胃化食；嗳气加旋覆花 9g，丁香 1.5g；吐酸加乌贼骨 9g，煅瓦楞 30g，或煅牡蛎 30g；疼痛加高良姜 9g，延胡索 15g；腹胀加枳实 9g，莪术 9g；其余如绿梅花、陈香橼、佛手花皆可对症酌用。

还可根据体质，结合证候分型加减用药。如表现为虚寒证，见疼痛为主，则采用黄芪建中汤或香砂六君子汤加乌药、良姜、吴萸、桂心；如症见实热舌红，口干，便秘，腹胀，则用三黄汤（黄连、黄芩、大黄）；如胃阴不足，症见口干，舌上无苔，食欲不振或嘈杂，常用麦门冬汤加减（麦冬、玉竹、天花粉、石斛、北沙参、太子参、乌梅、瓜蒌）；如肝气横逆，症见易怒，泛酸，嗳气，胁痛，则用左金丸（川连、吴萸）加白芍、橘叶、九香虫、柴胡、元胡之类。

如果服药不便，可服丸药。四君子丸用于一般症状不严重者；六君子丸用于稍有胀满者；香砂六君丸用于纳呆，饱满；枳术丸，能健胃助消化，消除痞闷，对萎缩性胃炎患者可防恶变。

对消化性溃疡之疼痛剧烈，遇寒而发者，用制川乌 6g，肉桂 3g，乳香 9g，九香虫 9g，高良姜 6g，常可应手取效。有的病人脘痛彻背，背痛彻胸，可用全瓜蒌 15g，薤白头 9g，太子参 9g。临床体会太子参补益作用不大，对胸膈痞闷效佳。消化性溃疡见有腹胀者，轻者用藿苏梗，重者用大腹皮、子各 9g。川朴用于腹胀效不佳，只好用于胸闷。吞酸者，常用中药抗酸，药量不宜过大，不然反使胃酸过多。凡口苦内热者加黄芩 9g，川连 3g，山栀 9g。有舌紫、痛处拒按、黑便等瘀血见症者，常用生大黄 9g，刺猬皮 9g，䗪虫 6g。对有嘈杂者，可用白扁豆、山药、麦冬以养胃为主。噫气不除者加旋覆花、梗各9g，藿梗9g，苏梗9g；便秘加望江南15g，瓜蒌仁9g。

消化性溃疡处于缓解期，以扶脾养胃，和中理气之六君子汤加减为主，脾胃虚寒加黄芪12g，高良姜6g；中气不足加升麻6g，柴胡9g；肝气郁结者加柴胡6g，白芍9g，广郁金9g。曾治张姓农民，素有胃溃疡，因天热饮冷，遂致胃寒剧痛，曾注射度冷丁亦少效，用制川乌6g，肉桂3g，高良姜6g，乌药9g，1剂而愈。又治一教师，胃刺痛持续年余，百药罔效，钡餐检查诊为胃溃疡及胃黏膜脱垂症。痛有定处，如锥刺刀割，胃部坚硬拒按，大便色黑，舌质紫黯，边有瘀斑，脉弦涩。此久病入络，瘀血内停，药用丹参、当归、桃仁、三棱、莪术、九香虫、刺猬皮、五灵脂、生大黄各9g，红花6g，乳香、没药各4.5g，全瓜蒌药后得畅便3次，胃部坚硬感消失，服5剂后胃痛已止，大便转黄，原方去大黄，继服7剂而愈。

张羹梅

久病多虚补为主，养胃随证任化裁

张羹梅（1905~？），上海中医药大学曙光医院主任医师

萎缩性胃炎由胃腺萎缩，分泌胃酸减少而产生。西医治疗常以补充胃酸增加酸度为主。目前中医治疗亦有以大剂量乌梅为主的方法，所谓补充胃酸。但中医治疗应强调以辨证为主。临床经仔细辨察，患萎缩性胃炎的根本原因在于脾胃失调，或脾胃阴虚，或脾胃气虚，或气滞，或热盛，或湿阻。根据多年的临床实践，确立以六君子汤、芍药甘草汤、左金丸化裁的养胃汤（太子参、石斛、川连、吴茱萸、赤芍、川楝子、延胡索、甘草、谷芽、麦芽、瓦楞子），适用于慢性胃炎偏于肝郁化热，胃阴已伤者。方中常加瓦楞子或乌贼骨之类的制酸药。既然萎缩性胃炎已经胃酸缺乏，何以再用制酸药？其机理是想通过胃酸分泌减少，给机体造成一种刺激，促使机体本身的代偿作用，在健脾养胃的基础上逐渐增加胃酸的分泌。若单依靠外源补充增加胃酸，其结果将更为抑制自身胃酸的分泌，分泌腺将进一步萎缩，无益于治病（此说与常服激素导致肾上腺皮质功能减退情况相似）。

治溃疡病之胃酸过多者，常用海螵蛸、瓦楞子等，是先安其标。治疗萎缩性胃炎亦喜欢用海螵蛸、瓦楞子等，是先治其本，为反佐法，以冀胃自能生酸。故同一药物，治疗的目的则远矣。

消化性溃疡病的中医辨证，比较复杂。临床证型可分很多。但简

而言之，从整体论，消化性溃疡，病久必虚，一般以补为主。常用下方治疗：

党参 12g　白术 10g　茯苓 12g　白芍 15g　甘草 4.5g　姜川连 3g　吴茱萸 1.5g　瓦楞子 30g

苔腻加半夏 9g，陈皮 6g。

如舌红脉数，有阴虚表现，以养胃阴为主。方用：

石斛 15g　太子参 15g　冬术 9g　茯苓 12g　川连 3g　吴萸 1.5g　白芍 15g　甘草 4.5g

痛加川楝子、延胡索各 9g。有时痛处拒按，属于实痛，五香丸主之。

寒痛者，畏寒，按之较舒，以良附丸为治。热痛者，痛有定处，按之更甚，以左金丸、金铃子散主之。对消化性溃疡，并发呕吐，轻者用左金丸，稍重加二陈汤，再重加旋覆代赭汤。若仍不效，再加乌梅。无效，应疑及肿瘤，需要详加检查。

王某　男，38 岁。1965 年 12 月 11 日初诊。

上腹部不规则疼痛 15 年，伴腹泻。自 1949 年始上腹部疼痛，无一定规律，与饮食无关，食欲减退，恶心嗳气。至 1953 年出现腹泻。先后住院 2 次。胃镜检查：胃黏膜皱襞平滑变薄，胃液分泌示游离酸缺乏，组织胺注射后亦不升高。西医诊为慢性萎缩性胃炎。现症胃脘疼痛，纳谷不馨，时有泛恶，频频嗳气，大便溏薄，形容萎顿，脉弦，苔薄腻。肝失疏泄，横逆犯胃，胃失和降，脾失健运。治拟疏肝和胃以降逆，健脾益气以止泻。药用：

潞党参 9g　焦白术 9g　姜半夏 9g　广陈皮 6g　砂蔻仁后下，1.8g　木香 4.5g　云茯苓 9g　炙甘草 3g　旋覆花包，6g　代赭石醋煅先煎，18g　炒赤芍 9g　鸡血藤 12g

二诊：1965 年 12 月 14 日，服 3 剂脘痛得减，腹泻好转，法仍守之，原方去旋覆花、代赭石，加煅瓦楞（先煎）18g，海贝粉（分2次吞）9g。以上加减方共服50剂余，饮食恢复正常，每日食粮500g余，腹泻亦止，面色红润，体重增加，血常规检查血色素及红细胞明显增加。

江尔逊

归脾汤化裁治疗十二指肠溃疡疼痛

江尔逊（1917~1999），乐山市人民医院主任医师，临床家

临证治十二指肠溃疡之疼痛，常喜用归脾汤化裁，此乃从陈修园治“心腹虚痛”悟出。修园曰：“虚痛即悸痛，脉虚细小或短涩，心下悸，喜按，得食少愈，二便清利，宜归脾汤加石菖蒲 5g……”（《时方妙用·心腹诸痛》）。观乎十二指肠溃疡之疼痛也，多以久痛，饥时痛，喜温喜按，得食少愈为主要特征，当属“虚痛”无疑焉。而疼痛缠绵，胃纳欠佳，脾运亦弱，水谷之精微难化，气血匮乏，故多伴见面色㿠白（或萎黄），心悸气短，失眠健忘等心脾不足之症。反之，心脾不足，气血匮乏，溃疡病灶失却温煦与濡润，“不荣则痛”，以其疼痛亦经久不愈，病灶之愈合亦难。

此乃“恶性循环”也。欲求图本之治，必须切断恶性循环！而归脾汤作为补养心脾之名方，实堪当此大任焉。临证体验，凡服此方数剂至十余剂后，其疼痛渐减，胃纳渐增者，心悸气短，失眠健忘等症无不随之改善。究之，归脾汤治此证屡获良效者，又非独甘温补虚之功而已。张景岳曰：“气血虚寒，不能营养心脾者，最多心腹痛证，然必以积劳积损及忧思不遂者，乃有此病。”信哉斯言！本病之病因，胃必罹殃，经言“二阳之病发心脾”是也。故修园推出“归脾法，主二阳”者，实暗寓调畅情志以恢复高级神经中枢功能之深意焉。此乃金

针度人处也，勿作等闲看！其化裁之法，宜多从复方之协同作用综合考虑：兼肝郁者，加柴胡、白芍（寓逍遥散及芍药甘草汤，痛甚者，合丹参饮，吞酸者，加海螵蛸、川贝母（寓乌贝散）；便血（黑便）者，加自制“止血散”（含乌贼骨、白及、三七）；便血过多者，酌加红参（另炖）；挟寒者加炮姜（寓理中汤）；挟热者加丹皮、白芍；挟湿者加藿梗、佩兰；痞痛，嗳气者加旋覆花、代赭石（寓旋覆代赭汤）；腹满者加厚朴、半夏（寓厚朴生姜半夏甘草人参汤）。

张某 男，53岁，1984年11月初诊。

胃脘饥时隐痛，解黑便4个月余，伴吞酸，嘈杂，肠鸣，气短乏力，舌偏红，苔薄白，脉细弱。经胃镜检查称：十二指肠球部前壁可见直径约1.0cm大小圆形溃疡，后壁有一假性憩室形成。用归脾汤加自制止血散，服12剂，疼痛消失，大便转黄，余症大减。遂用原方蜜丸，连服2个月，诸症消失。1985年2月复查称：后壁溃疡已愈合，前壁溃疡亦渐愈合。效不更方，乃嘱其续服此丸焉。

值得一提者，十二指肠溃疡与胃溃疡同属消化性溃疡，而其疼痛之性质，同中有异，临证时不可不辨。均是久痛，喜温喜按也，然胃溃疡疼痛常于食后半小时至1小时发作，俗称“食后痛”或“饱食痛”，挟杂胃气不降，“不通则痛”之病机，虚中挟实也；十二指肠溃疡疼痛常于食后半小时至1小时发作，俗称“食前痛”或“饥时痛”，多属脾不升清，“不荣则痛”，几无实象可稽。再者，初痛气结在经，久则血伤入络，故两种溃疡病均可伴黑便，亦为脾虚不能统血之征，然胃溃疡常兼呕血，挟杂胃气上逆之病机，亦虚中挟实也；十二指肠溃疡除非出血过多，并不呕血，亦无实象可稽。可见诊治两种溃疡病，原宜细察精详，审问辨异，分别论治，方有准的。尚有一种倾向：近人治此证之属于“脾胃虚寒”者，多习用黄芪建中汤。此方中之桂枝最能动血，若伴见便血或呕血者，亟宜慎用！治此证，宜用归脾汤加炮姜

（寓理中汤，且干姜炮黑又能止血）；其不伴出血者，辄用归脾汤加桂枝、白芍（寓黄芪建中汤），均获佳效。此乃谨守心腹虚痛之基本病机，立足于归脾汤这一专方，而又注意发挥复方的协同作用，所谓守规矩以成方圆，而应变无穷者。

（余国俊　整理）

俞尚德

自拟补中生肌汤，治疗消化性溃疡

俞尚德（1919~　），杭州市第四医院主任医师

临证治疗溃疡病，每以自拟补中生肌汤化裁。补中生肌汤组成：

黄芪 15~20g　党参 12~15g　炙甘草 12~18g　赤芍 9~15g　白及 9g　制乳香 5g　当归 6~9g　茯苓 15g　海螵蛸 15g

随证加味：溃疡面积大及难治性溃疡，黄芪应加大剂量，黄芪可用至 60g；气滞加甘松，或徐长卿；泛酸多加淡吴茱萸，或益智仁；瘀痹重加三七粉，或云南白药（吞）；脾胃虚寒加炙桂枝、干姜；幽门管溃疡加苏木；球后溃疡加代赭石。

中医对消化性溃疡病的整体辨证是中气虚，"溃疡"只是一个局部表现，就局部来说，存在着脉络瘀痹属实的一个方面。虚和实是消化性溃疡的两个方面，虚是主要方面，治疗以补中气虚为主，以通瘀痹实为辅。宜黄芪、甘草、党参，甘温之品，甘者中之味，温者中之性，性味皆中，故以之为君，并以黄芪、甘草为主药。

甘草配芍药，为仲景之芍药甘草汤，历代用治腹中挛痛。鉴于消化性溃疡有局部脉络瘀痹，故用赤芍以通络行瘀，而总体以中气虚为主，故甘草宜炙用，且用量应多于赤芍三分之一，则主次分明，疗效最佳。凡用芍药甘草汤治腹中挛痛，只要掌握"痛而喜按"这一要点则必然有效。

甘草用量在15g以上，常可发生浮肿，为“甘可助湿”之故，宜配伍茯苓（或车前子），淡以渗湿，可免浮肿之弊。

由于脾胃失运，痰饮内聚，消化性溃疡患者，有时舌苔滑腻，此实为中气虚的一个表象。参、芪、草等温补之品，仍可放胆使用，补中以助运化，或加炒神曲一味，即可使腻苔渐消，而不致有中满之患。

甘草虽有“国老”美称，言其和平无过，但必须选择精壮者去皮用之，临证曾遇因甘草细小又不去皮，用量较大，患者服后有散瞳现象，有的夜尿增多，甚至可发生尿崩症者，但停药后自愈。

治疗溃疡病常注意辨证治“病”，方中用白及配乳香，消瘀生肌以复护溃疡创面，用茯苓、海螵蛸，运化痰饮以制酸，使选药更切病机而疗效得以提高。

例1 某男，54岁，门诊病员。1959年7月17日初诊。

患者于1957年起有胃痛，至1959年5月疼痛转剧。

7月X线胃肠造影：胃小弯部有一凸出壁龛，直径4.5cm，深压0.5cm，压痛范围较广，排空延迟，因压痛未作推挤。诊断：胃小弯垂直部巨大溃疡，未见恶变X线证据，推测溃疡周围有较广泛炎症及粘连。现上腹部剧痛，不思饮食，偶有泛酸、大便秘结，苔厚腻，脉细滑。补中生肌汤加木香、地榆炭、瓜蒌仁（当时估计有并发出血，以后做大便潜血试验果为强阳性），第二次处方黄芪用30g，加大青叶、蒲黄炭、柿霜饼，此后大便潜血转阴性。服药25剂后胃痛消失，苔薄滑，脉细，黄芪增至60g。共服药60剂后，X线复查：溃疡壁龛缩小至0.5cm×0.3cm。再服补中生肌汤原方21剂，X线再复查：壁龛消失，局部无压痛，移动、排空均正常。继服原方1个月巩固疗效，1961年4月X线追踪复查，未见胃肠道器质性病变，随访至1962年12月，患者无胃病症状。

例 2 某男，46 岁，科研门诊号 118，1984 年 10 月 4 日初诊。

胃病泛酸史 12 年，心窝区嘈杂，疼痛喜按，进食较和，但多食作胀。1984 年 9 月 29 日胃镜检查：十二指肠降部黏膜充血水肿，降部前壁见 2 个并列的椭圆形溃疡，分别如黄豆及绿豆大小，表面有白苔，周围黏膜充血；球部小弯见霜样白苔，周围黏膜充血水肿剧；球部大弯有 1 个直径 1cm 椭圆形溃疡，较深，附灰白苔，黏膜充血剧；胃窦部呈斑块样充血隆起，凹陷部分有小片黏膜剥脱，附白苔。诊断：十二指肠降部与球部多发性溃疡；浅表性胃炎。刻诊胃痛，嘈杂，大便干结，苔薄腻，脉细滑。处方补中生肌汤加苏木、败酱草、炮姜。三诊后症状消失，服药 15 周，1985 年 1 月 23 日胃镜复查：自十二指肠降部至球部未见溃疡；球部黏膜充血肿胀；胃窦部黏膜充血肿胀；炎症好转。

陈伯涛

厚朴生姜半夏甘草人参汤加减治疗胃脘痛

陈伯涛（1917~　），江苏南通市中医院主任医师

厚朴生姜半夏甘草人参汤，在《伤寒论》原文治“发汗后腹胀满者”。汗后中焦气滞不运，胃功能不振，用厚朴泻满，半夏开结，生姜宣通胃阳，人参鼓舞胃气，甘草和中，扶正达邪。数十年来，通过临床实践，从此方演变而成甲、乙二方，用治胃脘痛，症见胃痛隐隐，食少纳呆，胸闷痞塞，嗳气泛酸，便溏或不畅，间有身寒，或呕吐白沫者，颇有效验。

原方：厚朴　生姜　半夏　甘草　人参

甲方：太子参　青陈皮　炒枳壳　川厚朴　法半夏

炒白术　云茯苓　鲜生姜　肥大枣　炙甘草　佩兰梗

乙方：太子参　青陈皮　炒枳壳　川厚朴　制香附

炒白芍　川楝子　广木香　大砂仁　瓦楞子　香甘松

厚朴生姜半夏甘草人参汤，和中调气，补泻兼施，以治半虚半实之腹胀满痛，痛势不甚者，正合病机，固不必拘于“发汗后”。其脉象多弦，舌薄苔黄。

甲方较原方加青皮、陈皮、枳壳，协厚朴以除满；加白术、茯苓，协半夏以开结；加佩兰梗佐生姜以宣胃阳；加大枣助甘草缓中。

其治半虚半实之腹胀满痛，痛势隐隐偏于虚者，较厚朴生姜半夏甘草人参汤原方更为有力。其脉多弦细，舌薄苔黄边有齿印。

乙方为甲方去半夏、白术、茯苓、生姜、大枣、甘草、佩兰梗，加香附、白芍、川楝子以治胃痛；加木香、砂仁以宽中调气；加瓦楞子、甘松以增强制胃酸，止胃痛作用。其脉多弦细紧，舌薄苔黄中稍腻。

胃脘痛症，举凡胃炎、胃窦炎、胃神经官能症等，而见此半虚半实之腹胀满痛，痛势较剧偏于实者，都可随症使用乙方得较为满意的治疗效果。

湿热交阻，胃中不和者，取吴茱萸、川连以辛开苦降；去生姜、大枣、甘草，并暂不用参。

胃痛偏寒，纳少便溏者，加良姜以暖胃温中；青陈枳朴均非所宜。

胃阴不足，嘈杂如饥，口干唇燥，舌红少津者，加沙参、麦冬、枸杞、石斛、乌梅、玉竹以濡养胃阴；如胃嘈杂较甚时，可以糯黄精250g，分次蒸食之有良效；去半夏、生姜、木香、砂仁。

久痛入络，刺痛拒按，舌青脉涩者，加蒲黄、五灵脂、参三七以活血化瘀。方中太子参与五灵脂并用，相畏而实相成，益增止痛之效，此得之于长期临床验证，决非虚语。

湿痰内蕴，气滞不畅者，加槟榔、木香以豁痰畅中，较砂仁为力强。

合并溃疡，胃痛呕酸较多者，加乌贼骨、炒延胡、蛋壳粉。

上述三方组合药物有同有异，其疏肝和胃，扶中达邪的指导思想则一致。立方轻灵透辟，流气通络，升降开合，补泻兼施。加人参（或以太子参、潞党参代之）于和中调气（青陈皮、炒枳壳、川厚朴、法半夏、土炒白术、云茯苓、佩兰梗）、止痛制酸（制香附、炒白芍、川楝子、广木香、大砂仁、瓦楞子、香甘松）等治胃药中，以强化疏肝和胃，扶正达邪作用，则胃气可健，胃痛可止，标本同治，疗效卓著。非一味止痛，或徒事蛮补者，同日可语也。

此外，临证尝以此法借治若干其他急、慢性胃肠道疾患，症见半虚半实，虚中夹实类型，随证治之，每获良效。方中人参，或太子参、潞党参，乃画龙点睛之品，决不可少，舍而不用，则疗效便不理想。惟苔腻脉数，腹胀气滞者忌之。

金乃时

东垣温胃汤化裁治疗胃脘痛

金乃时（1925~　），解放军 105 医院主任医师

近年来宗李东垣法治疗萎缩性胃炎 520 例，治疗前、后均做胃镜及病理检查，多种免疫测验，血清胃泌素，及部分电镜病理检查，随访 4 年左右，有效率为 96.72%。其中经病理及电镜证实萎缩消失者占 18.3%，破除了萎缩性胃炎不可逆的传统说法。

结合临床主要见症，把萎缩性胃炎分为脾胃阳虚证和脾胃阴虚证。

脾胃阳虚主症：胃脘凉痛，腹胀，喜热饮，畏寒，四肢不温，大便溏稀，舌苔白，舌质淡白，脉细或濡。

脾胃阴虚主症：胃脘灼热或灼痛，口干，手足心热，尿黄，大便干结，舌苔黄，舌质光红或红，脉细或细数。其中随机取样 91 例，按西医 A、B 分类法与中医辨证加以比较。从统计学上看，脾胃阳虚者，发病部位以体部为主，而脾胃阴虚者，发病部位以窦部为主，这是极有意义的。虽然不能说脾胃阳虚者即等于西医的 A 型胃炎，脾胃阴虚者也不等于 B 型胃炎，但可说明中医辨证在病变部位上有其规律性。辨病与辨证结合，既可扬长避短，又可更好地发挥中医优势。

萎缩性胃炎，是一种慢性病，久病多虚，而以虚寒为主。李东垣

的温胃汤，恰为主治阴寒凝聚之方，故选此方为本组治疗的主方。原方之人参以党参代之，去姜黄、甘草、益智仁；因萎缩性胃炎均有胃中津液不足，故加用乌梅、山楂、山药，以加重补益脾胃，生津消导作用，为基础方。结合叶天士“养胃阴”法，脾胃阴虚，方中加用黄精、玄参、菟丝子、肉苁蓉以补偏救弊；脾胃阳虚，方中加补骨脂、肉桂、附子以补益脾肾。近代药理学的研究证明，这些补气益肾药物，均有改善人体免疫功能作用，临床实验研究也证明这一点。与李东垣在脾胃论中阐述脾胃气虚下流于肾，阴得以乘其土位，补火生土，引火归源之意相符合。

化裁方有乌梅、山楂、玄参等甘酸化阴生津，加之温补扶正药物的相辅相成，促进胃泌酸功能的恢复。萎缩性胃炎治疗前均有胃液量减少及低酸或无酸现象，在治疗后恢复或上升，符合“恶燥喜润及湿能滋养于胃”的道理，也证实了李东垣“湿能滋养于胃，胃湿有余，亦当泻湿之太过，胃之不足，惟湿物能滋养，以及叶天士“胃属燥土，恶燥喜润，胃气得滋，则降纳而能食”的科学性、实用性。

方中砂仁、干姜、肉桂、附子等温中引气降气药物，对改善病状如腹胀、各种疼痛、凉痛、灼痛等作用十分明显。在治疗中当胃镜发现有活动性炎症者，多见有心火旺的证候，加用黄连或黄柏 5g，症状可很快解除。如有苔厚及脘腹闷胀者，加用厚朴 10g，效果也很好。本组病例通过临床观察，均经胃镜定期检查及活检病理证实，结合各种化验指标综合评定，其近期疗效为：萎缩消失者占 18.03%，显效者占 43.16%，好转占 31.52%，无效占 3.28%，总有效率为 96.72%，脾胃阴虚者与脾胃阳虚者两组对比效果相似。

远期疗效经过 3~4 年随访证明，如能间断服药，其病变在疗程结束时未愈者可继续好转，如已痊愈者可达到巩固的目的，反之则有可能恶化或复发。疗程结束后未经服药者，远期可稳定 1 年左右。通过 4 年多对萎缩性胃炎的治疗及随访观察证明，通过温补扶正，甘酸调理，可以改善胃酸分泌功能，使胃黏膜病变修复，从而治愈慢性萎缩性胃炎。

钟一棠

多用甘药，注重整体

钟一棠（1915~？），宁波市中医院主任医师

脾喜刚燥，宜升则健，胃喜柔润，宜降则和，治疗上应顺其阴阳升降之性。因临床所见胃脘痛患者以虚证为常见，治疗上以补虚为主，甘温益气以健脾，甘凉滋润以养胃，并少佐辛散助运之品。若实证则祛邪以安胃，视其病邪之性质而分别治之。如痰湿宜燥湿化痰，兼瘀当活血通络，挟食滞治以消导，气郁者疏之理之，黑便者或益气摄血，或宁络止血。

中虚气滞证：治用温补脾胃法，黄连建中汤加减治之。若胀滞不舒明显者，去黄芪加广木香、枳壳、陈皮；久病脾虚及肾，腰膝冷痛、五更泄泻者加党参、肉苁蓉、补骨脂；纳呆脘胀者酌加六曲、山楂、炒谷麦芽、鸡内金等助运之品。

肝胃不和证：治用疏肝和胃法，四逆散加味治之。脘腹冷痛加乌药、沉香；挟瘀加丹参、红花、延胡索；若肝郁化热犯胃，胃脘灼痛，泛酸嘈杂，口苦，加丹皮、寒水石；舌红少苔者去柴胡；胃阴未伤者，柴胡少量用之，取“火郁发之”之义；胃失和降，呕恶嗳气者，加姜半夏、旋覆花、代赭石等。

饮食积滞证：治用消食导滞法，枳实导滞丸加味治之。

夏季挟暑湿者加藿香、川朴、佩兰；便秘而体实者用生川军通腑

祛浊；便下秽臭或便秘而体弱者改制川军；或以消食导滞药冲服枳实导滞丸 5g，共取和胃祛滞之功。

胃阴不足证：治用养阴和胃法，养胃汤加味治之（自拟方）：

白芍　甘草　玉竹　石斛　花粉

兼有便稀，乏力，面色㿠白等脾虚证者加茯苓、山药、扁豆，使健脾不伤阴，养胃不助湿；年老体弱，头晕目眩，腰痠者加枸杞子、何首乌以补元阴。

由于临床所见胃脘痛患者，病位上涉及脏腑诸多，病理上有虚实寒热等不同变化，且往往虚实挟杂，寒热错综出现，故不能机械地套用分型，应根据临床证候的变化，辨证施治，抓住寒热虚实这一关键，遣方用药，才能提高疗效。

治疗用药应注意以下几点：

1. 多用甘润调养，慎避燥烈之品。临床所见胃脘痛者，历经岁月，病久多见虚象，不能偏执“诸痛不补气”。若属虚痛，仍需补之。且胃病久，受纳运化功能受损，气血来源不足，反过来也影响脾胃功能恢复；而治痛多用辛燥破气，或苦寒伤阳之品，当此之时，若仍囿于“理气止痛”，则有犯“虚虚”之戒，常须以调补脾胃为主，佐以辛散助运之品对胃脘隐痛兼胀满，纳谷不香，唇舌偏红苔少者，常以自拟养胃汤治之，并选六曲、谷麦芽、鸡内金以佐助之，酌加陈皮、延胡索等行气之品，每能缓以见功，燥烈开破之品则宜慎用之。以脾虚失运是病变的关键，纯以理气开破，势必是愈清愈胀，且有耗散中气，化燥伤阴，致变证丛生之弊。

2. 注重整体观念，用药须兼顾标本。胃脘痛虽然多见于局部的病变，但人体是一个有机的整体，各脏腑之间有着内在的联系，胃主受纳，饮食之邪固然可以伤胃，但劳役过度，思虑太过，肝郁不舒，气血亏虚，命门火衰皆可影响之，就是失眠患者临床亦可常见胃脘部胀痛不舒的症状，因此，应以整体观为指导，详细了解病史，力求找出其致病原因，抑或是其他脏腑的病变影响及胃，还是胃的病变影响了其他脏腑，审因论治，多能收到良好效果。常见中年患者，自述胃脘隐痛胀满，纳谷不香，大便稀薄，而夜则辗转翻侧，难以入睡，当此之时，如仅以温中健脾之法，往往难收其效，如选加夜交藤、生牡蛎、炒枣仁，温中安神并举，每能获效。又如气血亏虚者，养血益气佐理气和胃，再如肾阳不足，阳明胃土失煦者，以温肾暖土等，但不论何证，方中多用白芍 20~30g，元胡 15~30g，治标以止痛，标本兼顾，以及其他兼证的治疗，见效尤速。

3. 注意饮食宜忌，坚持药养结合。有的病人担心食物与药物相抵触，盲目忌口，久之使体内营养不足，体质下降，所以特别嘱久病患者适当食用蛋、鱼、肉类食物，尤其提倡食鱼，以其易于消化吸收而无伤胃之弊。但须忌酒、辣味等刺激性食物，有渣之品需去渣食之。对胃纳差者，嘱服药一汁即可，以免过量反伤胃，并保持心情舒畅，睡眠时间充足，药养结合，以利于疾病早日治愈。

（龚艰奋　整理）

卞嵩京

阴阳并伤，先复其阳
大剂温运，附子硫黄

卞嵩京（1939～　），上海市黄浦区中心医院主任医师

吾师卞嵩京先生，为近代名医刘民叔入室弟子，临床善用温药，擅治疑难杂症。今举其用大剂温药治疗萎缩性胃炎1例，以见一斑。

朱某　女，33岁，患慢性萎缩性胃炎已有5年，胃镜示：胃体、窦部萎缩性胃炎。饥而不能纳，纳入饱胀，食物难下，每餐只食半两，亦必缓慢咀嚼1小时始得入胃，嗳气连连，呕恶反胃，形寒，四肢清冷，消瘦骨立，大便闭结，每周仅1次，经闭8月，视其舌中红润，苔薄净，诊其六脉皆沉细。病属胃阳久败，耗及胃阴，而成阴阳并伤之候。治当先复其阳，俾饮食增则津液自复，宜主大剂温运。

倭硫黄3g　黄附块30g　桂心3g　降香6g　潞党参27g　生半夏15g　吴茱萸3g　生白术30g　谷芽30g　鸡内金9g　粉甘草4.5g　苞米须15g　干姜9g　黄连9g　大枣7枚

自加米糠1把、白蜜1匙，服3剂。

药后反胃已平，胃脘胀满滞已松，能知饥，但饮食仍缓慢不快，大便间日1行渐畅。舌薄润，脉沉细。再从原意：予上方去降香、谷芽，加补骨脂9g，米糠1把，白蜜1匙。服3剂。

药后饮食渐快，知饥思纳，午饭能食10只小笼包子，精神体力日

趋好转，形肉渐丰，大便亦顺，舌转淡，苔薄白，脉仍沉细。原方增损麦冬、茯苓、柴胡、谷芽以巩固疗效。

自后续与温药调理，先后其服附子达 5kg 余，硫黄达 500g 之多，半年始得康复。后经胃镜复查：窦部萎缩性炎症好转。饮食增加，形肉已丰，已恢复工作云云。

硫黄属金属元素之一，为火山地方之天然产品，色黄者佳，黄绿色者次之。临床选用日本产倭硫黄及云南天生黄，以其性温润不燥故也，余则暴燥性劣，不堪入药。硫黄主补命门以壮元阳，凡命门火衰，阴寒内盛，滑泄泻痢之病，用以主之。然局方半硫丸以半夏、硫黄治虚寒便秘，则其又有利肠通结之功，为脾胃阳气衰败之要药。今此患者中阳衰败，累及肾火，命火不能温煦，脾阳不能生化，病属中焦、下焦火衰无疑。而慢性萎缩性胃炎属中医胃脘痛范畴，初起多由饮食无节，或嗜烟酒辛辣冷饮，久而脾胃受戕而为之病，轻者胃阳被遏，久则中阳衰败，故卞师治胃首重胃阳。

卞师以为不能以凡是炎症必属热病，而不加辨证，率用清凉消炎。炎症疾病也必按中医辨证分别寒温所属，然后论治。刘民叔先生曾曰：临床辨征，不可拘于病之名，不可惑于病之因，必灵活运用辨证论治，始为我中医治疗之特长，诚千古不刊之言。卞师更曰：脾胃阳虚之证，温命火即是温脾阳，俾肾中生生之火壮，则脾阳自复，脾阳复则饮食增而胃阴充，在下之阑门滋润，则大便不闭矣。今卞师以大剂附、桂、干姜温中，复其脾阳；再伍硫黄，以壮命火；加生半夏以降冲脉之逆，加党参、白蜜润阳明而复其既亡之津液。本方乃仲景附子理中汤、大半夏汤、泻心汤与半硫丸合法。

（俞传芳　整理）

秦子安

痰热互结气血滞，瓜蒌薏苡乃良方

秦子安，北京市平谷县大华中心医院老中医

吾师秦子安将《外科正宗》中的薏苡仁汤移用于痰热互结所致之胃脘痛的治疗，收效颇著。

本方即《外科正宗》中的薏苡仁汤，原为治疗肠痈腹痛而设。秦老用于治疗胃脘痛，将原方中的蒌仁易为全瓜蒌，并以之为君药，故易名为瓜蒌薏仁汤，由瓜蒌、薏苡仁、丹皮、桃仁、白芍组成。因方中缺少气分药，秦老临床常加入枳壳、木香、陈皮、蒲公英、甘草等理气和胃药配合使用。

以脘痛而伴有灼热感为主症，以按之痛甚、拒按为主要体征，多于进食或食后痛甚，其舌多见红润，舌苔多黄腻或黄白相兼或白，脉弦滑（或洪滑）而数，小便多黄，大便干或溏泻不爽（湿因热留之故）。常见兼症为脘部痞胀，嗳气呕恶，嘈杂吐酸等。其病机总属痰热互结，阻于中脘，气血郁滞所致。大凡西医学中的各种急、慢性胃炎，胃及十二脂溃疡，胃神经官能症等具有上述证候特点的，投以本方，颇能应手。

秦老临床一遇此证，即以原方为基础，除一般情况下配合理气药外，并可根据病情变化，随症加用其他药物，如热象偏重者酌加黄芩、黄连或栀子 1~2 味；痰湿偏重者配合平陈汤应用；大便燥结，脘中灼热甚者，可酌加大黄；痛剧可加延胡索、川楝子，瘀血显著者，可加红花、丹参或失笑散；脘胀呕恶者加入半夏、竹茹、香橼、佛手之类；呃逆频作者，加代赭石、旋覆花等；嘈杂吐酸者，加入左金丸、煅瓦楞子；食少纳呆者，加焦三仙、谷稻芽、内金之类。

对笔者随秦老学习时的2例随诊记录，稍示辅证。

例1 傅某，女，45岁，社员，于1977年7月28日初诊。主诉：胃痛半月余，近日来加重。现症：胃脘胀痛，有灼热感，纳少泛恶，大便如常，舌红而润，苔薄黄腻，脉弦滑略数。腹部切诊：胃脘部压痛且拒按。辨证：痰热互结、气血郁滞。治以清化痰热，行气活血。方用瓜蒌薏仁汤加味：

瓜蒌18g 薏苡仁15g 桃仁10g 丹皮10g 白芍12g 延胡索分冲，6g 川楝子10g 蒲公英18g 枳壳10g 甘草6g

2剂。每日1剂，水煎服，日2次。

7月30日二诊：药后脘胀痛及灼热感大减，恶心已除。惟时感有气自下向上撞痛，呃逆时作，证系痰热势减，肝胃失和，冲气上逆，丹溪所谓“上升之气，多自肝出”是也。以前方加代赭石15g，檀香6g，吴萸3g。

8月4日三诊：上方连服4剂，胃痛及灼热感均除，呃逆也平，只脘部微胀，睡眠欠佳，舌脉均趋正常。继以瓜蒌苡仁汤原方小其制加枳壳、陈皮、蒲公英、炒神曲、麦芽、夜交藤、甘草。2剂而诸症平复。

例2 赵某，女，50岁，1977年7月29日初诊。胃痛脘痞，并觉脘中灼热，食后痛甚，纳少泛恶，口干不欲饮，舌质红，苔白，脉弦滑数。腹部切诊：脘部压痛，拒按。辨证：痰热互结，气血郁滞。治以清化痰热，行气活血。方用瓜蒌薏仁汤加味；

瓜蒌18g 薏苡仁15g 桃仁9g 丹皮9g 白芍12g 川连6g 半

夏 12g　云茯苓 15g　枳壳 10g　吴茱萸 3g　神曲 15g　炒麦芽 15g

8 月 2 日二诊：上方连服 2 剂，诸症悉减，效不更方，继服 3 剂而愈。

秦老谓："此方属甘寒之剂，不腻不燥，有祛邪之能而无害胃之弊，较之苦寒之剂之治胃则此尤为妥当矣。"方中瓜蒌甘寒滑润，清热化痰开结；薏苡仁甘淡微寒，上能清肺热，下能清利肠胃之湿热，上二药相伍，对驱除肠胃中之痰热、湿热有良好作用；辅以丹皮、桃仁行血散瘀；佐以白芍和营。缓急止痛，配以枳壳、木香、陈皮、蒲公英、甘草等理气和胃药，共奏清热利湿，化痰开结，理气活血，健胃之功，故对于痰（或湿）热互结，气血郁滞，胃脘失和之实证胃脘痛，临床证实，疗效满意。

（王成国　整理）

陈亦人

胃脘膨胀隐隐痛，法当滋柔缓缓通

陈亦人（1924~2004），南京中医药大学教授

胃脘胀痛系临床常见之症，现代医学之急慢性胃炎和胃十二指肠溃疡病以及胃神经官能症等，皆可发生胃脘膨胀。其轻则胃痛隐隐，食后饱胀；重则腹胀膨膨，胃痛暴作，饮食难下。是病仲景《伤寒论》称之为"痞"，指出其总病机为气机痞塞所致，"按之自濡，但气痞耳。"并将其分为实热痞（大黄黄连泻心汤证、大柴胡汤证）、虚寒痞（桂枝人参汤证、旋覆代赭汤证）、邪实正虚痞（附子泻心汤证及半夏泻心汤证、生姜泻心汤证、甘草泻心汤证）、痰食阻滞之痞（瓜蒂散证）、水蓄气滞痞（五苓散证）等，用药多主刚燥，少用阴柔。至明代张景岳于《景岳全书·心腹痛》曰："胃脘痛证，多有因食、因寒、因气不顺者，然因食因寒，亦无不皆关于气，盖食停则气滞，寒留则气凝。所以治痛之要，但察其果属实邪，当以理气为主。"仍着重强调了气滞之机，并主张以"理气为主"，影响颇深。诸版中医院校教材均持此说，如对虚实之辨，"胃痛而胀，闭结不通者多实；痛而不胀无闭者多虚"。辨气滞与血瘀，"若以胀痛为主，伴见嗳气者，多属气滞"，"痛处攻窜不定者为气滞"，"痛处固定不移者为血瘀"，"疼痛呈针刺样者多属血瘀"。在治疗上，胃脘胀满疼痛，伴嗳腐吞酸者，治以消导和中，以保和丸主之；胃胺胀满，攻撑作痛者，治以疏肝理气，宜柴胡疏肝散

等。然临床上另有胃脘胀满疼痛者，屡用辛香走窜则毫无效验，甚或愈治愈烈。

余反复推敲，仔细揣摩，认为胃脘胀痛机因有二：一为肝木暴亢，郁而横逆犯胃，以致气机痞阻，发为胃脘胀满疼痛，此即《医学正传·胃脘痛》所云："木气被郁，发则太过，故民病有土败木贼之候。"治则以疏肝理气为主，方以柴胡疏肝散加减，疗效甚佳。其二，胃属土，为多气多血之腑，喜濡润而主受纳。胃之病变，多为阴虚，或素体胃阴不足，或过食辛辣，或饥饱失常，或热病伤阴等，以致胃阴不足，而肝木克土之力相对增强，即《内经》所谓"其不及，则己所不胜，侮而乘之"之意也。病变仍在胃，肝克土之力亦在正常范围，故治疗应重以滋胃阴，降胃气，佐以疏肝理气。观古今医籍对胃脘胀满疼痛的治疗，偏重于疏理肝气，调补胃气，这也正是同为胃脘胀痛，临床疗效正误参半甚或增剧的真正原因所在。其实，就虚实而言，前者为气滞实证，后者为阴津不足之虚证，故治法上，前者以行气导滞为主，后者以滋阴柔润为主，不可混淆。现举1案，以彰其法。

王某　女，56岁，1989年5月4日初诊。胃脘胀满5个月（原因不明），伴胃痛两个月。曾在南京市某医院经X光片诊为"胃窦炎"，屡服中西药治疗不效，特来诊治。现症：胃脘闷胀不舒，食后尤甚，隐隐作痛，痛处不移，呈持续性，进食稍有不慎则腹泻，口干，舌质红，苔薄黄，脉弦细。

证属胃阴不足，阴虚热结。治拟养胃阴，补胃气，佐以疏肝。

杭麦冬12g　北沙参10g　杭白芍12g　炙甘草6g　紫苏梗10g　制半夏6g　香谷芽12g　嫩桂枝3g　绿萼梅10g　太子参10g

5剂，每日1剂，水煎服。

药尽胀除，唯黎明时胃脘作痛，大便如常。药已中的，效不更方，守上方加紫丹参12g。7剂，日1剂，水煎服。

5月18日三诊：服上方后，每天黎明时脘痛仍作，痛处不移，再增化瘀之品，初诊之方去谷芽，加五灵脂10g，白芍增量为15g，每日1剂水煎服。

5月23日四诊：服上药后黎明胃脘痛仍未全除，但食欲大增，舌有紫气，脉细而弦。改投活络效灵丹，稍有加减并加重理气和血药物用量，药用紫丹参15g，全当归12g，制乳香6g，制没药6g，五灵脂10g，柴胡6g，杭白芍15g，炙甘草6g，杭麦冬12g，制半夏6g，潞党参12g。5剂，水煎服。

6月1日五诊：服上药后胃脘仍痛，痛处不移，法当增重理气和血之品。

潞党参12g　制莪术10g　赤白芍各12g　紫丹参15g　炙甘草6g　全当归12g　制香附10g　紫苏梗10g　制半夏6g

5剂，水煎服。结果药尽病除，病未再发。

本案患者，以胃脘胀满为主，似当辨为肝胃不和，气滞作胀，况每有腹泻，治当疏肝气、调补脾气为主。然检视前医用方，多以柴胡疏肝散：

逍遥散等加香燥之品，未见寸效，且愈治愈烈，审查证候，舌脉亦与肝乘中土不符。患者舌质红，苔薄黄，脉细而弦，加之口干，显系胃阴不足，火热内郁所为。因胃阴不足，失于和降，浊阴不降，故有胀满，即“浊阴在上，则生䐜胀”之意。阴虚不能制火，则热邪由生，阴虚胃络失养，加之瘀血内结，故胃脘疼痛。治当滋胃阴，益胃气，佐以平肝。方以麦冬、沙参养胃阴，润胃体，胃阴复则功能健，火热除，气自降；芍药、甘草酸甘化阴，以养胃阴，柔肝急，补肝体；谷芽、太子参滋阴益气，胃阴充，胃气复，则自无肝乘之忧；苏梗、绿萼梅疏肝气，解肝郁，肝气条达，自无乘胃之患；佐以半夏、桂枝，取其辛开降胃，以防诸药滋腻之弊。药服5剂，胃胀霍然。唯胃脘时痛，且痛处不移，显系瘀血所为。胀已除而痛未消，治当兼顾祛瘀，故于原方中加入丹参，又服药7剂，效果不显，恐系力量较弱之故，故去谷芽，加灵脂，重用白芍，以加重化瘀和络之力。然四诊之时，疼痛仍存，故以活络效灵丹增损。五诊时重用化瘀理气之品，以攻坚散滞。方以莪术配丹参、赤芍破血祛瘀，行气止痛；配伍香附、苏梗理气化瘀，意在气行血行；当归活血养血以补胃体，潞党参健脾益气，二药可使脾胃之气血双复；制半夏辛散温通，配苏梗、香附理气行滞，合莪术等破瘀通络；芍药、甘草酸甘化阴，缓急止痛，故有良效，终获痊愈。是例患者，先以滋阴缓急为大法，及胃胀一消，转治胃痛，以先轻后重之法，循序渐进。化瘀之治，先以丹参，继用灵脂，后丹参、灵脂同用，并伍乳香、没药，然病仍难除，最后改用莪术，始得全功。可见莪术化瘀之功较灵脂等为强也。

胃脘胀痛证，以胀为主者，不可单用行气，应仔细分辨。

（张喜奎　整理）

跋

余有幸受教于经方家洪哲明先生，耳提面命，启迪良多。并常向陈玉峰、马志诸先生请益，始悟及古今临床家经验乃中医学术之精粹，舍此实难登堂入室。

自1979年滥竽编辑之职，一直致力于老中医经验之研究整理。以编纂出版《吉林省名老中医经验选编》为开端，继之编纂出版《当代名医临证精华》丛书，并对整理方法进行总结，撰写出版了《老中医经验整理方法的探讨》一书。1999年编纂出版《古今名医临证金鉴》，寝馈于斯，孜孜以求，已30余年矣……登门请益，开我茅塞；鱼素往复，亦如亲炙，展阅名师佳构：一花一世界，千叶千如来；真知灼见，振聋发聩；灵机妙绪，启人心扉……确不乏枕中之秘，囊底之珍，快何如之！

《古今名医临证金鉴》出版后为诸多中医前辈所嘉许垂青，得到了临床界朋友们的肯定和关爱，一些朋友说：真的是与丛书相伴，步入临床的，对于提高临床功力，功莫大焉！其中的不少人已成为医坛翘楚，中流砥柱，得到他们的高度评价，于心甚慰！

《古今名医临证金鉴》出版已16年了，一直无暇修订。且古代医家经验之选辑，乃仓促之举，疏欠砥砺，故作重订以臻于完善，方不负同道之厚望。这次修订，由原来22卷重订至36卷，妇、儿、外、五官科等卷，重订均以病名为卷，新增之内容，以古代、近代医家经验为主。囿于篇幅之限，现代医家经验增补尚少。

蒙国内名宿鼎力支持，惠赐大作，直令丛书琳琅满目，美不胜收。重订之际，一些老先生已仙逝，音容宛在，手泽犹存，不尽萦思，心香一瓣，遥祭诸老。

感谢老先生的高足们，探蠡得珠，筚路蓝缕，传承衣钵，弘扬法乳，诸君奠基，于丛书篇成厥功伟矣！

著名中医学家国医大师朱良春先生为丛书作序，奖掖有加，惓惓于中医事业之振兴，意切情殷，余五内俱感！

《古今名医临证金鉴》丛书是1998年应余之挚友吴少祯先生之嘱编纂完成的，八年前少祯社长即要求我尽快修订，出版家之高屋建瓴，选题谋划，构架设计，功不可没。中国医药科技出版社范志霞主任，主持丛书之编辑加工，核正疏漏，指摘瑕疵，并鼓励我把自己对中医学术发展的一些思考，写成长序，于兹谨致谢忱！

我的夫人徐杰编审，抄校核勘，工作繁巨，感谢她帮助我完成重订工作！

尝见一联“徐灵胎目尽五千年，叶天士学经十七师”，与杜甫诗句“别裁伪体亲风雅，转益多师是汝师”异曲同工，指导中医治学切中肯綮。

文章千古事，得失寸心知。相信《重订古今名医临证金鉴》不会辜负朋友们的厚望。

单书健

二〇一六年孟夏于不悔书屋